Casuïstiek in de inwendige geneeskunde: medische vignetten

Casuïstiek in de inwendige geneeskunde: medische vignetten

dr. P.H.Th.J. Slee

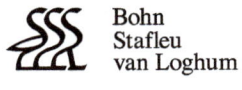
Bohn
Stafleu
van Loghum

Houten 2008

© Bohn Stafleu van Loghum, onderdeel van Springer Uitgeverij 2008
Alle rechten voorbehouden. Niets uit deze uitgave mag worden verveelvoudigd, opgeslagen in een geautomatiseerd gegevensbestand, of openbaar gemaakt, in enige vorm of op enige wijze, hetzij elektronisch, mechanisch, door fotokopieën of opnamen, hetzij op enige andere manier, zonder voorafgaande schriftelijke toestemming van de uitgever.

Voor zover het maken van kopieën uit deze uitgave is toegestaan op grond van artikel 16b Auteurswet 1912 j° het Besluit van 20 juni 1974, Stb. 351, zoals gewijzigd bij het Besluit van 23 augustus 1985, Stb. 471 en artikel 17 Auteurswet 1912, dient men de daarvoor wettelijk verschuldigde vergoedingen te voldoen aan de Stichting Reprorecht (Postbus 3051, 2130 KB Hoofddorp). Voor het overnemen van (een) gedeelte(n) uit deze uitgave in bloemlezingen, readers en andere compilatiewerken (artikel 16 Auteurswet 1912) dient men zich tot de uitgever te wenden.

Samensteller(s) en uitgever zijn zich volledig bewust van hun taak een betrouwbare uitgave te verzorgen. Niettemin kunnen zij geen aansprakelijkheid aanvaarden voor drukfouten en andere onjuistheden die eventueel in deze uitgave voorkomen.

ISBN 978 90 313 5228 9
NUR 870/878

Ontwerp omslag en binnenwerk: Boekhorst Design, Culemborg

Bohn Stafleu van Loghum
Het Spoor 2
Postbus 246
3990 GA Houten

www.bsl.nl

Inhoud

Classificatie van casussen	7
Inleiding	9
Casussen 1 tot en met 100	11
Normaalwaarden	233
Verantwoording	235
Register	237

Classificatie van casussen

Indeling naar onderwerp, aandachtsgebied of specialisme
De cijfers verwijzen naar desbetreffende casus.

Algemeen: 2, 7, 23, 29, 35, 42, 53, 85
Diabetes mellitus: 11, 22, 28, 40, 51, 62, 69, 76, 83, 90
Endocrinologie: 1, 8, 15, 21, 27, 39, 50, 57, 61, 68, 75, 82, 89, 96
Importziekten: 4, 12, 18, 24, 31, 36, 43, 47, 65, 72, 79, 93, 98
Infectieziekten: 54, 77, 84, 92, 97
Lipiden- en lipoproteïnestoornissen: 10, 16, 52, 91, 100
Maag-, darm- en leverziekten: 3, 30, 41, 58, 64, 70, 78
Metabole ziekten: 9, 17, 46, 63, 71
Oncologie: 5, 13, 19, 25, 32, 37, 44, 48, 55, 59, 66, 73, 80, 87, 94, 99
Oogafwijkingen: 10, 17, 78, 91, 100
Reumatologie: 6, 14, 20, 26, 33, 38, 49, 56, 60, 67, 74, 81, 88, 95
Vitamineaandoeningen: 34, 45, 86

Inleiding

De geneeskunde ontwikkelde zich eerst op het gebied van anamnese en lichamelijk onderzoek, later volgden laboratoriumonderzoek (van lichaamsstoffen als urine, bloed en weefsel) en beeldvorming. Urineonderzoek leidde aanvankelijk tot een diagnose door het kijken naar urine door 'piskijkers'. Evenzo kon het bekijken van het afgetapte bloed bij aderlatingen tot een diagnose leiden.

In deze tijd van hoogontwikkelde technologische kennis lijkt de kunst van het luisteren naar en bevragen van de patiënt, het onderzoeken van de patiënt door middel van kijken ('spot diagnosis') op de achtergrond te raken. Eén van de gedachten achter de uitgave van dit boek is aandacht te vragen voor deze vaardigheid. Het vinden van de diagnose op basis van een goede anamnese en zorgvuldig lichamelijk onderzoek verdient immers nog steeds de grootste aandacht. Wezenlijk daarbij zijn bijvoorbeeld het onderzoek van de huid, nagels, slijmvliezen, ogen en genitalia. Anders dan leken en soms ook collegae denken, zijn de anamnese en het lichamelijk onderzoek van het grootste belang voor het vinden van de diagnose. Daarna kwamen en komen het laboratoriumonderzoek en beeldvormende onderzoek, ter bevestiging of verwerping van differentiële diagnosen.

De eerste ontwikkelingen in de geneeskunde zijn vooral tot stand gekomen door verwondering: een medisch onderlegd persoon kwam iets nieuws tegen wat hij nooit eerder had gezien of gelezen. 'Iets nieuws' ontdekken kan ons ook overkomen. Dat een verschijnsel nog niet bekend is, komt echter nog maar weinig voor. Toch moeten vooral degenen die een eerste contact met een patiënt hebben zich blijven verwonderen, om ongebruikelijke, onbekende verschijnselen niet over het hoofd te zien. Een aantal zeldzame aandoeningen komt aan de orde in dit boek. De belangrijkste reden om deze aandoeningen hier te belichten, is dat het opmerken van afwijkingen en in tweede instantie het herkennen van een aandoening met anamnese en lichamelijk onderzoek begint. Als iets ongebruikelijks niet als zodanig wordt opgemerkt, kan de aandoening niet herkend worden. Hoe vaak wordt een patiënt slechts één keer aan een uitgebreidere anamnese en lichamelijk onderzoek onderworpen, waarna het autonome pad van onderzoeken op basis van een eventueel incomplete anamnese en onderzoek gevolgd dreigt te worden?

De foto's in dit boek zijn van patiënten in verschillende ziekenhuizen: Mlambe Hospital (Lunzu, Malawi), St. Jozef Ziekenhuis (Gouda) en het St. Antonius Ziekenhuis (Nieuwegein). De casuïstiek wordt in een willekeurige volgorde gepresenteerd, zoals gebruikelijk in de dagelijkse praktijk. Dankzij het onderwerpsregister is het ook mogelijk het boek systematisch op onderwerp, aandachtsgebied of specialisme te gebruiken.

Hoewel ik aanvankelijk zelf veel foto's van patiënten heb gemaakt, zou dit boek niet tot stand zijn gekomen zonder de hulp van collegae die met foto's en/of adviezen hebben geholpen. Ik wil dan ook de volgende collegae bedanken: dr. P.C. de Jong, dr. I.A. Eland, dr. H.C.M. Haanen, dr. H.L. Tjong, dr. H.H. Vincent, prof. drs. J.H.P. Wilson en dr. J.W.F. Elte, internisten, drs. M. Agterof en drs. G.D. te Raa, AIOS, drs. M. Geurts en dr. E.J. ter Borg, reumatologen, drs. P.H.G.M. Stadhouders, maag-, darm- en leverarts, dr. J.H.G.M. Bistervels, oogarts, dr. B.M.I. de Jongh en dr. M.Tersmette, medisch microbiologen, dr. R.I.F.van der Waal, dermatoloog, dr. J.J. Mager, longarts, drs. H. Hacking, revalidatiearts, dr. H.D.W.M. van der Pavoordt, chirurg en drs. D.S.J. van Bommel-Slee, kinderarts. Verder wil ik de medewerkers van de audiovisuele dienst van het St. Jozef Ziekenhuis in Gouda en het St. Antonius Ziekenhuis in Nieuwegein danken voor hun inzet bij het fotografisch werk. Ondanks alle adviezen ben ik volledig verantwoordelijk voor de inhoud van dit boek.

P.H.Th.J. Slee
Nieuwegein/Gouda/Almelo, februari 2008

1

Anamnese
Een 50-jarige vrouw wordt op de polikliniek gezien vanwege misselijkheid en diarree 6 tot 7 keer per dag. Zij heeft minder eetlust, is enkele kilo's afgevallen, is snel duizelig bij overeind komen en voelt zich chronisch moe. Vijf weken tevoren is de diarree begonnen tijdens een vakantie in Egypte. Na een intraveneus infuus op haar hotelkamer voelde zij zich beter. Bij terugkomst in Nederland zijn de klachten echter weer teruggekomen.

Lichamelijk onderzoek
Een vermoeide en matig gedehydreerde vrouw met een bloeddruk van 90/50 mmHg, pols 100/min regulair. U ziet een aantal verschijnselen (afbeelding 1a, 1b en 1c).

Vragen
1. Welke afwijkingen ziet u?
2. Wat is uw diagnose?
3. In welk orgaan is de ziekte gelokaliseerd?
4. Wat is de oorzaak?

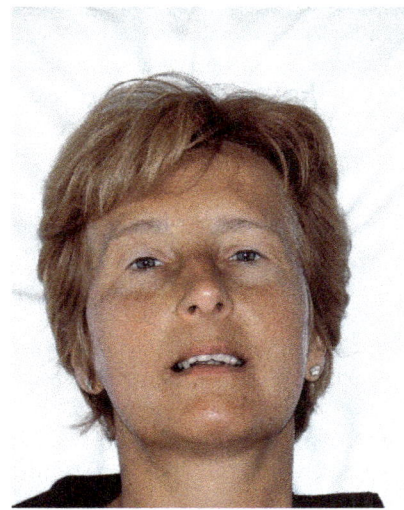

1a

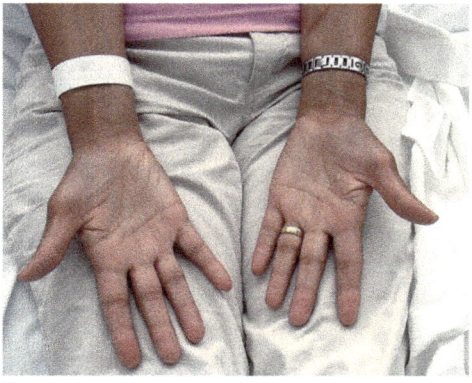

1b

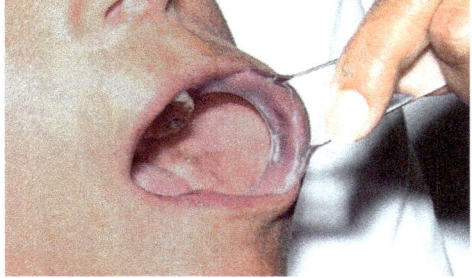

1c

Antwoord

1. Patiënte is opvallend gebruind in het gelaat, wel wat vlekkerig. Ook verder is zij gebruind over haar lichaam, met lokaal hyperpigmentatie ter plaatse van de metacarpofalangeale gewrichten, de handlijnen en een litteken op de linker arm. Eveneens aan het wangslijmvlies (zie afbeelding 1a, 1b en 1c). De andere beschreven verschijnselen passen bij bijnierinsufficiëntie: chronische, verergerende vermoeidheid, spierzwakte, verlies van eetlust en gewichtsverlies. Ook vaak aanwezig zijn misselijkheid, braken en diarree; een snelle pols en een lage bloeddruk die verder daalt bij overeind komen, en aanleiding geeft tot duizeligheid en flauwvallen. Een en ander kan leiden tot prikkelbaarheid en depressie, en een hang naar zout.
2. De klinische diagnose ziekte van Addison werd gesteld. Bij het laboratoriumonderzoek had patiënte de volgende waarden: Hb 7,8 mmol/l, natrium 116 mmol/l, kalium 4,5 mmol/l, ureum 7,7 mmol/l, creatinine 52 μmol/l, cortisol < 28 nmol/l (normaal 150-700 nmol/l), ACTH 620 pmol/l (normaal 0-17 pmol/l). Antistoffen tegen bijnierschors waren aanwezig.
3. Bij de ziekte van Addison ofwel primaire bijnierinsufficiëntie wordt onvoldoende cortisol door de bijnieren aangemaakt en is het probleem in de bijnieren gelokaliseerd. Bij een secundaire bijnierinsufficiëntie wordt onvoldoende ACTH aangemaakt en is de pathologie in de hypofyse en/of hypothalamus gelokaliseerd. De bruinkleuring wordt veroorzaakt door de overproductie van onder meer ACTH en α-MSH (= melanotroop stimulerend hormoon) in de hypofyse. Deze overproductie ontbreekt bij een secundaire bijnierinsufficiëntie. Hyperpigmentatie, die bij bijna alle patiënten met primaire bijnierinsufficiëntie zichtbaar is, geeft de meest karakteristieke bevinding bij het lichamelijk onderzoek. Dit wordt veroorzaakt door een verhoogde melanineconcentratie in de huid, ten gevolge van de melanocyt-activerende activiteit van het hoge plasma-ACTH- en α-MSH-gehalte. De bruine verkleuring is gegeneraliseerd, maar vooral aanwezig in gebieden die aan licht worden blootgesteld: het gelaat, nek en de rug van de handen, en gebieden die blootstaan aan chronische wrijving of druk: ellebogen, knieën, wervelkolom, knokkels, romp en gordel en schouders (behabandjes). Pigmentatie is ook aanwezig in de handlijnen (waar die niet wordt verwijderd door wrijving), littekens en in versterkte mate in gebieden die normaal al gepigmenteerd zijn, zoals de areolae, oksels, perineum en navel.
4. Dr. Thomas Addison beschreef in 1849 voor het eerst bijnierinsufficiëntie. Bij obducties werd in die tijd in 70-80% van de casussen tuberculose van de bijnieren geconstateerd. Tegenwoordig is de oorzaak in 80% een auto-immuunadrenalitis. De auto-immuungenese werd bij onze patiënte gesteund door de aanwezigheid van antistoffen tegen bijnierschors. Patiënte werd behandeld met NaCl 0,9% infuus en intraveneus 100 mg hydrocortison 4 dd. Een dag later was zij reeds goed opgeknapt en herstelde het natriumgehalte. Zij werd ontslagen in goede klinische conditie met hydrocortison 10 mg 's morgens, 5 mg 's middags, 5 mg 's avonds en fludrocortison 0,1 mg 1 dd. Bij primaire bijnierinsufficiëntie is er een probleem met de corticosteroïden én de mineralocorticoïden. Bij een secundaire bijnierinsufficiëntie daarentegen is er geen probleem met de mineralocorticoïden. Deze hoeven dan ook niet te worden voorgeschreven. Conclusie: primaire bijnierschorsinsufficiëntie (ziekte van Addison) door auto-immuunadrenalitis.

Literatuur

Venrooij FV van, Slee PHThJ. Diagnose in beeld. Een sterk gebruinde vrouw. Ned Tijdschr Geneesk 2006;150:2702.

2

Anamnese
Een 51-jarige patiënt wordt opgenomen op uw afdeling wegens een pneumonie en leverfunctiestoornissen. Hij blijkt bekend met alcoholmisbruik. De PCR van het sputum op *Mycoplasma pneumoniae* is positief. Bij het laboratoriumonderzoek bij deze opname is er sprake van gestoorde leverfuncties, maar deze blijken een maand na deze episode bijna weer normaal en zijn toe te schrijven aan de *M. pneumoniae*-infectie.

Lichamelijk onderzoek
Aan beide handen valt u iets belangrijks op (afbeelding 2a).

Vragen
1. Beschrijf nauwkeurig wat u ziet? Hoe heet dit?
2. Bij welke aandoeningen kunt u deze verschijnselen zien?
3. Wat is het onderliggend mechanisme?

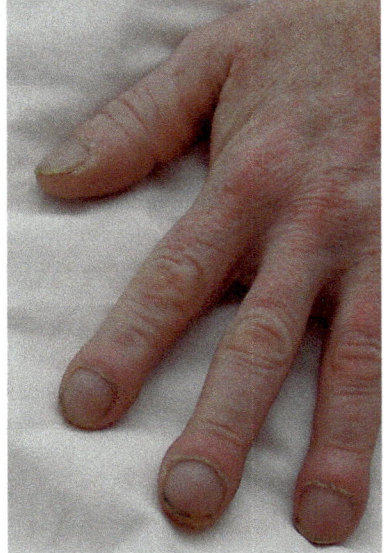

2a

Antwoord

1 U ziet een toename in grootte van het distale, vooral dorsale deel van de vingers ten gevolge van bindweefseltoename: de vingertoppen zijn spoelvormig verbreed en verdikken van begin tot eind zodat de eindfalanx breder is dan het distale interfalangeale gewricht. Het wordt trommelstokvingers genoemd, *clubbing fingers*, of horlogeglasnagels. De eerste beschrijving is afkomstig van Hippocrates. Hippocrates, die ongeveer 460 voor Christus op Cos geboren werd, beschreef dit verschijnsel bij een patiënt met pleura-empyeem.

2 Trommelstokvingers kunnen *primair* als een idiopathisch verschijnsel voorkomen, dus zonder onderliggend lijden en zijn dan een dominant overervend verschijnsel. Oorzaken van *secundaire* clubbing kunnen zijn:
    a   *Longziekten*: longcarcinoom, mucoviscidose, interstitiële longziekten, sarcoïdose, empyeem, mesothelioom van de pleura, longmetastasen, enzovoort.
    b   *Hartaandoeningen*: cyanotische congenitale hartaandoeningen en bacteriële endocarditis.
    c   *Gastro-intestinale ziekten*: colitis ulcerosa, ziekte van Crohn, primaire biliaire cirrose, levercirrose, achalasie van de oesofagus.
    d   Menggroep: hyperthyreoïdie op basis van ziekte van Graves (zie casus 82).
Bij deze patiënt is een levercirrose op basis van alcoholabusus de meest waarschijnlijke verklaring.

3 Het pathofysiologisch mechanisme van trommelstokvingers blijft onbekend. Veel theorieën zijn geopperd, maar geen enkele is algemeen geaccepteerd. Samuel West heeft het in 1897 puntig samengevat: 'Clubbing is one of those phenomena with which we are all so familiar that we appear to know more about it than we really do.' Verandering in grootte en vorm van de trommelstokvinger is het resultaat van veranderingen in het nagelbed, die beginnen met toegenomen interstitieel oedeem. Naarmate het proces verder gaat, neemt het volume van het eindstandige deel van de vinger toe door meer vaten en bindweefsel. Verschillende processen kunnen via verschillende wegen leiden tot een gemeenschappelijk eindpunt. In verscheidene studies is toegenomen bloeddoorstroming in het aangetaste vingerdeel aangetoond. Er is sprake van toegenomen vasodilatatie als gemeenschappelijke factor, mogelijk ten gevolge van circulerende of lokale vasodilaterende stoffen (prostaglandinen, bradykinine, adeninenucleotiden, en 5-hydroxytryptamine), via een neuraal mechanisme of hypoxemie. De meest recente theorie is dat *platelet-derived growth factor*, afkomstig van fragmenten van trombocyten of megakaryocyten, trommelstokvingers veroorzaakt. De fragmenten zijn zo groot, dat ze vastlopen in het capillairbed, waardoor platelet-derived growth factor vrijkomt. Deze factor, PDGF, heeft een algemene groeibevorderende activiteit en veroorzaakt een toegenomen capillaire doorlaatbaarheid en hypertrofie van bindweefsel.

Literatuur

Maslowsky J, Gevel D. What causes clubbing? Am J Medicine 2005;118:1350-1.

3

Anamnese
Een 35-jarige patiënt komt op uw spreekuur en bij het lichamelijk onderzoek valt u een afwijking op aan zijn schouder (afbeelding 3a).

Vragen
Wat is de naam van deze afwijking en waarbij kunt u deze afwijking zien?

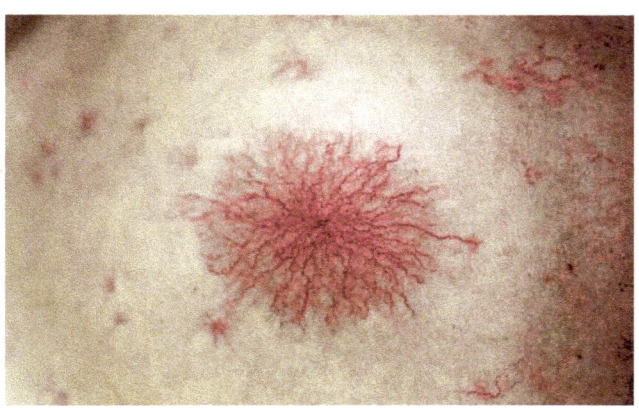

3a

Antwoord

Dit is een spider naevus. Deze naevi bestaan uit een centrale arteriola, waaruit veel zijtakken, als poten van een spin (*spider*) uitwaaieren. Zie afbeelding 3a. Wanneer de centrale arteriola met een puntvormig voorwerp dichtgedrukt wordt, is de spider niet meer zichtbaar en zodra de druk weer wegvalt, vullen de takjes zich vanuit de centrale arteriola. Deze spiders komen voor in het gebied van de V. cava superior, namelijk hoofd, armen en thoraxwand. De aanwezigheid van twee of drie spider naevi is afwijkend en komt voor bij levercirrose, virale hepatitis en zwangerschap. Tijdens zwangerschap treden zij op in de 2^e tot 5^e maand en na de bevalling verdwijnen ze weer binnen een paar dagen. Een relatie met oestrogenen wordt verondersteld, maar plasma-oestrogeengehaltes zijn niet gerelateerd aan het optreden en verdwijnen van spiders. Zie ook casus 30.

4

Anamnese
Een 37-jarige patiënte is een week na terugkomst van een vakantie in Zuid-Afrika (o.a. Kruger National Park) ziek geworden. Ze heeft subfebriele temperatuurverhoging, pijn in haar rechter knie en linker heup. Ze bemerkt pijnlijke en vergrote lymfklieren in haar rechter lies. Ze voelt zich overigens niet erg ziek en is gewoon gaan werken.

Lichamelijk onderzoek
Pijnlijke en vergrote lymfklieren in de rechter lies en tevens een huidafwijking in de knieholte (afbeelding 4a). Verder werden geen afwijkingen gezien.

Laboratoriumonderzoek
BSE 23 mm; bij het laboratoriumonderzoek verder geen afwijkingen.

Vragen
1 Hoe beschrijft u deze afwijkingen in de rechter knieholte? Hoe noemen we deze afwijking?
2 Hoe heet de ziekte? Wat veroorzaakt deze ziekte?
3 Wat is de behandeling?

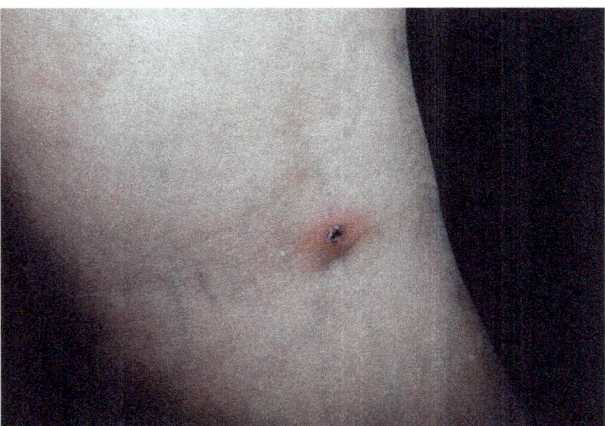

4a

Antwoord

1. Er is een nodus met een centrale, lichtzwarte korst zichtbaar in de knieholte. Dit wordt een *eschar* of *tâche noire* genoemd.
2. Dit is het klinische beeld van een Rickettsiose. Het wordt gekenmerkt door temperatuurverhoging, een eschar in de knieholte, pijnlijke regionale lymfklieren en spierpijnen. Het treedt op na een verblijf in Afrika ten zuiden van de Sahara. De veroorzakers zijn *Rickettsiae*, obligaat intracellulaire gramnegatieve bacteriën die endotheelcellen binnendringen en een vasculitis veroorzaken. Van deze Rickettsiose is de verwekker *Rickettsia africae*. De mens wordt geïnfecteerd door artropoden zoals teken, mijten, vlooien en luizen. De overdracht geschiedt door Amblyomma-teken. De meest bekende is *A. hebraeum* (afbeelding 4b). Risico op een beet geven safari, ecotoerisme, trektochten, jagen en militaire activiteiten. De incubatietijd tussen beet en verschijnselen is meestal 5-7 dagen, maar kan ook wel 10 dagen zijn. Patiënten presenteren zich met een griepbeeld zoals koorts, misselijkheid, moeheid, hoofdpijn en spierpijn, vooral in de nekspieren. Een zwarte korst omgeven door een rode halo op de plaats van de tekenbeet – inoculatie-eschar – is aanwezig bij de meeste patiënten en bij meer dan 50% zijn er meerdere eschars. Regionale lymfklierzwelling is gebruikelijk, zoals ook bij deze patiënte. Een gegeneraliseerde huiduitslag, soms vesiculair en meestal het duidelijkst zichtbaar bij de eschar, is aanwezig bij 15-46% van de patiënten. Serologisch onderzoek (immunofluorescentie) geeft een late seroconversie, vaak meer dan drie weken na het begin van de verschijnselen. Ook bij deze patiënte waren de eerste serologische reacties negatief, maar 14 dagen na de klinische diagnose en 3 weken na de eerste verschijnselen werd de klinische diagnose bevestigd met een IgG (1:125) en IgM (> 1:125), die positief was voor *R. conorii*. Deze positieve reactie wordt gezien bij infecties met *R. africae* en *R. conorii*. De verantwoordelijke teek, *Amblyomma hebraeum*, komt alleen in zuidelijk Afrika voor. In Zuid-Afrika komt deze species voor langs de Indische Oceaan, inclusief de provincie KwaZulu-Natal, evenals in de noordoostelijke gebieden, waar veel populaire wild-life attracties te vinden zijn. *Rickettsia conorii* is het etiologisch agens van 'Mediterranean spotted fever' ('fièvre boutonneuse'), dat in Zuid-Europa voorkomt en ook overgedragen wordt door teken. Er is geen serologische test voor *R. africae* commercieel beschikbaar, maar vanwege uitgebreide kruisreacties kan een commerciële kit gebruikt worden voor *R. conorii* en *R. africae*.
3. *R. africae*-infecties genezen in het algemeen spontaan. De gebruikelijke behandeling is doxycycline 100 mg 2 dd gedurende zeven dagen.

Literatuur

Slee PHThJ. A patient with fever after a visit to South Africa. Neth J Med 2005;63:52.

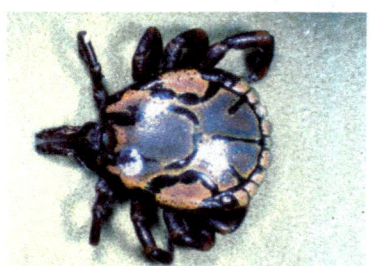

4b

5

Anamnese
Een 46-jarige patiënte bezoekt de polikliniek wegens moeheid, misselijkheid, diarree en hevig transpireren.

Lichamelijk onderzoek
Bij inspectie van de buik valt een paarse, onwelriekende, nattende en pijnloze zwelling in de navelregio (op afbeelding 5a). Verder is in de onderbuik een weerstand palpabel van 20×10 cm, die op grond van het rectaal en vaginaal toucher vast verbonden lijkt met de uterus en het rectum.

Vragen
1 Wat is uw conclusie ten aanzien van de navelafwijking? Hoe heet dit?
2 Wat is uw waarschijnlijkheidsdiagnose op grond van het lichamelijk onderzoek?
3 Waaruit bestaat de behandeling?

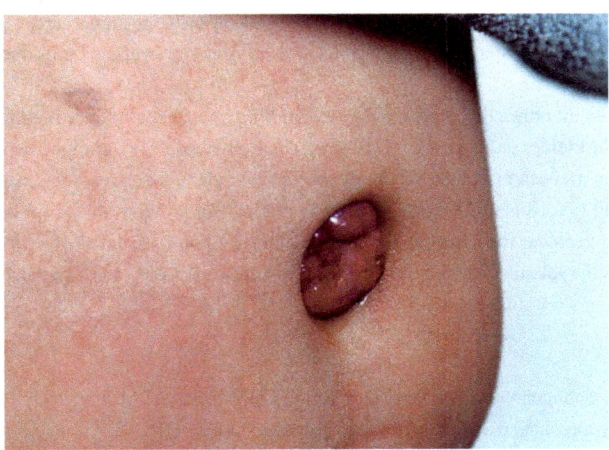

5a

Antwoord

1 De afwijking ter hoogte van de navel wordt een *Sister Mary Joseph-nodule*, ook wel *Joseph-nodule* genoemd. Deze afwijking werd voor het eerst beschreven in 1949 door Sir Hamilton Bailey. De operatieassistente van dr. William James Mayo (1861-1939) heette sister Mary Joseph Dempsey (1856-1939). Deze laatste kon de bevindingen bij een laparotomie voorspellen aan de hand van een dergelijke navelmassa die ze voelde bij het preoperatief desinfecteren van het abdomen. Het was haar opgevallen dat verharding ter hoogte van de navel een vergevorderde intra-abdominale maligniteit voorspelde. Sindsdien draagt een navelmetastase haar naam. Van deze metastasen is 55% afkomstig uit de tractus digestivus, waarbij het maagcarcinoom met 23% het meeste voorkomt. Op de tweede plaats volgen de gynaecologische tumoren, waarbij het ovariumcarcinoom met 17-34% de grootste groep vormt. Met 15% vormen ook de 'onbekende primaire tumoren' een aanzienlijk deel. Ook primaire maligne tumoren worden beschreven: melanoom, basalecelcarcinoom, adenocarcinoom en myosarcoom vanuit het ligamentum teres hepatis of de ductus vitellinus. Voor de pathogenese zijn verschillende mogelijkheden: tumorcellen kunnen retrograad via de lymfbanen van de porta hepatis en de paracolische goten langs het ligamentum teres hepatis de navel bereiken. In aanwezigheid van lymfkliermetastasen kan een retrograde stroming van tumorcellen plaatsvinden, terwijl de stroom normaliter van de navel af gaat (zie ook casus 70). Een andere mogelijkheid is dat tumorcellen zich gemakkelijk nestelen in het extraperitoneale weefsel via directe uitbreiding vanuit de omgeving of langs het ligamentum falciforme. En als derde mogelijkheid wordt in de literatuur hematogene metastasering gesuggereerd.
2 De navelmetastase en de grote weerstand in de onderbuik pleiten voor een ovariële maligniteit en wel een adenocarcinoom.
3 De behandeling zal bestaan uit optimale 'debulking' (verwijdering van zo veel mogelijk tumorlokalisaties met resten tumor kleiner dan 1 cm) gevolgd door chemotherapie. Het huidige chemotherapiebeleid is zes kuren met een taxoïd en een platinaverbinding, dat wil zeggen docetaxel (Taxotere®) of paclitaxel (Taxol®) en/of cisplatina of carboplatine. Bij patiënte was al sprake van een stadium IV, zodat geen curatie meer mogelijk is. Stadium IV houdt in, dat er óf in de lever óf buiten de peritoneale holte lokalisaties zijn, in dit geval een huidlokalisatie van de navelstreek. De vijfjaarsoverleving voor stadium IV is dan ook 15-20%.

Literatuur

Klerkx WM, Voet LF van der, Schagen van Leeuwen JH, Slee PHThJ, Ribbert LSM. Een vrouw met anemie en een afwijkende navel. Ned Tijdschr Obste & Gynaecol 2006; 119:3-5.

6

Anamnese
Een 51-jarige patiënte bezoekt uw spreekuur wegens afwijkingen aan de vingers. Zij heeft eigenlijk geen andere klachten, wel af en toe wat pijnlijke gewrichten.

Lichamelijk onderzoek
U kijkt patiënte na, maar vindt alleen afwijkingen aan de handen (afbeelding 6a en 6b).

Laboratoriumonderzoek
De huisarts liet 'routine' bloedonderzoek verrichten, dat normaal bleek.

Vragen
1 Wat ziet u?
2 Waarbij komen deze afwijkingen voor? Op welke aandoening wijzen deze afwijkingen?
3 Verwacht u laboratoriumafwijkingen?

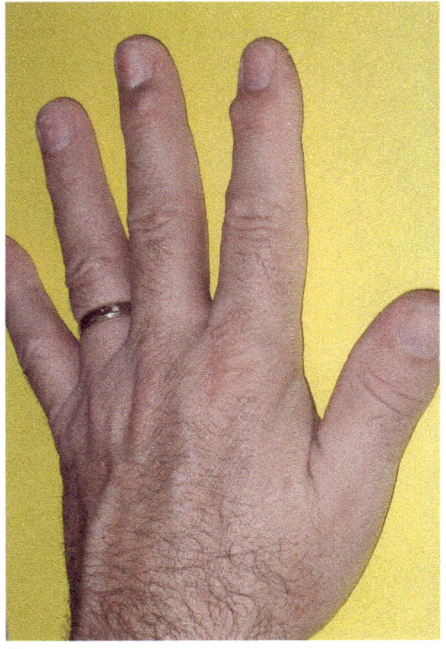
6a

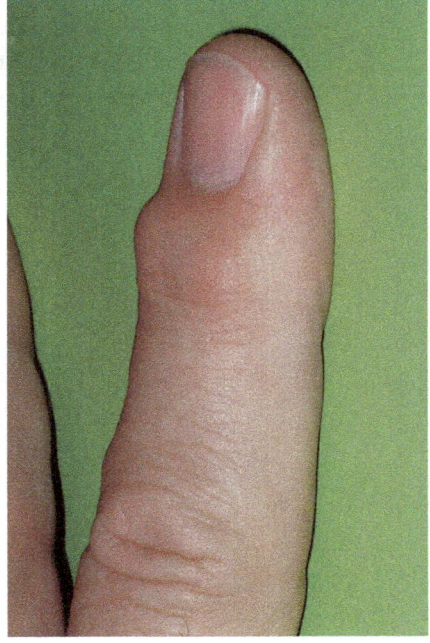
6b

Antwoord

1 Dit zijn knobbeltjes aan de distale interfalangeale gewrichtjes (DIP's), oftewel knobbeltjes van Heberden. Meestal liggen deze erwtgrote knobbeltjes aan de dorsale zijde van alle of enkele van de DIP's en voelen aan als bot. In het algemeen geven zij geen aanleiding tot klachten. De naamgever, Heberden, leefde in Engeland, van 1710 tot 1801. Heberden was arts en maakte uitgebreide aantekeningen in het Latijn. Onder meer deze 'digitorum nodi' beschreef hij. Soortgelijke knobbeltjes komen ook voor aan de proximale interfalangeale gewrichten en heten dan nodi van Bouchard. Bouchard was een Franse arts (1837-1915) (zie casus 60).

2 Dit is een belangrijk symptoom bij arthrosis deformans (= AD). AD is de meest voorkomende gewrichtsaandoening. De afwijkingen kunnen gelokaliseerd zijn in de volgende gewrichten: interfalangeale gewrichten, duimbasis, heupen, knieën en rug. Beneden 55 jaar is de gewrichtsverdeling bij mannen en vrouwen hetzelfde. Bij oudere individuen komt AD van de heupen vaker bij mannen voor dan bij vrouwen en AD van de interfalangeale gewrichten en de duimbasis vaker bij vrouwen. Symptomatische AD van de knieën komt vooral bij vrouwen voor. Als er klachten van de handen zijn, is er vooral pijn in de duimbasis. De pijn is dan meestal gelokaliseerd in het eerste carpometacarpale gewricht. Risicofactoren voor AD zijn: leeftijd (boven 65 jaar heeft 68% van de vrouwen AD, mannen iets minder vaak), vrouwelijk geslacht, genetische factoren, groot gewrichtstrauma, herhaalde zware belasting (door beroep), obesitas (knieën en handen), eerdere gewrichtsontsteking en metabole of endocriene aandoeningen.

3 De diagnose AD wordt meestal gebaseerd op klinische en/of röntgenologische kenmerken. Laboratoriumonderzoek is in het algemeen ongestoord. Bij onderzoek van gewrichtsvloeistof kan een milde leukocytose (< 2.000/ml) met vooral mononucleaire cellen worden gezien. De analyse van de gewrichtsvloeistof is belangrijk in de eerste plaats om andere gewrichtsaandoeningen, zoals jicht en bacteriële artritis, uit te sluiten.

7

Anamnese
U loopt grote visite mee op de afdeling nefrologie: u ziet een 42-jarige patiënte, die opgenomen is wegens een afstotingsreactie. Op 26-jarige leeftijd begon patiënte met hemodialyse, 29 jaar oud onderging zij haar eerste niertransplantatie, 36 jaar oud begon zij met continue ambulante peritoneale dialyse (CAPD) na een afstotingsreactie. Op 41-jarige leeftijd ontving zij voor de tweede keer een donornier. Al op jongvolwassen leeftijd werd zij viermaal geopereerd wegens een perceptiedoofheid.

Lichamelijk onderzoek
U valt onmiddellijk iets op bij de visite (afbeelding 7a).

Vragen
1 Wat valt u op?
2 Aan welk syndroom denkt u?

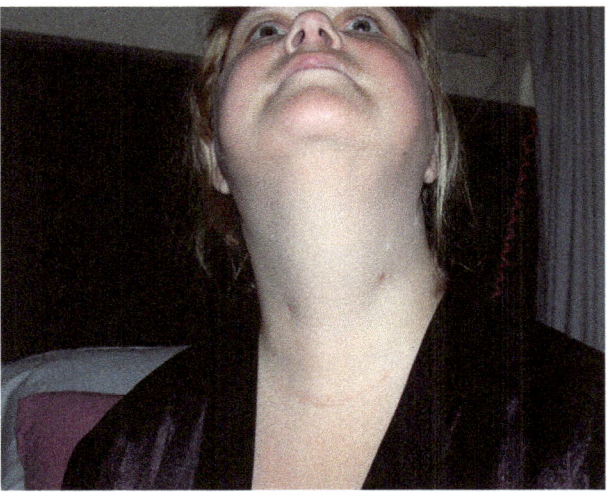

7a

Antwoord

1 Twee zaken vallen op: twee putjes en een halskraagsnede. De symmetrische putjes in de hals berusten op kieuwboogresten, fistelopeningetjes. De halskraagsnede is het litteken van een bijschildklieroperatie, die wegens hyperparathyreoïdie werd verricht. Uiteindelijk heeft patiënte al jaren nierproblemen in de zin van terminale nierinsufficiëntie en twee keer een niertransplantatie.

2 Dit is het branchio-otorenaal syndroom (BOR) of syndroom van Melnick-Fraser, gekenmerkt door problemen met kieuwboogresten (branchio-), oren (oto-) en nieren (renaal). Dit syndroom is voor het eerst beschreven in 1975 door Melnick en Fraser. Het is gekenmerkt door een autosomaal dominante overerving met een incidentie van 1 op 40.000 geboorten. De meest kenmerkende verschijnselen van BOR zijn: gehoorverlies, preauriculaire putjes (kleine intrekkingen anterieur van de helix en boven de tragus van het oor), kieuwboogcysten of fistels en nierafwijkingen. De nierafwijkingen variëren van agenesie en dysplasie tot hypoplasie. Ongeveer 6% van de patiënten krijgt uiteindelijk nierinsufficiëntie. Andere urologische afwijkingen zijn vesico-ureterale reflux, hydronefrose, obstructie op de pyelo-ureterale overgang en divertikels in het bekkensysteem. De getoonde patiënte is als gevolg van het syndroom aan de chronische hemodialyse gekomen. Door de chronische nierinsufficiëntie heeft zij een secundaire hyperparathyreoïdie ontwikkeld waarvoor een bijschildklieroperatie via een halskraagsnede is verricht.

8

Anamnese
De heer A. is 39 jaar en geboren in Marokko. Hij is in twee jaar 12 kilo afgevallen, en wel van 72 naar 60 kilo; de afgelopen twee jaar is hij wisselend misselijk, braakt af en toe en heeft een matige eetlust. Hij voelt zich moe en als gevolg van deze moeheid werkt hij niet meer.

Lichamelijk onderzoek
Ziet er bleek uit; RR 105/70, pols 98/min, regulair.
Lengte 1,73 m, gewicht 53 kg, BMI 17,9 kg/m² (ondergewicht) (afbeelding 8a).

Laboratoriumonderzoek
Hb 7,1 mmol/l, MCV 90 fl, RDW 12%, normale waarden voor serumijzer, ijzerbindingscapaciteit, ijzerverzadigingspercentage en ferritine; FT4 13 pmol/l (normaal 9-24 pmol/l), TSH 4,5 mU/l (normaal 0,35-3,5).
Bij een duodenoscopie werd een *Helicobacter pylori*-positieve gastritis geconstateerd, waarvoor triple therapie. Hierna is de misselijkheid wel wat verbeterd.

Vragen
1 Kunnen de klachten verklaard worden door een *H. pylori*-positieve gastritis?
2 Welke diagnose overweegt u?
3 Welke aanvullende laboratoriumaanvragen doet u?
4 In welk orgaan is de ziekte gelokaliseerd?

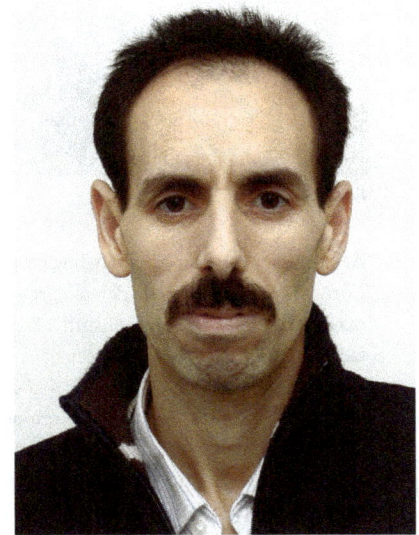

8a

Antwoord

1. Nee, de misselijkheid en het gewichtsverlies van meer dan 10% zijn zeker niet verklaard door wat op dit moment bekend is. *H. pylori* is een bekende oorzaak van een chronische gastritis, gekenmerkt door lymfocytaire infiltratie. Gastritis verklaart echter waarschijnlijk niet de verschijnselen bij patiënten met functionele dyspepsie. Een duidelijke associatie tussen bevindingen bij duodenoscopie en dyspepsie is niet aangetoond. Belangrijke klinische associaties met *H. pylori*-gastritis zijn peptisch ulcuslijden en – minder frequent – maagcarcinoom en MALT-lymfoom.
2. Bij klachten van moeheid, afvallen en wisselend aanwezige misselijkheid en braken dient bijnierinsufficiëntie in de differentiële diagnose te staan. Het ontbreken van de karakteristieke bruinkleuring pleit daar niet tegen (zie ook casus 1). Afhankelijk van de lokalisatie (bijnier of hypofyse/hypothalamus) zal het ACTH namelijk extreem verhoogd of afwezig zijn. De hoeveelheid ACTH bepaalt de bruinverkleuring: ACTH wordt namelijk gevormd uit pro-opiomelanocortine, waaruit brokstukken worden gevormd: ACTH, α-MSH. Deze beide kunnen de melanocyten stimuleren. Vooral gewichtsverlies kan bij verscheidene endocrinopathieën voorkomen. Bijna alle patiënten met chronisch corticosteroïdentekort hebben gebrek aan eetlust, misselijkheidsklachten en gewichtsverlies. Andere differentiële diagnosen zijn hypercalciëmie – vooral in combinatie met een maligniteit – en hyperthyreoïdie en diabetes mellitus. Onze patiënt was duidelijk bleker geworden in de afgelopen tijd. Dit blijkt, wanneer we de huidige foto met een (pas)foto van 5 jaar eerder vergelijken (afbeelding 8a). Deze bleekheid werd natuurlijk niet verklaard door de (lichte) normocytaire anemie.

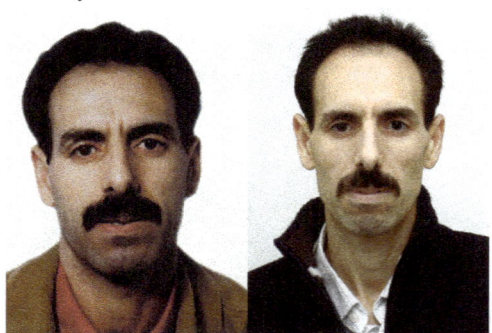

8a en b

3. Aanvullende laboratoriumbepalingen: plasmacortisol en -ACTH, in de morgen af te nemen. Cortisol bleek beneden de detectiegrens (< 28 nmol/L), evenals ACTH (< 2 pmol/l). Toen de diagnose secundaire bijnierinsufficiëntie gesteld was, zijn andere hypofysefuncties bepaald: prolactine, FT4, TSH, FSH, LH, testosteron, SHBG, GH en IgF1. Al deze waarden vielen binnen de normale grenzen, behalve de IgF1, mogelijk duidend op een insufficiëntie van een tweede hypofysefunctie, de secretie van groeihormoon (GH).
4. De ziekte bij deze patiënt is in de hypofyse of hypothalamus gelokaliseerd. Pas wanneer de endocrinopathie is vastgesteld, is anatomisch onderzoek van de hypofyseregio via MRI geïndiceerd. Bij MRI-onderzoek was de hypofyse normaal. Indien de uitslagen van de verschillende hormoonbepalingen niet duidelijk afwijkend of normaal zijn, kunnen ook zogenoemde dynamische hypo-

fysefunctietests worden verricht: met behulp van hypothalamus- of hypofysehormonen wordt de uitscheiding van andere hormonen gecontroleerd. In het algemeen zijn hypofysefunctietests zelden noodzakelijk. Bij onze patiënt was op basis van het laagnormale IgF1 onduidelijkheid over de groeihormoon-as. Door i.v. GHRH (*growth hormone releasing hormone*) eventueel in combinatie met arginine i.v. te geven stijgt in normale situaties het groeihormoon; de groeihormoonstijging viel binnen de normaalwaarden, waarmee deze functietest bij patiënt dus normaal was. Als mogelijke oorzaken voor het partiële hypopituïtarisme waren er geen aanwijzingen voor auto-immuungenese (antilichaamonderzoek tegen bijnier- en schildklierweefsel was negatief), ijzerstapeling (normaal ferritine, normale ijzerverzadiging), eerder corticosteroïdengebruik, sarcoïdose of trauma. Geïsoleerde uitval van ACTH of CRH (*cortisol releasing hormone*) is zeldzaam, maar gesuggereerd wordt dat de genese auto-immuun is. Praktisch gezien komt het erop neer dat behandeld moet worden. De behandeling bestaat uit oraal hydrocortison 10, 5, 5 mg zonder fludrocortison. Fludrocortison is alleen geïndiceerd bij primaire bijnierinsufficiëntie.

Literatuur

Stacpoole PW, Interlandi JW, Nicholson WE, Rabin D. Isolated ACTH-deficiency: a heterogeneous disorder. Critical review and report of four new cases. Medicine (Baltimore) 1982;61:13-24.

9

Anamnese
Een 22-jarige patiënte wordt op de afdeling spoedeisende hulp gezien wegens een gezwollen, dikke hand en onderarm na een gering trauma. Vanaf 19-jarige leeftijd heeft zij vijf keer een dikke linker of rechter voet gehad, vaak in samenhang met knellend schoeisel. Sinds dezelfde periode heeft ze ook aanvallen van fors oedeem van linker of rechter hand met vrij weinig pijn en iets roodheid en warmte. Ze is recent twee dagen opgenomen wegens forse buikpijn en misselijkheid. De klachten zijn spontaan verdwenen.

Lichamelijk onderzoek
De enige afwijkingen zijn zichtbaar op de foto (afbeelding 9a).

Vragen
1 Wat ziet u?
2 Welke diagnose overweegt u? Hoe stelt u de diagnose?
3 Wat is de behandeling?

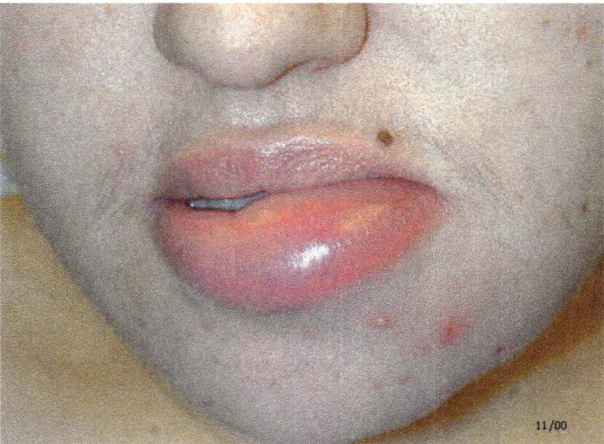

9a

Antwoord

1 U ziet een dikke, waarschijnlijk oedemateuze lip. Al met al heeft patiënte dus fasen met oedeem op handen, voeten, lip en waarschijnlijk in de buik, en wel de darmen, doorgemaakt. Dit doet denken aan een C1-esteraseremmerdeficiëntie of hereditair angio-oedeem. Het is een spontaan genezende ziekte met gelokaliseerde zwelling van de huid en gekenmerkt door uittreden van vocht in de interstitiële ruimten. Dit ontwikkelt zich over minuten tot uren en lost binnen 24-48 uur op. De huid heeft meestal een normale kleur of is wat rood; jeuk is over het algemeen geen probleem, tenzij er ook urticaria optreedt. Ook de lippen, larynx en darmen kunnen aangedaan zijn. Angio-oedeem lost over het algemeen zonder littekens op. Wel kunnen zich ten gevolge van een trauma, zoals wrijven of krabben, littekens ontwikkelen. Larynxoedeem kan levensbedreigend zijn en tot luchtwegobstructie en asfyxie leiden. Er komen ontstekingsmediatoren vrij die verwijding van vaten en toegenomen doorlaatbaarheid van capillairen en venulen veroorzaken. Angio-oedeem kan klinisch van oedeem onderscheiden worden: betrekkelijk snelle presentatie (minuten tot uren), asymmetrische verdeling, met name niet in laag gelegen delen; wel kunnen lippen, larynx en darm erbij betrokken zijn. De best gekarakteriseerde vorm van angio-oedeem is de vorm die een gevolg is van C1-esteraseremmerdeficiëntie. Deze autosomaal dominante vorm kent twee typen: type 1 (85% van de patiënten) wordt gekenmerkt door een verlaagd gehalte en verminderde functie van C1-esteraseremmer. Type 2 is gekenmerkt door een normaal gehalte aan C1-esteraseremmer. Daarnaast bestaat er een verworven vorm, die vooral voorkomt bij patiënten met benigne of maligne B-cel proliferatieve aandoeningen, auto-immuunaandoeningen, zoals SLE en cryoglobulinemie. Patiënten met een hereditair type presenteren zich voor het eerst in de late kinderjaren of begin van de adolescentie na een trauma, infectie, tandheelkundige behandeling of emotionele stress. De frequentie en de ernst van de episoden nemen toe met de puberteit, de menses en de ovulatie. De verworven vorm begint op oudere leeftijd en hoeft niet geassocieerd te zijn met een trauma.
2 U overweegt een hereditaire vorm van angio-oedeem, namelijk een C1-esteraseremmerdeficiëntie. Een bepaling van C4 en C1-esteraseremmer heeft het bewijs bij deze patiënte gegeven: C4 was niet aantoonbaar (< 6 mg/dl) en C1-esteraseremmeractiviteit was 0,2 E/ml (normaalwaarden 0,76-1,33 E/ml).
3 De behandeling is gericht op de acute aanvallen en het voorkomen van de aanvallen. Acute aanvallen kunnen primair behandeld worden met C1-esteraseremmerconcentraat. Daarnaast zal bij ademnood, slikklachten of heesheid de behandeling bestaan uit adrenaline, clemastine en corticosteroïden. Het vermijden van triggers is belangrijk, maar niet altijd praktisch. Als chronische behandeling worden wel androgenen als danazol en stanazolol gegeven. Androgenen leiden tot toename van C1-esteraseremmer en C4.

Literatuur

Walport MJ. Complement – First of two parts. New Engl J Med 2001;344:1058-66.

10

Anamnese

Een 63-jarige patiënt komt op uw spreekuur. Hij heeft een belangrijke voorgeschiedenis: vier jaar geleden heeft hij een coronair-bypassoperatie gehad; daarna nog een carotisstent, een bifurcatieprothese van de aorta abdominalis en een stent in de A. renalis links.
Bij het lichamelijk onderzoek vallen u afwijkende ogen op (afbeelding 10a).

Vragen

Wat is de naam van deze afwijking en waarbij kunt u deze afwijking zien?

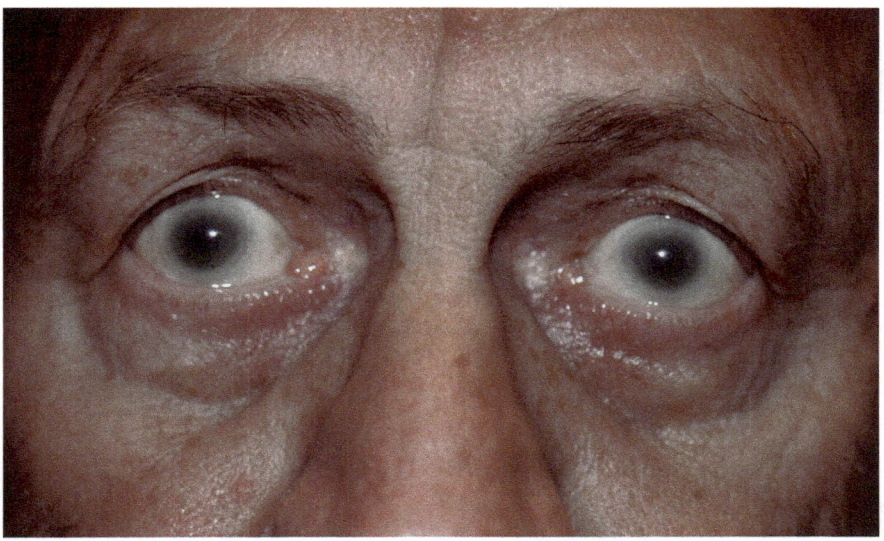

10a

Antwoord

Corneatroebeling wordt gezien bij de ziekte van Tangier (afbeelding 10a en 10b). De eerste beschrijving betrof een familie op Tangier Island in de Chesapeake Bay. Het is een autosomaal dominante ziekte, waarbij homozygote personen een laag serum-HDL hebben en heterozygoten ongeveer de helft van normale personen. De HDL-gemedieerde efflux van cholesterol uit macrofagen en de intracellulaire lipid trafficking zijn verminderd, waardoor zich schuimcellen vormen uit macrofagen en andere cellen uit het reticulo-endotheliale systeem. Bij het laboratoriumonderzoek is het HDL zeer laag (< 0,13 mmol/l) en Apo A-I < 1% en Apo A-II < 10% van de normale concentratie. Cholesterolester wordt neergeslagen in tonsillen (oranje tonsillen), lever, milt, tractus digestivus, lymfklieren, beenmerg, cellen van Schwann en corneae. Hierdoor ontwikkelen zich hepatosplenomegalie, premature cardiovasculaire afwijkingen en neuropathie. De behandeling bestaat voornamelijk uit beperking van de vetinname. Geneesmiddelen die het HDL bij andere patiënten verhogen, zoals gemfibrozil, werken niet bij deze patiënten. Deze patiënt had inderdaad een laag HDL-C, namelijk 0,11 mmol/l.

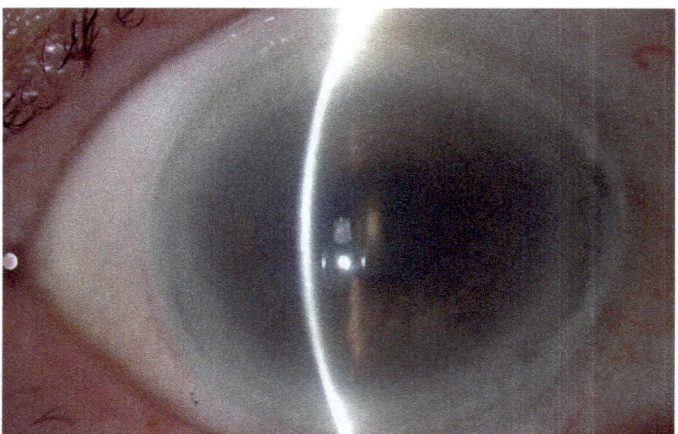

10b

11

Anamnese
Deze 60-jarige patiënt kent u al tien jaar vanwege diabetes mellitus type 2, met insuline geregeld. Als enige complicatie heeft hij een diabetische retinopathie. Hij komt voor de jaarcontrole.

Lichamelijk onderzoek
Bloeddruk 120/80 mmHg, pols 78/min, lengte 1,80 m, gewicht 80 kg, BMI 25 kg/m². Aan de handen valt u iets op (afbeelding 11a).

Laboratoriumonderzoek
HbA_{1c} = 8,5%, geen microalbuminurie.

Vragen
1 Hoe heet dit teken?
2 Waarop berust dit?
3 Wat zijn behandelmogelijkheden?

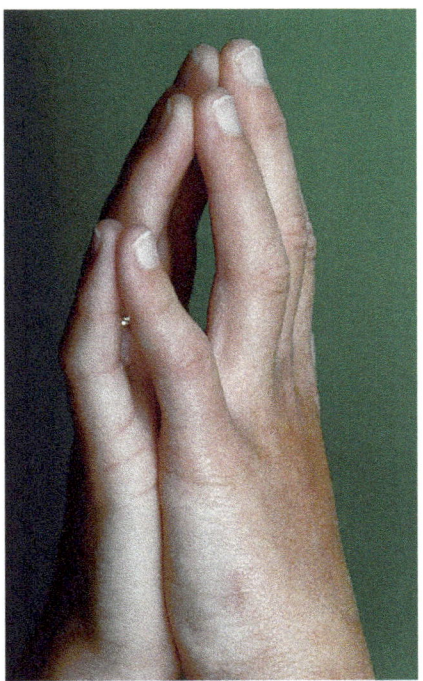

11a

Antwoord

1 De onmogelijkheid om de plantaire vlakken van de handen tegen elkaar aan te leggen wordt *prayer's sign* genoemd.
2 Dit verschijnsel wordt het meest frequent gezien bij patiënten met een lange geschiedenis van diabetes mellitus type 1, maar ook bij type 2. Prevalentie van dit verschijnsel bij diabetes varieert van 8-50%. De prevalentie neemt toe met de duur van de diabetes mellitus. Er is een uitgesproken associatie met retinopathie en in mindere mate met andere microvasculaire complicaties. Deze andere complicaties worden gemiddeld 5 jaar later dan de handafwijkingen manifest. De patiënten klagen over stijfheid, soms ook pijn en over minder kracht en handvaardigheid in de handen. Het begint meestal in de vijfde vinger en breidt zich naar radiaal en proximaal uit, soms voorbij de hand tot in de grotere gewrichten. In die situatie is de term *syndrome of limited joint mobility* meer van toepassing dan diabetische cheiro(arthro)pathie (het Griekse 'geiros' = hand) of 'stiff hand syndrome'. Uiteindelijk kunnen ook flexiecontracturen ontstaan. De huid is verdikt en droog, en voelt strak aan met een wasachtige consistentie. De ernst van de aandoening kan variëren van symptomatisch tot ernstig invaliderend. De progressie manifesteert zich geleidelijk in de loop der jaren. Vaak zijn ook andere afwijkingen gelijktijdig aanwezig: flexor tendosynoviitis, contractuur van Dupuytren of een carpaletunnelsyndroom. De onderliggende oorzaak is multifactorieel: toegenomen glycosylering van collageen in de huid en het periarticulaire weefsel, toegenomen cross-linking van collageen met als gevolg verminderde oplosbaarheid en afbraak van collageen, metabole veranderingen in het bindweefsel in het kader van de aldosereductaseroute, diabetische microangiopathie en mogelijk ook diabetische neuropathie.
3 Behandelmogelijkheden zijn beperkt. Theoretisch is het gunstig om een strakke(re) metabole regeling na te streven, maar hiervoor is geen basis in de literatuur.

Literatuur

Kim RP, Edelman SV, Kim DD. Musculoskeletal complications of diabetes mellitus. Clin Diabetes 2001;19: 132-5.

12

Anamnese
Een 59-jarige Nederlandse man werd nog tijdens zijn vakantie in India ziek. Op de derde dag van zijn ziekte komt hij terug naar Nederland en op de vijfde dag wordt hij opgenomen. Patiënt vertelt enkele uren na het eten van kreeft onwel te zijn geworden: hij werd misselijk, braakte, en had hevige, waterdunne diarree, die sindsdien dag en nacht aanhield en naar vis stonk (afbeelding 12a). Hij had een 'goeddoorbakken' kreeft gegeten in een restaurant in Kochi (of Cochin), gelegen aan de zuidwestkust van India. De geschatte defecatiefrequentie was 4-5 keer per dag en het volume 5-10 l per dag. Hij had geen temperatuurverhoging bemerkt. Vanaf de tweede dag heeft hij niets meer gegeten of gedronken en vanaf de derde dag heeft hij nauwelijks urineproductie gehad. Tot de vijfde dag braakte hij regelmatig. Daarna namen de klachten af. Het gewichtsverlies sinds het begin van zijn ziekte bedraagt 12 kg: hij woog voor zijn vakantie 82 kg.

Lichamelijk onderzoek
Een licht suffe man met extreem droge slijmvliezen en een sterk verminderde huidturgor. RR 119/75 mmHg, pols 96/minuut, regulair, T. 36,3°C rectaal, lengte 1,86 m, gewicht 70 kg. Het abdomen is soepel met diffuus lichte drukpijn, geen loslaatpijn en er is spaarzame peristaltiek. Lever en milt zijn niet palpabel. De extremiteiten voelen koud aan.

Laboratoriumonderzoek
Bezinking 40 mm, CRP 90 mg/l, hemoglobine 9,8 mmol/l (7.8-10.2), hematocriet 0,46 l/l (0,36-0,48), lichte trombocytose (354 10^9/l) en leukocytose (12,8 10^9/l) met een normale verdeling, sterk gestoorde nierfunctie (ureum 21,1 mmol/l en creatinine 717 µmol/l), natrium 135 mmol/l (135-145), verlaagd kalium (2,8 mmol/l). Natrium in de urine is sterk verlaagd met 10 mmol/mmol creatinine.

Vragen
1. Hoe beschrijft u de ontlasting?
2. Hoe ontstaat een dergelijke ontlasting?
3. Wat is de verwekker?
4. Wat is de behandeling?

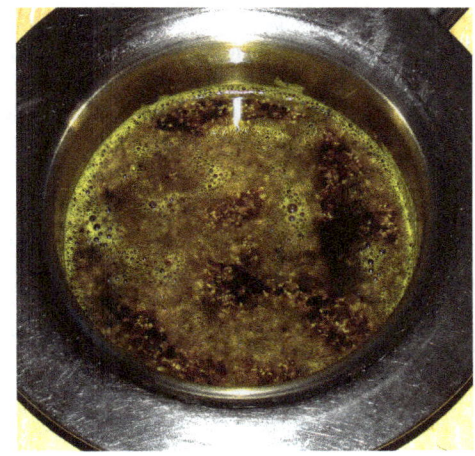

12a

Antwoord

1 Patiënt beschreef zelf de ontlasting als 'rijstwater'. De officiële benaming is inderdaad rijstwaterontlasting en deze ontlasting is pathognomonisch voor cholera.
2 Infectie met *Vibrio cholerae* treedt op na inname van gecontamineerd water of voedsel. Hierbij valt te denken aan rauw of onvoldoende gekookte zeevis of schaaldieren. *Vibrio*-species zijn natuurlijke bewoners van water. Vanwege hun halofiele (zoutminnende) karakter voelen ze zich met name thuis in zeewater. Een pH van minder dan 2,4 is dodelijk voor de bacteriën. Zij moeten dus zien te overleven in de maag. De meest virulente factor van *Vibrio cholerae* is het toxine. Dit eiwit bindt zich aan de GM1-gangliosidereceptor in de dunne darm en katalyseert de ADP-ribosylering van een GTP-bindend eiwit. Het gevolg is persisterende activatie van adenylaatcyclase in de epitheelcellen van de dunne darm. Hierdoor neemt de productie van cyclisch adenosinemonofosfaat (c-AMP) toe met als gevolg verhoogde chloridesecretie en verlaagde natriumabsorptie. Dit uit zich dan in een ernstig verlies van water en elektrolyten, kenmerkend voor deze ziekte. Verder leidt het choleratoxine mogelijk tot een versterkte prostaglandineproductie. Dit verschijnsel draagt bij aan het verlies van water en elektrolyten. Daarnaast stijgt het serotoninegehalte met als gevolg een verhoogde secretoire reflex van het zenuwstelsel van het spijsverteringskanaal. Een van de eerste reacties op het choleratoxine is het legen van de bekercellen in het darmslijmvlies, waardoor de vlekjes mucus in de ontlasting verschijnen, die de rijstwaterontlasting vormen. De reuk van dergelijke ontlasting wordt vaak omschreven als vislucht.
3 De verwekker is *Vibrio cholerae*. De definitieve kweekuitslag luidde: *V. cholerae* serogroep O1, biotype El Tor, subtype Inaba. De cijfers van 3 tot 5 miljoen gevallen van cholera-infectie en 120.000 tot 200.000 sterfgevallen per jaar vertegenwoordigen misschien slechts 10-20% van alle gevallen. Het risico op cholera voor reizigers wordt geschat op hooguit 2-10 gevallen op 1 miljoen. In Nederland werden gemiddeld 2,1 gevallen van cholera per jaar in de afgelopen tien jaar gemeld. Met behulp van agglutinatietests zijn er op basis van variatie binnen het O-antigeen (= een onderdeel van de bacteriële celwand) inmiddels meer dan 200 serogroepen van *V. cholerae* beschreven. Sinds de ontdekking van *V. cholerae* in 1883 wordt serogroep O1 gevonden als oorzaak van alle pandemieën. Om deze reden maakt men dan ook onderscheid tussen serogroep O1 en de 'rest', oftewel serogroep non-O1. In 1993 is echter een nieuwe *V. cholerae*-serogroep met epidemische potentie beschreven, aangeduid met O139 Bengal. De meeste gevallen van cholera worden vooralsnog veroorzaakt door *V. cholerae*-serogroep O1, die op grond van biochemische eigenschappen in twee belangrijke biotypen kan worden onderverdeeld, het klassieke biotype en het biotype El Tor. Binnen elk biotype kunnen drie serotypen benoemd worden: Inaba, Ogawa en Hikojima.
4 Correctie van de ernstige dehydratie en aanvulling van het elektrolytenverlies is de kern van de behandeling. Patiënt werd onmiddellijk gerehydreerd met i.v. 6 l NaCl-oplossing 0,9% in de eerste vier uur, waaraan KCl was toegevoegd. Van de tweede tot de vierde dag kreeg patiënt i.v. 6 l vocht per 24 uur, bestaande uit 0,9% NaCl, 1,4% NaHCO3 en KCl. Antimicrobiële therapie wordt gezien als een ondersteuning en niet als noodzakelijk: ziekteduur wordt hierdoor bekort en het volume van de ontlasting verminderd. Patiënt kreeg drie dagen tetracycline 500 mg 4 dd.

Literatuur

Zhu Y, Bruggen T van der, Jongh BM de, Meinders AJ, Slee PHThJ. Diarree na een bezoek aan India. Tijdschrift voor Infectieziekten 2006;1:248-51.

13

Anamnese

Een 49-jarige patiënte heeft inmiddels zes kuren chemotherapie gekregen wegens gemetastaseerd mammacarcinoom. Deze kuren werden driewekelijks gegeven en bestonden uit een combinatie van twee intraveneuze middelen: docetaxel (Taxotere®) en 5-fluorouracil. Deze combinatie van twee middelen werd in studieverband gegeven, waarbij de vraag was of de combinatie van docetaxel en 5-fluorouracil te verdragen was. De metastasen in de longen waren duidelijk afgenomen (partiële respons) en als bijwerkingen had patiënte alopecia totalis, geringe, asymptomatische myelotoxiciteit en weinig tot geen misselijkheid.

Lichamelijk onderzoek

De afwijkingen aan de nagels van de handen en ook aan de tenen vallen u op (afbeelding 13a en 13b).

Vragen

1 Wat ziet u en wie heeft zijn naam hieraan verbonden?
2 In welke klinische situaties kunt u deze afwijking zien?

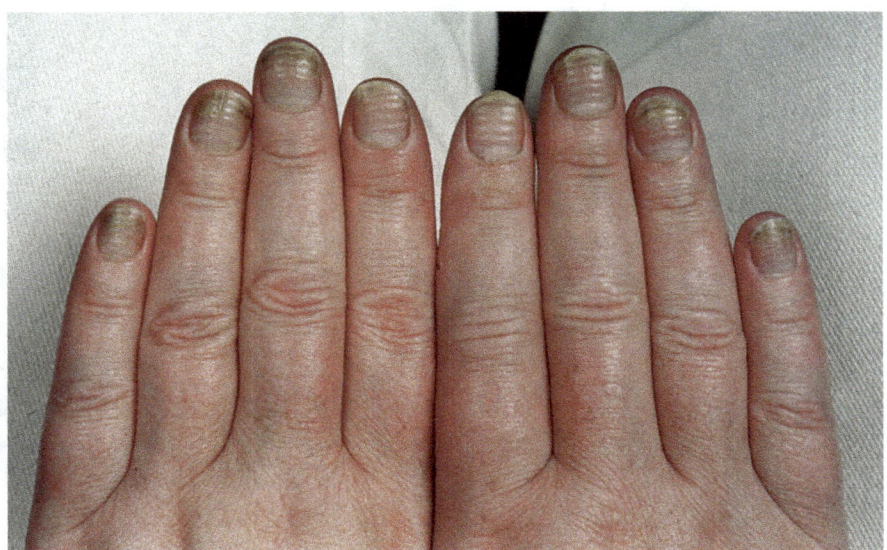

13a

Antwoord

1. Beau beschreef in 1846 als eerste dit verschijnsel in *Archives générales de médecine*. Hij omschreef het als lijnvormige, dwarse intrekkingen parallel aan de lunula van de nagel. Hij schreef deze toe aan een verstoring van de voeding van de nagel, waardoor de groei van de nagel afneemt of zelfs gedurende kortere intervallen stopt. Hij gaf aan dat dit het resultaat kan zijn van klinisch belangrijke infecties of nier- of leveraandoeningen. Beau beschreef dat een nagel 1 mm per week groeit en dat het 20 weken - 5 maanden duurt voordat een gemiddelde nagel (van 20 mm) weer vernieuwd is. Bij deze patiënte zijn zes lijnen van Beau zichtbaar als gevolg van zes kuren. Met name bij het middel docetaxel zijn de nagelafwijkingen zeer bekend. Deze kunnen zelfs leiden tot afstoten van de nagels, wat een onaangename geur en pijn kan veroorzaken en zeer ontsierend is.
2. Tegenwoordig zien we het ook na grotere chirurgische ingrepen en tijdens cytostatische behandelingen. Bij chemotherapie worden ook andere nagelveranderingen gezien, zoals lengtevormige pigmentlijnen (afbeelding 13c).

Literatuur

Slee PHThJ. Nail Changes after chemotherapy. N Engl J Med 1997;337:168.

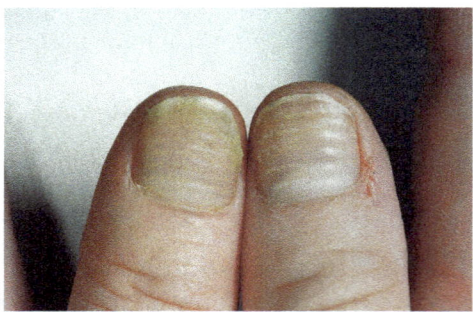

13b

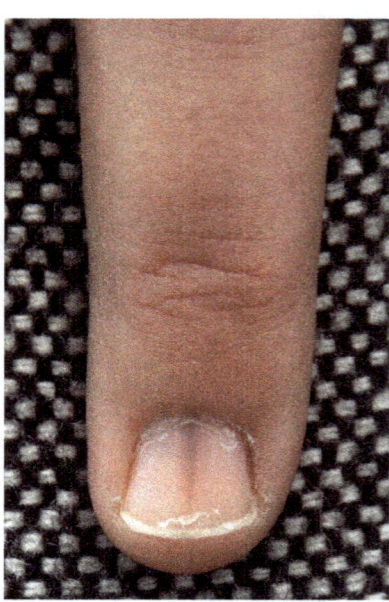

13c

14

Anamnese
Een 67-jarige patiënt komt op uw spreekuur wegens hoofdpijn, lichte temperatuurverhoging, moeheid, matige eetlust, gewichtsverlies en wat vage gewrichtsklachten.

Lichamelijk onderzoek
Al tijdens het anamnesegesprek valt u iets op (afbeelding 14a).

Laboratoriumonderzoek
BSE 112 mm, Hb 7,7 mmol/l, verdere hematologie, lever- en nierfuncties normaal.

Vragen
1 Wat valt u op tijdens het opnemen van de anamnese?
2 Welke diagnostiek zou u doen?
3 Wat is de behandeling?

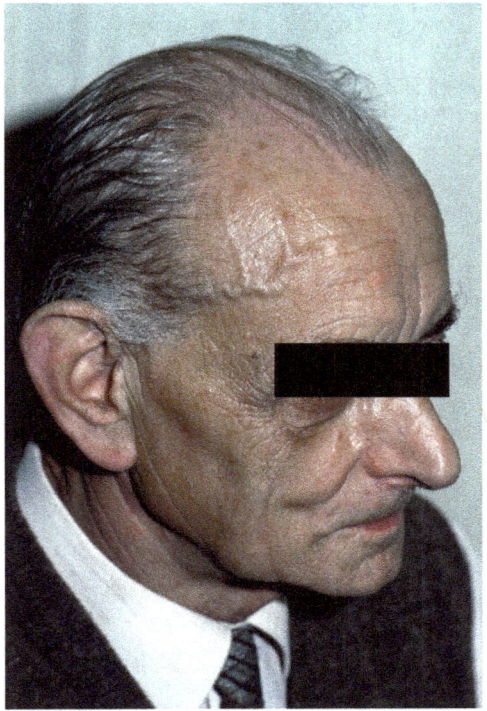

14a

Antwoord

1. Bij het aankijken van patiënt in de spreekkamer valt u de verdikte arteria temporalis op (afbeelding 14b). U overweegt de diagnose: arteriitis temporalis ofwel reuscelarteriitis. De leeftijd (> 50 jaar) en de hoge bezinking pleiten hier sterk voor. Bij palpatie is het bloedvat ook pijnlijk.
2. De kliniek van koorts, anemie en hoge bezinking, eventueel in combinatie met klachten van polymyalgia rheumatica betekent een hoge verdenking op een arteriitis temporalis. Arteriitis temporalis komt vaker voor bij vrouwen dan bij mannen (vrouw:man = 2:1). Verschijnselen kunnen zijn: gewichtsverlies, verminderde eetlust, malaise, moeheid, koorts (soms oplopend tot 39-40°C), polymyalgia rheumatica (pijn en ochtendstijfheid in schoudergordel en heup/bekkenregio), hoofdpijn (over de Aa. temporales, maar ook frontaal of occipitaal), voorbijgaande of blijvende visusklachten, claudicatie bij kauwen (kaakspieren), bij slikken (slokdarmspieren) en bij lopen (beenspieren). Als beste diagnostische methode geldt een biopt van de A. temporalis, waarbij de diagnostische opbrengst het hoogst is bij een wat groter biopt tussen 3 en 5 cm. Het is belangrijk dat de patholoog veel coupes van de arterie maakt, aangezien er sprake kan zijn van zogenoemde skip-lesions. Overigens worden de afwijkingen, die typisch zijn voor arteriitis, ook na twee weken corticosteroïden (= CS) nog wel gezien. Een biopt van de A. temporalis bij deze patiënt liet inderdaad het microscopische beeld van een reuscelarteriitis zien.
3. De behandeling bestaat uit corticosteroïden. Deze arteriitis is zeer gevoelig voor CS. Verbetering is binnen 24-48 uur na behandeling merkbaar voor de patiënt. Het ziektebeloop wordt gevolgd aan de hand van de laboratoriumparameters BSE en CRP. Begonnen wordt met 40-60 mg prednison gedurende 1 maand, daarna geleidelijk stoppen. De optimale behandelingsduur is niet duidelijk, in kleinere studies is de gemiddelde duur van behandeling 15-17 maanden. Vanwege de kans op visusproblemen die slecht responderen op prednison, is het aangewezen snel en al in de fase van verdenking met prednison te starten. Bij visusproblemen wordt in het algemeen prednisolon i.v. in hoge doses voorgeschreven. Tijdens het afbouwen kan de ziekte weer opvlammen; dan worden weer hogere doses gegeven.

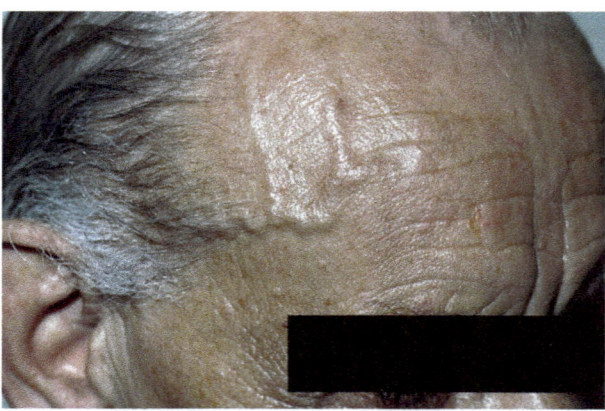

14b

15

Anamnese

Mevrouw B., 63 jaar, heeft sinds 5 maanden pijn aan haar rechter arm. Sinds 4 maanden heeft ze een droge hoest, zonder kortademigheidsklachten. Zij is vlak vóórdat ze de pijn ontwikkelde aan haar rechter arm in 2 maanden bewust 7 kg afgevallen. Een maand geleden heeft ze haar rechter bovenarm gebroken; het blijkt een pathologische fractuur. Pathologisch onderzoek van de fractuurplaats laat het beeld zien van een grootcellige, ongedifferentieerde maligniteit.

Lichamelijk onderzoek

RR 140/90 mmHg, pols 72/min. regulair. Patiënte zit voor u (afbeelding 15a).

Aanvullend onderzoek, gericht op het vinden van een primaire tumor: mammografie en echografie van de mammae leveren geen afwijkingen op. Bij CT-scan van de thorax en het abdomen worden twee kleinere verdichtingen in de rechter boven- en onderkwab gezien, maar geen primaire longtumor. Verder zijn er een hypodense afwijking in de linker leverkwab, 3,2 × 2,8 cm, en twee kleinere ruimte-innemende afwijkingen (waarschijnlijk metastasen) in de rechter leverkwab. De linker bijnier is fors vergroot, met 10 cm. In het pancreas zijn geen afwijkingen. Verder is er nog een lytische afwijking in de 8e thoracale en de 2e lumbale wervel.
Op grond van bovenstaande gegevens wordt hierop geconcludeerd: gemetastaseerde maligniteit met metastasen in longen, lever, botten en bijnier bij een onbekende primaire tumor.

Vragen

1. Aan welke klinische diagnose denkt u?
2. Welke laboratoriumbepalingen vraagt u aan om deze klinische diagnose te bevestigen?
3. Kunt u alle bovenstaande gegevens in een diagnose onderbrengen?
4. Wat is uw beleid?

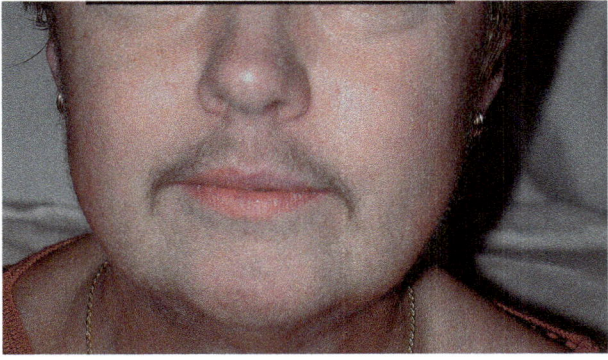

15a

Antwoord

1 U valt het cushing-gelaat op: een vollemaansgezicht (*moon face*), gekenmerkt door extra vetophoping, onder meer in de wangen, waardoor de oren minder goed zichtbaar (soms onzichtbaar) zijn. Ook ter hoogte van de slapen wordt extra vet opgeslagen. Bij verder onderzoek bleek patiënte een *buffalo hump* te hebben, opslag van vet dorsocervicaal, en waren de supraclaviculaire ruimten met vet opgevuld. Het was patiënte opgevallen, dat ze in haar gezicht – ondanks 7 kg afvallen, van 80 naar 73 kg – dikker was geworden, haar gelaat was roder dan tevoren, en dat haar buik in omvang was toegenomen. Patiënte was erg moe en de kracht in haar armen en benen was afgenomen: traplopen met name kostte haar moeite. Verder viel op, dat patiënte snorbeharing had (hirsutisme). Bij navragen bleek ze dit sinds drie maanden te bemerken en ze was al begonnen met afscheren. Zij had eerder blauwe plekken aan de armen en benen. De laatste twee maanden plaste patiënte meer en had zij regelmatig dorst. De foto's bij dit antwoord laten de klinische verschijnselen zien voor (afbeelding 15b, 15c en 15d) en na behandeling (afbeelding 15e) bij een andere patiënte met een syndroom van Cushing ten gevolge van een bijnieradenoom.

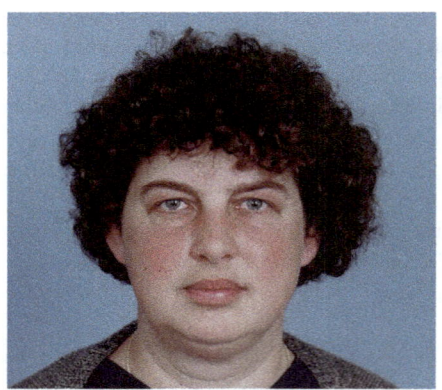

15b

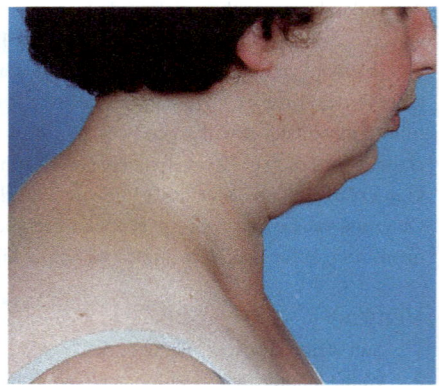

15c

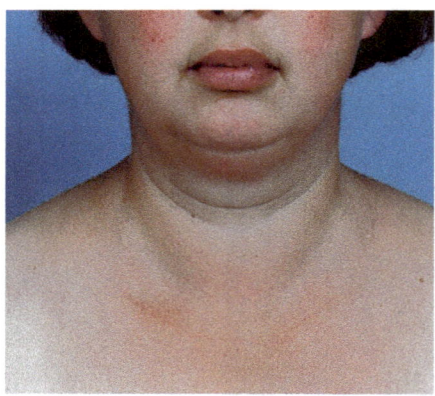

15d

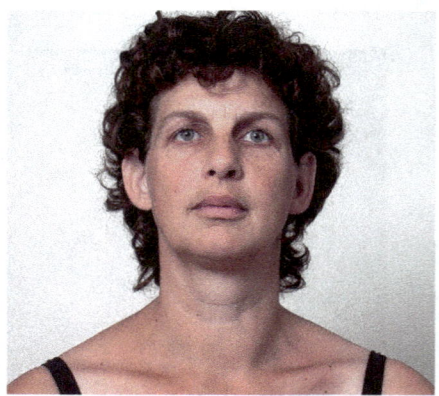

15e

2   Hypercortisolisme ofwel overproductie van corticosteroïden kan aangetoond worden met de hoeveelheid cortisol in 24-uursurine (op 2 of 3 achtereenvolgende dagen), een korte (1 mg overnight) dexamethasonremmingstest (1 mg dexamethason oraal om 23.00 uur en om 8.00 uur plasmacortisol bepalen). Patiënte had inderdaad een sterk verhoogde hoeveelheid cortisol in de 24-uursurine, namelijk 1600 nmol/l (normaal < 150-250 nmol cortisol) en een sterk verhoogd plasmacortisol, namelijk 1300 nmol/l na dexamethason (normaal onder 140 nmol/l). Door plasma-ACTH te bepalen kan de bron van de overproductie worden vastgesteld: bij ACTH < 2 pmol/l, zoals bij patiënte, is de overproductie ACTH-onafhankelijk, dat wil zeggen dat de oorzaak in de bijnier ligt. ACTH-afhankelijke oorzaken zijn de hypofyse (ziekte van Cushing) en ectopische ACTH-productie bij tumoren (zie casus 50). Vanwege het hirsutisme was ook het plasmatestosteron bepaald, dat 15,0 nmol/l bleek (normaal voor vrouwen < 3 nmol/l).

3   Een overproductie van corticosteroïden en testosteron suggereert een bijnierproces, hetgeen ook bij beeldvorming naar voren was gekomen. Gezien de grootte (> 5 cm) is een primair bijniercarcinoom met hormoonproductie (cortisol en testosteron) het meest waarschijnlijk. De andere ruimte-innemende processen berusten waarschijnlijk wel op metastasen.

4   De prognose van een gemetastaseerd bijniercarcinoom is slecht. De mediane overleving voor gemetastaseerde ziekte is minder dan een jaar en er is geen vijfjaarsoverleving. Palliatieve mogelijkheden biedt medicamenteuze behandeling met o-p-DDD (mitotaan). Voor een dergelijke palliatieve behandeling is vanwege de kans op bijwerkingen een redelijke performance vereist. Patiënte heeft na het eerste verschijnsel van een metastase (pijn in rechter bovenarm) nog 8 maanden geleefd. Behandeling met o-p-DDD (mitotaan) was gestart, maar zij kon deze behandeling niet verdragen.

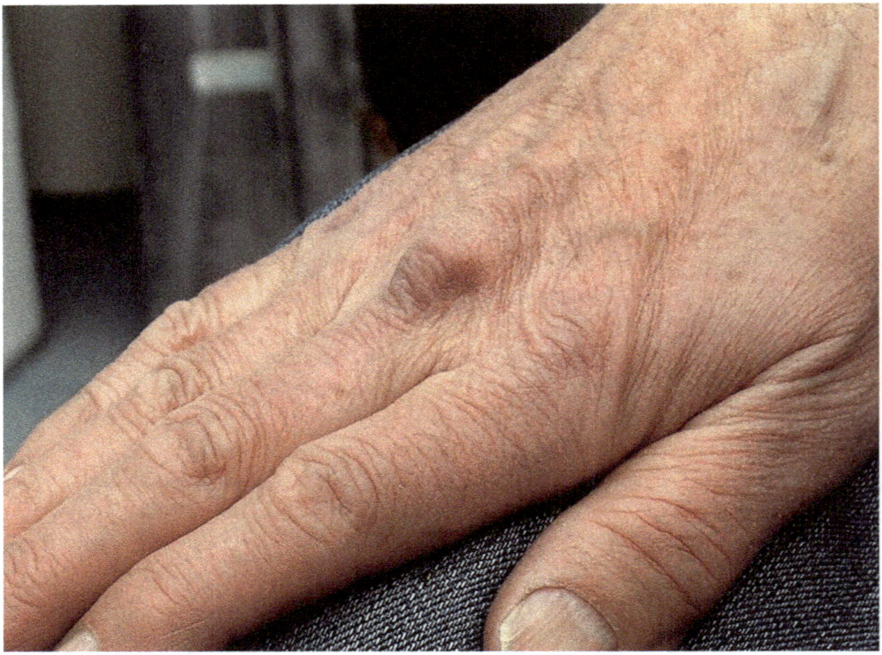

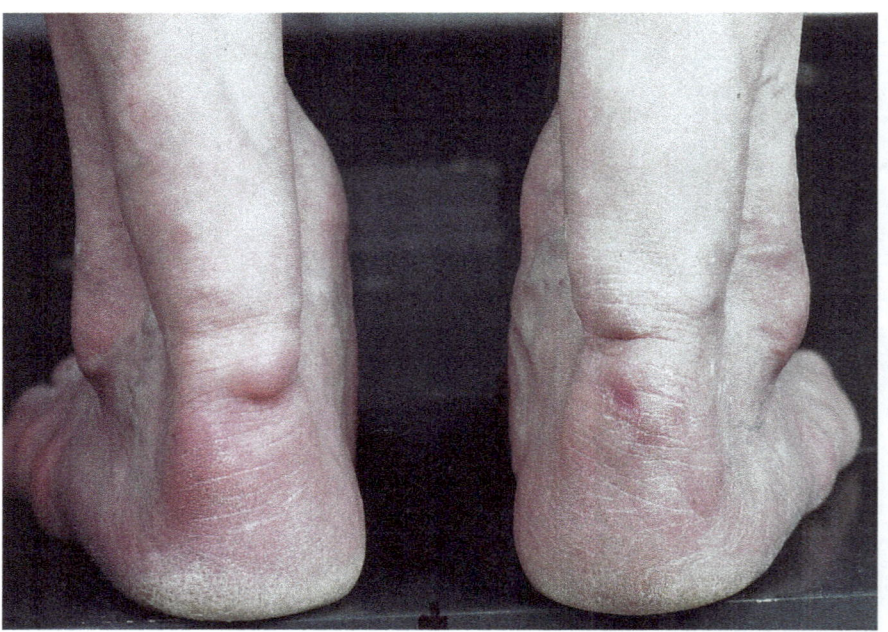

16a Deze foto hoort bij casus 16.

16b

16

Anamnese
Een 61-jarige patiënt bezoekt uw spreekuur met de vraag of zijn cholesterolgehalte te hoog is. Bij een aantal van zijn familieleden is een te hoog gehalte geconstateerd. Hij is bekend met een verhoogde bloeddruk, waarvoor hem medicatie is voorgeschreven. Hij heeft overigens geen klachten.

Lichamelijk onderzoek
Aan handen en voeten vallen u afwijkingen op (afbeelding 16a, 16b en 16c).

Laboratoriumonderzoek
Cholesterol 10,0 mmol/l (0,1-6,5 mmol/l), HDL-cholesterol 1,4 mmol/l (0,9-1,7 mmol/l), FLDL-cholesterol 8,3 mmol/l (< 3 mmol/l), triglyceriden 0,6 mmol/l (< 2,20 mmol/l); verdere laboratoriumonderzoeken (nier-, schildklier-, leverfuncties, nuchter glucose) zijn normaal.

Vragen
1 Wat ziet u? Hoe omschrijft u deze afwijkingen?
2 Wat adviseert u patiënt?

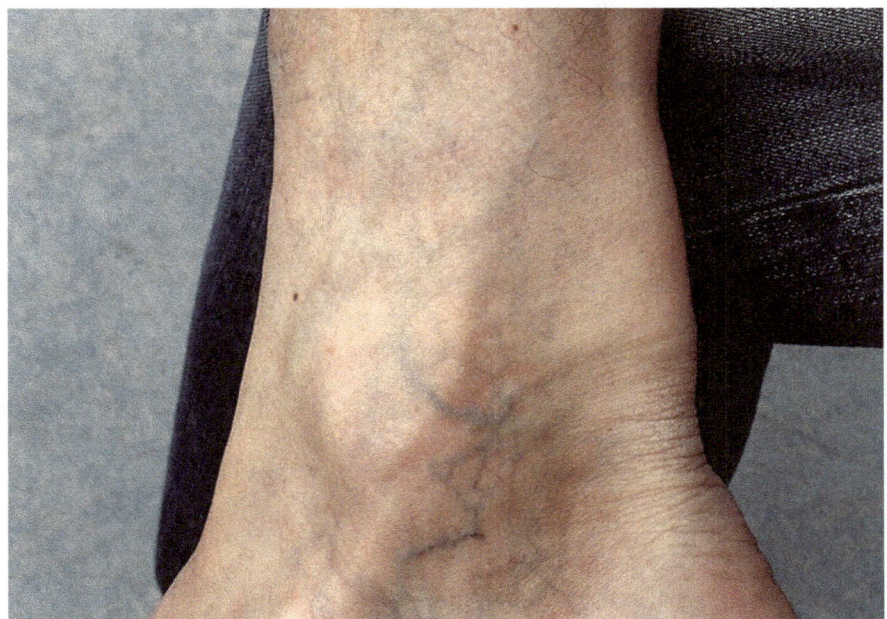

16c   Deze foto hoort bij casus 16.

Antwoord

1 Deze afwijkingen heten peesxanthomen. Er is sprake van een verbreding van de extensorpezen van vooral de handen en van de achillespezen van de voeten. Xanthomen kunnen overigens in bijna elke pees voorkomen, maar worden het gemakkelijkst ontdekt in de achilles- en kniepezen en in de extensorpezen van de handen. Deze xanthomen berusten op neerslaan van LDL-C en komen voor bij meer dan 70% van de patiënten met familiaire hypercholesterolemie (= FH) rond de 40-50 jaar. Bij routine-lichamelijk onderzoek worden xanthomen vaak gemist. De beste manier deze te ontdekken en te onderzoeken bij patiënten met een verhoogd cholesterol is om de patiënt te laten knielen op de onderzoekbank met het gezicht naar de muur, en de achillespezen te inspecteren en te palperen. De achillespeesreflexen zijn in die positie ook gemakkelijk te onderzoeken. Het is goed ook op andere plaatsen, bijvoorbeeld over de metacarpalia, te inspecteren en te palperen. Deze zogenoemde xanthomatosis kan gepaard gaan met arcus corneae (zie casus 100) en xanthelasmata (zie casus 91). Deze laatste twee verschijnselen kunnen echter ook gezien worden bij personen die géén hyperlipidemie hebben. De bij onze patiënt bestaande afwijkingen worden gezien bij en zijn bijna pathognomonisch voor familaire hypercholesterolemie. De heterozygote vorm komt bij 1:400 individuen voor en wordt overgedragen als een dominante aandoening met een zeer hoge penetrantie. Aangezien de helft van de eerstegraadsfamilieleden is aangedaan, is het aangewezen alle familieleden op de ziekte na te kijken. Een belangrijk kenmerk van FH is het vroegtijdig overlijden ten gevolge van hart- en vaatziekten. De levensverwachting neemt met 10-20 jaar af. De homozygote vorm produceert geen effectieve receptoren voor LDL en is lethaal: reeds in de eerste levensdecade kan een duidelijke coronairaandoening manifest worden. De laboratoriumbepalingen – een cholesterol boven de 9,1 mmol/l in afwezigheid van een belangrijke hypertriglyceridemie – maken de diagnose heterozygote vorm van familiaire hypercholesterolemie waarschijnlijk.

2 Het advies betreft voeding en leefgewoonten: in de eerste plaats een BMI nastreven beneden 25 kg/m^2 en streven naar een voedselinname met minder dan 10% aan verzadigde vetten en met maximaal 300 mg cholesterol per dag. Tevens dient patiënt met roken te stoppen. In de tweede plaats medicamenteuze behandeling met een cholesterolsyntheseremmer (statinen) en een galzuurbindend middel. Cholesterolsyntheseremmers (statinen) zoals atorvastatine, fluvastatine, pravastatine, rosuvastatine en simvastatine remmen hydroxymethylglutarylco-enzym-A-reductase (HMG-CoA-reductase), het enzym dat de snelheid bepaalt van de cholesterolsynthese. Het lukt meestal niet met alleen statinen het LDL-gehalte te normaliseren en toevoeging van een cholesterolresorptieremmer is noodzakelijk. Ezetimibe remt de cholesterolresorptie. Het geneesmiddel lokaliseert zich in de villi van de dunne darm en remt daar selectief de opname van cholesterol (en aanverwante plantsterolen), waardoor de darm minder cholesterol aan de lever afgeeft. Het verlaagt het totale cholesterol en LDL-cholesterol in het plasma. Tevens wordt het triglyceridegehalte enigszins verlaagd en het HDL-cholesterolgehalte enigszins verhoogd. De werking is binnen een week merkbaar en is maximaal na twee tot vier weken. Gegevens over de invloed van ezetimibe op de morbiditeit en mortaliteit ontbreken nog.

17

Anamnese
U ziet een 45-jarige patiënt met leverpathologie. Bij het nakijken valt u iets op aan de ogen (afbeelding 17a).

Vragen
Wat is de naam van deze afwijking? Waarbij kan dit worden gezien?

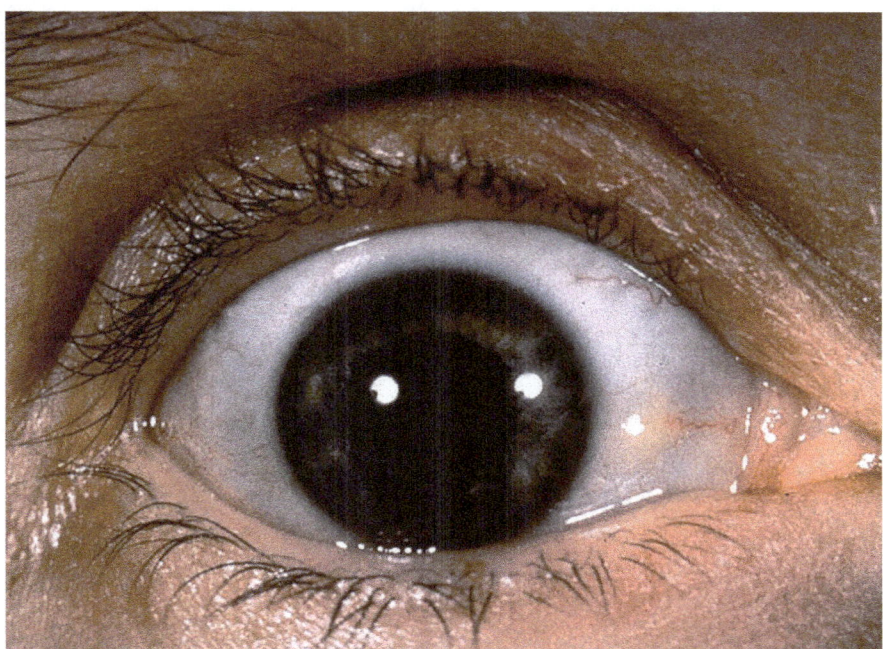

17a

Antwoord

Dit is een Kayser-Fleischer-ring: een bruin-geel-groenige ring in de Descemet membraan (binnenste laag van de cornea), direct aan de limbus gelegen, ongeveer 2 mm breed en met een onscherpe rand naar het centrum. De oorzaak is koperneerslag en wordt gezien bij de ziekte van Wilson ofwel hepatolenticulaire degeneratie. De ziekte van Wilson is een autosomaal recessieve aandoening met een prevalentie van 1:30.000. Bij deze aandoening is de uitscheiding van koper via de gal gestoord, waardoor koper zich ophoopt in de lever en de lenticulaire kernen. De lever staat centraal in de koperhomeostase en heeft een enorme capaciteit voor opslag en excretie. De lever kan op 3-jarige, maar ook pas op 50-jarige leeftijd de eerste verschijnselen geven. De ziekte kan zich presenteren met acute hepatitis, chronisch actieve hepatitis, levercirrose en fulminant leverfalen. De neurologische schade manifesteert zich als dystonie, gestoorde coördinatie, tremor en gestoorde fijne motoriek en uiteindelijk rigiditeit, dysartrie, maskergelaat en gestoorde gang. Leverinsufficiëntie, Kayser-Fleischer-ringen, een laag serum-ceruloplasmine en een verhoogde koperuitscheiding in de urine bewijzen de aanwezigheid van de ziekte van Wilson, maar de diagnostiek kan moeilijker zijn in acute situaties. In acute situaties kan het ceruloplasmine als een acute-fase-eiwit hoger zijn dan normaal.

18

Anamnese

Een 28-jarige patiënte ontwikkelde koorts, droge prikkelhoest en diarree en voelde zich enkele dagen erg stijf tijdens een reis in Cambodja en Vietnam. De koorts hield vijf dagen aan. Twee dagen na de eerste klachten ontstond een huiduitslag die zeven dagen aanwezig bleef. Patiënte was in Cambodja opgenomen, aangezien zij zich ziek voelde. In Nederland meldt zij zich met deze anamnese, met foto's van het lichamelijk onderzoek en laboratoriumgegevens op onze polikliniek.

Lichamelijk onderzoek

De huiduitslag bestond uit multipele wegdrukbare, erythemateuze en confluerende maculae op hoofd, romp en benen. Met name de huiduitslag op haar benen had patiënte met een digitale camera vastgelegd (afbeelding 18a).

Laboratoriumonderzoek

In Cambodja was bij laboratoriumonderzoek sprake van een leukopenie en trombocytopenie: leukocyten $1,6 \times 10^9$/l, trombocyten 73×10^9/l en hemoglobine 8,1 mmol/l. In Nederland werd, evenals in Cambodja, malaria uitgesloten door middel van een dikkedruppelpreparaat; de hematologische afwijkingen in het bloed waren verdwenen.

Vragen

1 Aan welke aandoening denkt u in de eerste plaats bij koorts na terugkeer uit de (sub)tropen? En waarom?
2 Aan welke aandoening denkt u bij deze patiënte?
3 Wat zijn de verschijnselen?
4 Wat zijn preventieve maatregelen?
5 Waarom is het belangrijk te weten dat een reiziger een dergelijke infectie heeft doorgemaakt?

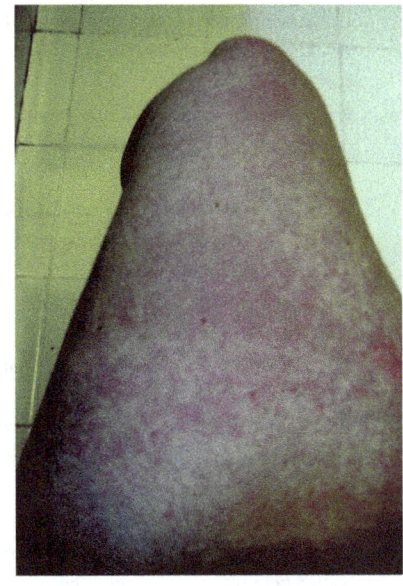

18a

Antwoord

1 Bij een patiënt met koorts uit de tropen moet differentieel diagnostisch altijd eerst gedacht worden aan een malaria-infectie. Er zijn vier vormen van malaria: malaria tropica, tertiana en quartana, respectievelijk veroorzaakt door Plasmodium falciparum, P. vivax/P. ovale en P. malariae. Afhankelijk van de regio waar de patiënt vandaan komt, zullen andere veroorzakers in de differentiële diagnose voorkomen, bijvoorbeeld dengue. In de westerse wereld was het percentage dengue begin jaren negentig van de vorige eeuw bij patiënten met koorts uit de tropen ongeveer 2%. In een Nederlands onderzoek uit 2000 komt een percentage van 4% naar voren. In recente studies zijn deze percentages zelfs 10-16%. In 2006 werd een onderzoek gepubliceerd bij ruim 4000 patiënten die met koorts terugkwamen uit de (sub)tropen; het gemiddelde percentage dengue was 10%, maar voor sommige gebieden bleek dit percentage hoger en werd de diagnose dengue vaker vastgesteld dan malaria. Ook deze percentages vormen mogelijk nog steeds een onderschatting van het werkelijke aantal gevallen van dengue.

2 Bij deze patiënte dient u als eerste een infectie met het denguevirus te overwegen, nu een malaria-infectie tot tweemaal toe is uitgesloten.

3 Het klinisch verloop bij dengue wordt gekenmerkt door een grote spreiding in ernst van symptomen: onduidelijke, lichte, griepachtige klachten tot een ernstige en fatale hemorragische ziekte, de zogenoemde hemorragische dengue-infectie of encefalitis. Maar de meeste infecties verlopen waarschijnlijk subklinisch. De incubatieperiode is 5-8 dagen. De volgende verschijnselen kunnen optreden: plotselinge hoge koorts, gedurende 2-7 dagen, die soms na 12-24 uur terugkomt en gepaard kan gaan met andere griepachtige verschijnselen. Dit temperatuurbeloop wordt ook wel als *zadeltypekoorts* omschreven (zie ook casus 47). Andere symptomen zijn frontale hoofdpijn, retro-orbitale pijn (druk op de ogen), misselijkheid en braken, een verminderde eetlust, een veranderde smaaksensatie, spierpijnen, gewrichtspijnen, algehele zwakte en huiduitslag. Tevens lichte keelpijn en obstipatie. De acute fase duurt 3-7 dagen, waarna een lange fase (weken) van zwakte en depressie kan volgen. Dit wordt voornamelijk gezien bij ouderen. Er kan sprake zijn van drie syndromen:
   a *denguekoorts,* een acuut ontstane koorts die 2-7 dagen duurt met twee van de volgende symptomen: hoofdpijn, druk op de ogen, spier- en gewrichtspijnen, huiduitslag, leuko- en trombopenie;
   b *hemorragische denguekoorts*: bij één of meer van volgende symptomen: een positieve tourniquet-test, petechiën, ecchymosen of purpura, bloedingen van slijmvliezen, melaena of haematemesis met minder dan 100×10^9/l trombocyten, meer dan 20% stijging van de hematocriet gecorrigeerd voor leeftijd en geslacht, of tekenen van plasmalekkage: pleuravocht, ascites, hypoproteïnemie;
   c *dengue-shocksyndroom,* waarbij alle tekenen van een hemorragische koorts en tevens shock aanwezig zijn.
   Zeer zelden worden neurologische afwijkingen gezien zoals encefalopathie en neuropathie. In een klein aantal gevallen komt een hemorragische vorm voor.

4 Preventieve maatregelen bij een bezoek aan een regio waar dengue voorkomt bestaan uit goede bescherming tegen muggen door het gebruik van DEET (N,N-diëthyl-meta-toluamide) en beschermende kleding, met name overdag. Het is onjuist te denken dat bescherming alleen 's nachts belangrijk is. Tevens is het advies stilstaand water in verstedelijkte gebieden te vermijden.

Er bestaat nog geen vaccin tegen dengue.

5   Waarom is het belangrijk te weten dat een reiziger een dergelijke infectie heeft doorgemaakt? Het denguevirus behoort tot de familie van de *Flaviviridae* en heeft 4 serotypen: DEN-1 tot en met DEN-4. Denguevirussen komen meestal voor in een (sub)tropisch klimaat, zoals in Zuidoost-Azië, India en Centraal-Amerika, maar zijn in principe wereldwijd aanwezig. Het virus wordt meestal overgedragen via de vrouwelijke *Aedes aegypti*-mug, maar ook transmissie via andere *Aedes*-species is beschreven. Deze mug prikt overdag, met name in de namiddag. Infecties worden vooral opgelopen in verstedelijkte gebieden. De hemorragische vorm komt veel vaker voor bij patiënten die een tweede dengue-infectie hebben gekregen. Het gaat dan wel om een ander serotype, want er bestaat levenslange immuniteit tegen het serotype van de eerste infectie. Hemorragische epidemieën ontstaan in gebieden waar meerdere epidemieën met verschillende subtypen zijn geweest. Het gegeven van dengue in de voorgeschiedenis bij patiënten met denguehemorragische koorts zal leiden tot een snellere herkenning en behandeling. Door adequate en tijdig gestarte symptomatische behandeling kan de mortaliteit van deze aandoening aanzienlijk worden teruggebracht. Het is belangrijk te weten of iemand al eerder een dengue-infectie heeft doorgemaakt, aangezien een tweede dengue-infectie vaak ernstiger verloopt.

Literatuur

Ouden H den, Slee PHThJ, Tersmette M, Meinders AJ, Biesma DH. Denk aan Dengue. Tijdschrift voor Infectieziekten 2006;1:199-205.

19

Anamnese
Een 69-jarige patiënte bezoekt uw spreekuur wegens een afwijking in haar rechter borst. Op 61-jarige leeftijd heeft zij een mammasparende behandeling aan dezelfde kant gehad wegens een T1N0M0-mammacarcinoom, oestrogeen- en progesteronreceptor positief. Als onderdeel van de mammasparende behandeling is een excisiebiopsie verricht en is aansluitend het resterende mammaweefsel bestraald met 50 Gy en 15 Gy surdosage op de excisieplaats. De nieuwe afwijking heeft zij een maand eerder voor het eerst gezien. Zij heeft geen pijn of andere verschijnselen bemerkt aan de borst.

Lichamelijk onderzoek
Aan de rechter borst wordt in het gebied van de eerder verrichte mammasparende behandeling een duidelijke afwijking gezien (afbeelding 19a).

Vragen
1 Wat ziet u en wat is de (vermoedelijke) diagnose?
2 Hoe vaak komt dit voor?
3 Zijn er verschillen in het beleid ten opzichte van de primaire tumor?

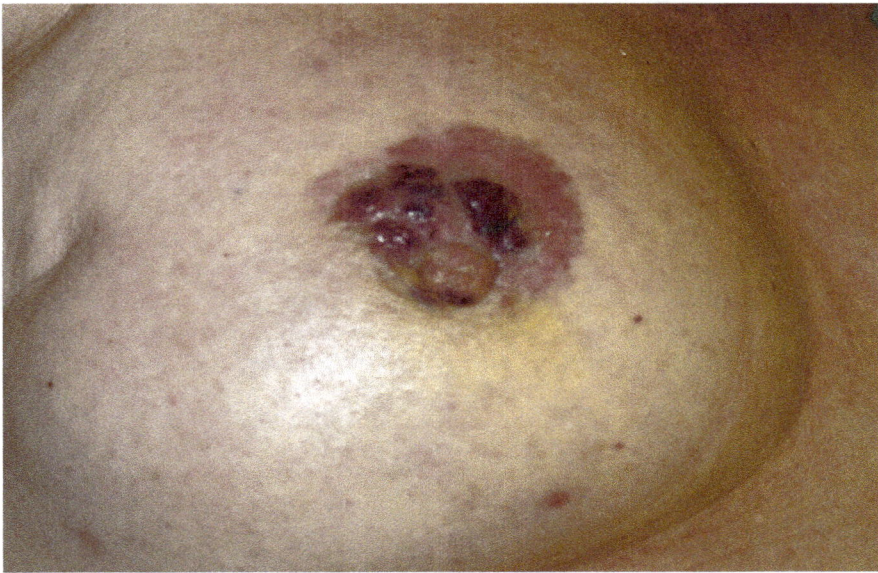

19a

Antwoord

1 U ziet een paarsblauw verkleurd gebied in het littekengebied, hetgeen zou kunnen passen bij een angiosarcoom. Primaire niet-epitheliale maligniteiten vormen minder dan 5% van alle mammamaligniteiten, maar zij vormen een belangrijk aandeel in de differentiële diagnostiek van alle mammaneoplasmata. De belangrijkste groep van niet-epitheliale tumoren zijn sarcomen (primaire en therapiegerelateerde), primair lymfoom en phyllodes-tumoren (zie casus 55). In het algemeen vormen het fibrosarcoom, angiosarcoom, maligne fibreus histiocytoom en het liposarcoom de belangrijkste typen sarcomen. De klinische verschijnselen bij presentatie zijn vaak vergelijkbaar met het carcinoom van de borst, maar behandeling en prognose zijn zeer verschillend. Sarcomen van de borst vinden hun oorsprong in het bindweefsel; zij kunnen primair ('de novo') of secundair ontstaan, als complicatie van de radiotherapie of door het lymfoedeem. Een primair sarcoom van de borst presenteert zich meestal als een grote, pijnloze, vaste weerstand in de borst, over het algemeen zonder huid- en tepelveranderingen. Alleen het angiosarcoom van de mamma kan samengaan met verkleuring van de huid: de overliggende huid heeft een blauwachtige kleur of er is sprake van erytheem. Deze tumoren kenmerken zich vaak door een snellere groei dan epitheliale tumoren. Ze kunnen een grootte hebben van 1,5-30 cm met een mediaan van 5-6 cm. Okselkliermetastasen zijn zeldzaam, maar hematogene verspreiding en doorgroei in de omgeving komen frequent voor. Voor secundaire sarcomen na radiotherapie is de gemiddelde latentieperiode ongeveer 11 jaar (3-44 jaar), maar voor angiosarcoom is het 5-7 jaar na de behandeling. Een andere belangrijke bijdragende factor na de behandeling voor mammacarcinoom is het chronisch lymfoedeem, waarin zich met name angiosarcomen kunnen ontwikkelen: in de arm, borst of oksel. Bij de getoonde patiënte gaat het dus om een secundair angiosarcoom in de bestraalde borst, hetgeen bij PA-onderzoek werd bevestigd. Een okselkliertoilet was reeds 8 jaar geleden verricht.

2 De cumulatieve 15-jaarsincidentie voor het secundair angiosarcoom is 0,9 per 1000 voor patiënten die radiotherapie kregen en 0,1 per 1000 voor patiënten die geen radiotherapie kregen (n = 274.572). In een tweede rapport waren de cumulatieve incidenties bij 10, 20 en 30 jaar na radiotherapie resp. 0,2, 0,43 en 0,78%. Het relatieve risico is 9- tot 16-voudig verhoogd bij patiënten die radiotherapie kregen, vergeleken met hen die geen radiotherapie kregen.

3 Het belangrijkste principe in de behandeling is een ruime lokale excisie, met marges van minstens 1 cm. Mastectomie geeft de laagste recidiefkans. Okselklierdissectie is meestal niet geïndiceerd, aangezien okselklierpathologie slechts zelden wordt gerapporteerd. Bij de getoonde patiënte was bovendien reeds een okselklierdissectie verricht. Adjuvante chemo- of hormonale therapie is niet geïndiceerd. Voor geselecteerde patiënten is radiotherapie geïndiceerd.

Literatuur

Kirova YM, Vilcoq JR, Asselain B, Sastre-Garau X, Fourquet A. Raiation-induced sarcomas after radiotherapy for breast carcinoma. A large-scale single-institution review. Cancer 2005;104: 856-63.

20

Anamnese
Een 60-jarige patiënt heeft last van zijn handen. Wegens hypertensie gebruikt hij al langer enalapril 20 mg 1 dd en triamtereen/epitizide 50/4 mg. Verder heeft hij geen klachten.

Lichamelijk onderzoek
U bekijkt de handen (afbeelding 20a). En natuurlijk kijkt u de patiënt verder na.

Vragen
1. Waar denkt u aan?
2. Waar heeft u nog meer naar gekeken/gezocht tijdens het lichamelijk onderzoek?
3. Welk onderzoek verricht u?
4. Wat is de behandeling?

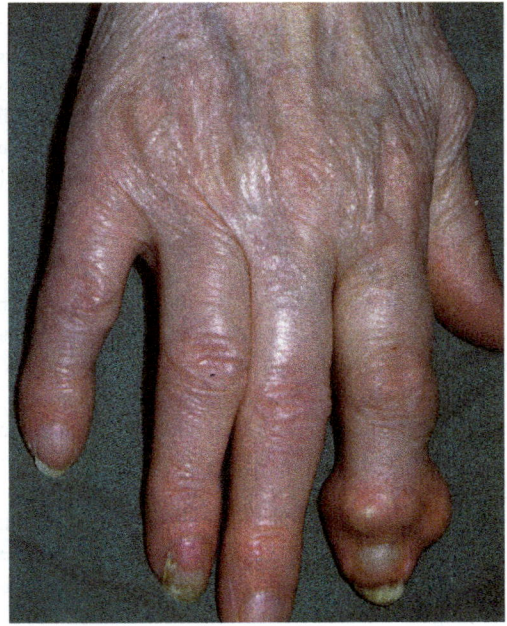

20a

Antwoord

1 Aan de handen zijn duidelijke tophi zichtbaar. Een tophus heeft de huid zelfs geërodeerd en een ulcus veroorzaakt. Bij een tophus schemert wit materiaal door zonder de heftige ontstekingsverschijnselen die te verwachten zijn bij pus. U denkt aan jicht. Tophus is het Latijnse woord voor 'tufsteen'. Een tophus is een krijtachtige ophoping van uraatkristallen in bindweefsel rond gewrichten en aan het uitwendige oor (afbeelding 20b en 20c). Een tophus is typisch niet pijnlijk. De differentiële diagnose van een tophus in de buurt van een gewricht omvat een infectieuze artritis, waarbij ontstekingsverschijnselen worden gezien als roodheid, warmte, pijn en functiebeperking. Ook de differentiële diagnose reumanoduli is belangrijk, vooral als deze op de strekzijde zitten van de ellebogen, juist distaal van het elleboogggewricht. Een tophus is diagnostisch voor chronische jicht. Meestal wordt een dergelijke vorm van *chronische topheuze jicht* voorafgegaan door één of meer jichtaanvallen (acute jicht). Zelden komt deze vorm voor zonder voorafgaande acute jicht.

2 Bij het onderzoek kijkt u natuurlijk naar de oren, maar ook naar andere gewrichten (afbeelding 20b en 20c). Bij jicht is kristalvorming aanwezig in gewrichten, huid en nieren. Tophi kunnen dus op veel plaatsen voorkomen. Gewrichten kunnen aangetast zijn: metatarsofalangeale gewrichten, met name van dig. I, enkelgewricht, handen, polsen en ellebogen. De eerste aanvallen beginnen meestal (80%) in één gewricht, typisch in een onderste extremiteit, meestal de basis van de grote teen, het metatarsofalangeale gewricht, ook wel bekend als podagra of 'het pootje'. Het vaakst komen tophi aan handen, voeten en oorschelpen voor. Een aanval, *acute jicht*, wordt gekenmerkt door ernstige roodheid, zwelling en functiebeperking, op basis van een acute ontstekingsreactie. De maximale ernst van een dergelijke aanval wordt in het algemeen binnen enkele uren bereikt en volledige verdwijning treedt binnen enkele dagen tot enkele weken op, ook zonder behandeling. Monoarticulaire jicht moet gedifferentieerd worden van infectieuze artritis en pseudojicht. Bij een volgende aanval zijn vaak meerdere gewrichten aangedaan: polyarticulaire jicht.

3 De diagnose is het gemakkelijkst en duidelijkst te stellen op basis van een gewrichtspunctie, waarbij jichtkristallen de diagnose bewijzen. Overigens kunnen in het punctaat van een tophus ook jichtkristallen herkend worden. Er zijn veel predisponerende factoren voor jichtaanvallen: trauma, chirurgie, vasten, adipositas en geneesmiddelen (diuretica). Bij mannen vormen toenemende hoeveelheden alcohol een groter risico op jichtaanvallen. De hoeveelheid vlees en vis in de voeding bepaalt mede het risico. Hyperurikemie wordt bevorderd door nierinsufficiëntie, myeloproliferatieve en lymfoproliferatieve aandoeningen en obesitas. Bepaling van plasma-urinezuur ondersteunt de diagnose.

4 De bespreking van de behandeling van jicht valt uiteen in drie delen: de behandeling van acute jicht, profylaxe van jicht en antihyperurikemische behandeling. Behandeling van een acute jichtaanval is met colchicine of NSAID's. Colchicine kan worden gebruikt tijdens een acute aanval in een dosis van 0,5 mg elk uur tot een duidelijke afname van de klachten en een maximale dosis van 6 mg per dag. Pas wanneer de aanval is gecoupeerd met medicatie, kan gestart worden met allopurinol, wat het middel is voor de *intervaljicht*. Profylaxe van jicht is gericht op het bereiken van een normaal gewicht, vermindering van alcoholconsumptie, behandeling van hypertensie, en diuretica – die hyperurikemie veroorzaken – verminderen of staken. Intervaljicht dient alleen behandeld te worden bij drie aanvallen per jaar en ook bij aanwezigheid van tophi, die behalve in gewrichten ook in de botten problemen kunnen veroorzaken.

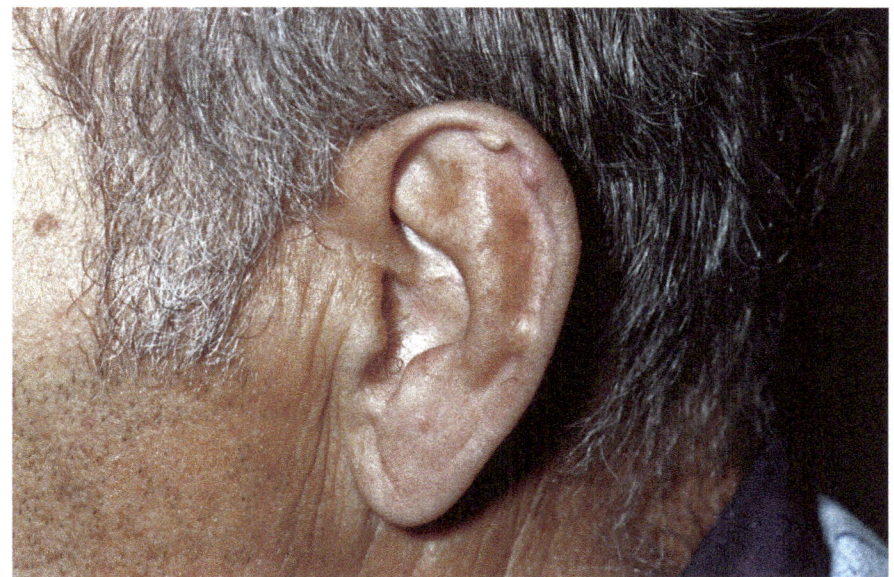
20b

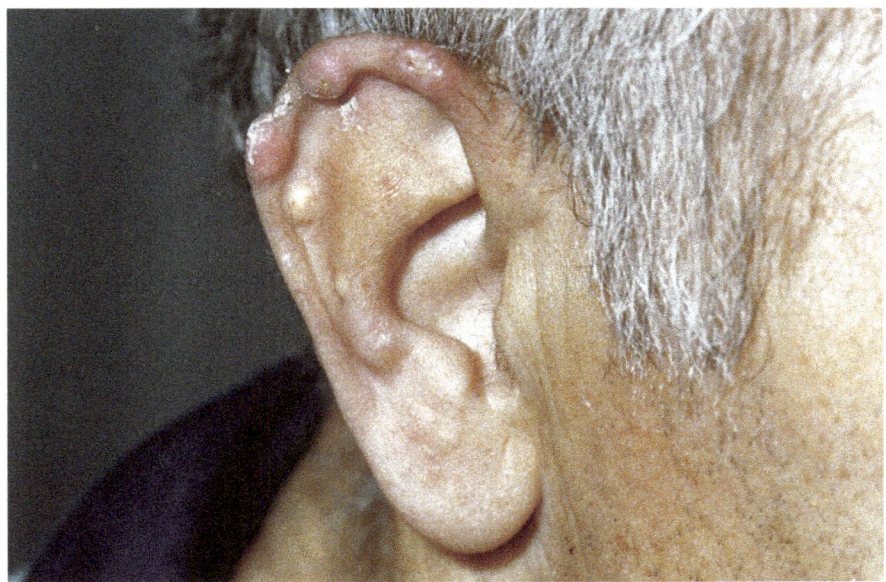
20c

21

Anamnese
Een 19-jarige vrouw werd op de polikliniek gezien vanwege overgewicht. De vraag van haar verwijzende huisarts was, of er een endocrinologische oorzaak was voor haar overgewicht.

Lichamelijk onderzoek
Een adipeuze vrouw met een bloeddruk van 146/82 mmHg en een regelmatige pols van 88 per minuut. Lengte 1,65 m, gewicht 113,5 kg en BMI 42 kg/m². In de hals, de oksels en de liezen valt de afwijkende huid op (afbeelding 21a).

Vragen
1 Hoe beschrijft u deze afwijkende huid?
2 Hoe heet deze afwijking?
3 Bij welke aandoeningen kan dit worden gezien?
4 Wat is de verklaring bij deze patiënte?
5 Welke endocrinologische afwijking overwoog de huisarts?

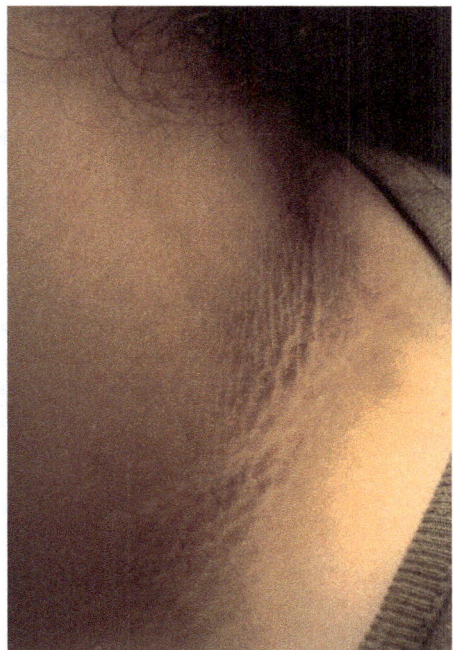

21a

Antwoord

1 De huidlaesies zijn grijsbruin tot zwart, ruw van oppervlak en hebben verdikte plaques. Deze komen meestal voor op buigoppervlakken zoals de nek, oksels en liezen, maar ook op de rug en onder de mammae. De diagnose wordt meestal, zoals ook bij deze patiënte, op klinische gronden gesteld. Een biopsie laat hyperkeratosis, epidermale papillomatosis en een toegenomen aantal melanocyten zien.

2 *Acanthosis* (van het Griekse 'akanthos' = doorn) *nigricans* (Latijnse 'niger' = zwart) is een reactieve huidafwijking in combinatie met obesitas, maligniteit en andere systeemaandoeningen.

3 Bij de meerderheid van de patiënten met acanthosis nigricans is er een benigne oorzaak: het heeft dan met obesitas of, nauwkeuriger geformuleerd, met insulineresistentie te maken. Bij deze patiënte was er sprake van morbide obesitas, gedefinieerd als BMI > 40 kg/m^2. Er is een relatie tussen deze huidafwijkingen en diabetes mellitus, het syndroom van Cushing (het meest waarschijnlijk ten gevolge van gewichtstoename en daaropvolgende obesitas) en hypothyreoïdie (waarbij de gewichtstoename minder uitgesproken is), en obesitas. Bepaalde geneesmiddelen, die hyperglykemie en insulineresistentie kunnen veroorzaken, zoals corticosteroïden en niacine in hoge doses, zijn ook nog mogelijke oorzaken. Het syndroom wordt ook gerapporteerd bij een aantal maligniteiten, met name gastro-enterologische (maag, hepatocellulair carcinoom) en longkanker. De verdenking op een maligniteit neemt toe bij patiënten met uitgebreide of snel progressieve laesies, wanneer er slijmvliezen zijn aangedaan of wanneer er duidelijke verschijnselen zijn aan de voetzolen of handpalmen. Bij kinderen voorspelt acanthosis nigricans de ontwikkeling van diabetes mellitus (25%). Bij volwassenen neemt de kans op en het voorkomen van diabetes mellitus toe.

4 (Morbide) obesitas in combinatie met insulineresistentie is de verklaring voor de huidafwijking bij deze patiënte. Bij laboratoriumonderzoek was de plasma-insuline 142 mU/l bij een glucose van 4,9 mmol/l, waarden die pleiten voor insulineresistentie.

5 Differentiële diagnosen zijn hypothyreoïdie of hypercortisolisme. Bij hypothyreoïdie wordt in 10% van de patiënten een geringe gewichtsstijging gezien. Patiënte had geen enkele andere klacht of verschijnsel, passend bij hypothyreoïdie. Bij hypercortisolisme komt het gewicht erbij aan het hoofd, de nek (*buffalo hump*) en de supraclaviculaire ruimten (zie afbeelding 15b, 15c en 15d). De romp neemt ook in omvang toe, terwijl de extremiteiten relatief dun zijn; dit heeft geleid tot de benaming *lemon on sticks*. Naast deze gewichtsstijging, die bij exogene obesitas ook kan worden gezien, zijn er twee andere symptomen, die meer wijzen in de richting van hypercortisolisme: verhoogde bloedingsneiging en spierkrachtverlies in de bovenste extremiteiten (moeite met haar kammen en trap lopen). Behalve de stijging in gewicht bleken bij het lichamelijk onderzoek geen andere, karakteristieke afwijkingen die pleitten voor hypercortisolisme. Aanvullend onderzoek naar de aanwezigheid van het syndroom van Cushing werd dan ook niet ingezet. Conclusie: met obesitas geassocieerde acanthosis nigricans.

Literatuur

Rogers DL. Acanthosis nigricans. Semin Dermatol 1991;10:160-3.

Anamnese

Een 43-jarige patiënte bezoekt uw spreekuur wegens onvoldoende regeling van haar diabetes mellitus type 2. Vanaf haar 39e gebruikt zij orale glucoseverlagende medicatie, maar haar HbA$_{1c}$ is opgelopen tot 10,3%, ondanks maximale orale medicatie. Anamnestisch zijn er geen aanwijzingen voor complicaties van haar diabetes mellitus.

Lichamelijk onderzoek

Bloeddruk 130/80 mmHg, pols 72/min regulair, BMI 27,2 kg/m². Aan haar benen ter hoogte van de kniekuil ziet u afwijkingen (afbeelding 22a).

Vragen

1 Wat ziet u? Wat is de juiste benaming hiervoor?
2 Wat kan hieraan gedaan worden? Hoe is het beloop?

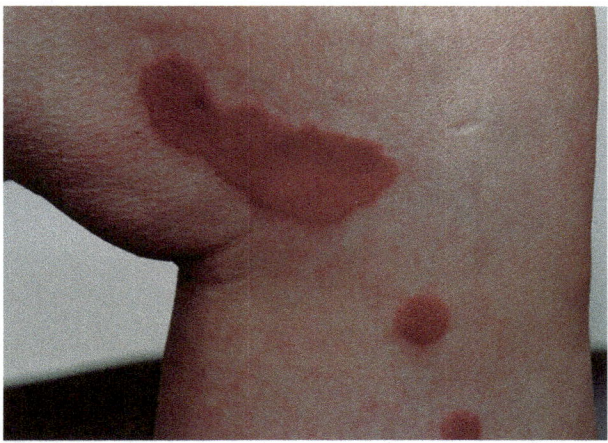

22a

Antwoord

1. Aan de binnenkant van haar linker been is een huidlaesie zichtbaar. Meerdere onregelmatig begrensde plaques (soms ook één) met een iets verheven rand met centraal erytheem. Het centrale erytheem vervaagt en wordt atrofisch en gelig. Rond de randen wordt roodbruin of violetkleurig pigment zichtbaar (afbeelding 22b). Deze meestal asymptomatische huidlaesies komen over het algemeen voor op de schenen; slechts 15% van de patiënten heeft deze ook elders. Soms zijn er ook teleangiëctasieën aanwezig. De dunne huid in het centrum wordt gemakkelijk beschadigd: na stoten kunnen moeilijk genezende wonden ontstaan. Bij 30% treedt ulceratie op. Dit heet *necrobiosis lipoidica*: een ontsteking van de huid zonder bekende oorzaak, die drie keer zo vaak voorkomt bij vrouwen als bij mannen. De term 'necrobiosis' verwijst naar het type ontsteking dat gezien wordt bij histologisch onderzoek en 'lipoidica' naar de gele kleur van de laesies ten gevolge van het neerslaan van lipiden secundair aan de ontsteking.
2. De ziekte is vaak geassocieerd met diabetes mellitus, maar heeft geen relatie met de metabole controle. Jonge vrouwen hebben er vaker last van dan mannen (4:1). Ofschoon de laesies bij minder dan 1% van alle diabetespatiënten voorkomt, heeft meer dan 75% van alle patiënten met deze huidlaesies diabetes mellitus of zal diabetes ontwikkelen, heeft een positieve familieanamnese voor diabetes mellitus of een verminderde glucosetolerantie. Daarom wordt de aandoening ook wel necrobiosis lipoidica diabeticorum genoemd. De pathogenese van necrobiosis lipoidica is onbekend. Veel factoren zijn verbonden met de ontwikkeling ervan: microangiopathie, endarteriitis obliterans of auto-immuunvasculitis. Andere immunologische verschijnselen zijn ook geopperd evenals 'delayed hypersensitivity'. De behandeling is suboptimaal en vaak chronisch. Meestal wordt eerst een lokaal corticosteroïdzalf opgebracht. Indien er geen ulceraties zijn, kunnen intralaesionaal corticosteroïden gegeven worden. In gevalsbeschrijvingen is succesvolle behandeling met cyclosporine, systemische corticosteroïden en infliximab gerapporteerd.

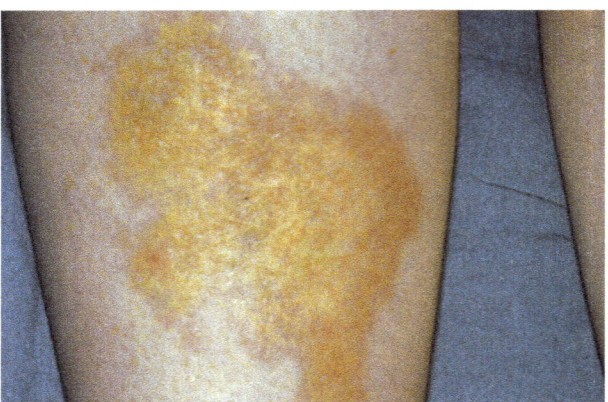

22b

23

Anamnese
Een 42-jarige patiënt bezoekt uw spreekuur wegens gewrichtsklachten: hij heeft wisselend schouderklachten en voelt zich vaak moe. Hij heeft pijn in zijn benen.

Lichamelijk onderzoek
RR 105/80 mmHg, pols 78/min.

Op de extremiteiten, en wel de bovenbenen en bovenarmen, evenals op de romp, zowel borst en buik als rug, ziet u kleine geelbruine huidafwijkingen (afbeelding 23a en 23b). Verder vallen u geen afwijkingen op.

Vragen
1 Wat ziet u? En wat is de diagnose?
2 Welke verschijnselen kunnen hierbij optreden?
3 Welke onderzoeken vraagt u na uw lichamelijk onderzoek nog aan?
4 Wat is de behandeling?

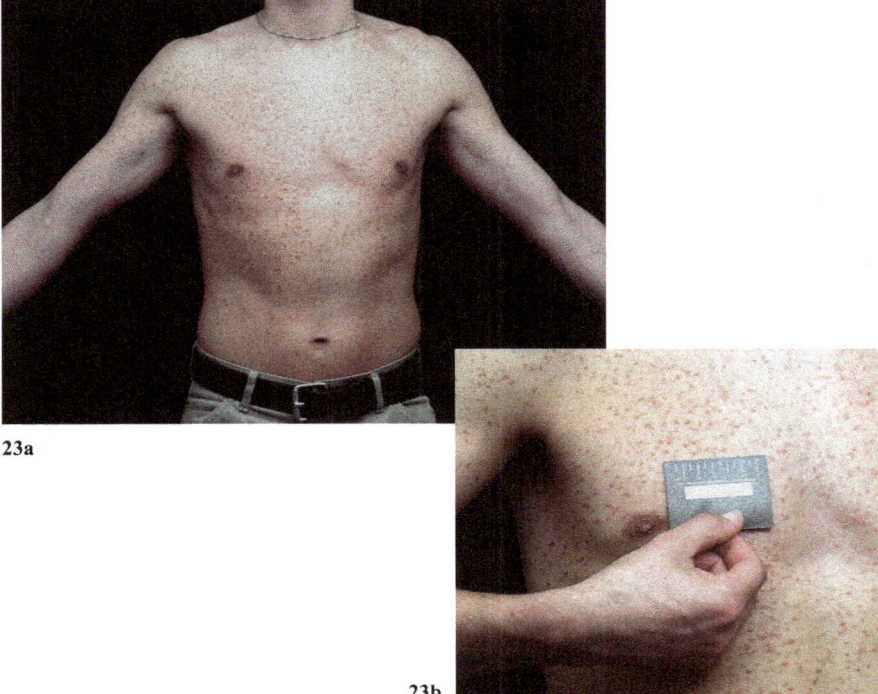

23a

23b

Antwoord

1 In de huid worden kleine laesies gezien, geelbruine tot roodbruine maculae of licht verheven papels. Soms zijn er ook noduli of treedt plaquevorming op. De bovenste en onderste extremiteiten zijn het meest aangedaan, gevolgd door thorax en abdomen. De handpalmen, voetzolen, gezicht en behaarde hoofd blijven vrij van laesies. De laesies worden beschreven als *urticaria pigmentosa* en zijn een uiting van mastocytosis. In een biopt van huidlaesies, zoals bij deze patiënt verricht, worden ophopingen van mestcellen gezien. Er kan sprake zijn van cutane mastocytosis en van systemische mastocytosis.

2 Het teken van Darier is karakteristiek: na wrijven, krassen of slaan verschijnt urticaria en roodheid in de aangedane huid. Het berust op lokale ophoping van mestcellen en het vrijkomen van producten uit deze mestcellen. Pruritus, een begeleidend symptoom bij urticaria pigmentosa, wordt verergerd door veranderingen in temperatuur, plaatselijk wrijven, inname van hete dranken, gekruid voedsel, alcohol en bepaalde geneesmiddelen (aspirine, NSAID's en opiaten). Bij cutane mastocytosis is alleen de huid aangedaan, maar bij systemische mastocytosis zijn andere plaatsen dan de huid aangedaan, namelijk beenmerg, lever, milt, lymfklieren, spijsverteringskanaal en botten. Klinische uitingen kunnen zijn: opvliegers, flauwvallen, circulatiestilstand of anafylaxie, getriggerd door inspanning, alcohol, bepaalde geneesmiddelen, infecties of ingrepen (biopsie of endoscopie). Algemene verschijnselen kunnen zijn pruritus, opvliegers, urticaria, buikpijn, misselijkheid, braken, diarree, botpijn en fracturen, hypotensie en hoofdpijn. Vaak treden ook neuropsychiatrische uitingen op. Op gastro-enterologisch gebied kunnen zich veel klachten voordoen: buikpijn, misselijkheid, braken, peptische ulcera, bloeding van de tractus digestivus; met name bij infiltratie van colon en lever met mestcellen: malabsorptie, steatorrhoea, hepatomegalie, splenomegalie en ook abdominale lymfkliervergroting. Op hematologisch gebied kunnen zich speciale problemen voordoen: milde tot matige anemie, eosinofilie; myeloproliferatieve of myelodysplastische afwijkingen. Osteolytische afwijkingen kunnen zich voordoen en osteopenie en osteoporose kunnen voorkomen.

3 De histamine-uitscheiding in de 24-uursurine is een afspiegeling van activering van mestcellen en hoeveelheid mestcellen. Bij een histamine-uitscheiding in 24-uursurine die twee keer verhoogd uitvalt, is er sprake van systemische mastocytosis. In dat geval is het raadzaam een botdichtheidsmeting te laten verrichten vanwege de mogelijkheid van osteopenie of osteoporose. Tryptase in het bloed daarentegen is geen goede weergave van de hoeveelheid mestcellen, temeer daar er ook patiënten zijn die tryptasedeficiënt zijn. Bij deze patiënt was er sprake van cutane mastocytosis en onbegrepen artralgie.

4 De behandeling is geenszins standaard, maar bij systemische mastocytosis kan medicamenteuze behandeling op twee fronten worden overwogen: blokkade van H1-histaminereceptoren teneinde opvliegers en jeuk te voorkomen met cetirizine (25 mg 4 dd) en blokkade van H2-histaminereceptoren ter behandeling en preventie van peptische ulcera, buikkrampen en diarree (cimetidine 400 mg 2 dd). Bij aangetoonde osteopenie en osteoporose is osteoporosebehandeling aangewezen.

24

Anamnese
Ongeveer 2,5 week geleden is patiënte gebeten door een teek; na één of twee dagen heeft ze de teek zelf verwijderd. Sinds 7 dagen heeft patiënte, die 43 jaar is, temperatuurverhoging, maximaal tot 39°C en met name in de ochtend. Sinds 5 dagen is de plaats van de beet rood en voelt branderig aan. Tevens heeft zij spierpijn, min of meer symmetrisch, in de schoudergordel en aan bovenarmen en bovenbenen.

Lichamelijk onderzoek
Er is drukpijn over schoudergordels, bovenarmen en bovenbenen. In de rechter lies is een vergrote, pijnlijke lymfklier van 0,5 cm palpabel. In de rechter knieholte wordt een niet-verheven, niet-wegdrukbare en drukpijnlijke rode plek van 6 cm met een halo gezien (afbeelding 24a).

Laboratoriumonderzoek
Geen bijzonderheden.

Vragen
1. Welke klinische diagnose stelt u?
2. Met welk onderzoek kunt u de diagnose bevestigen?
3. Wat is de geëigende behandeling?
4. Wat zijn de symptomen?

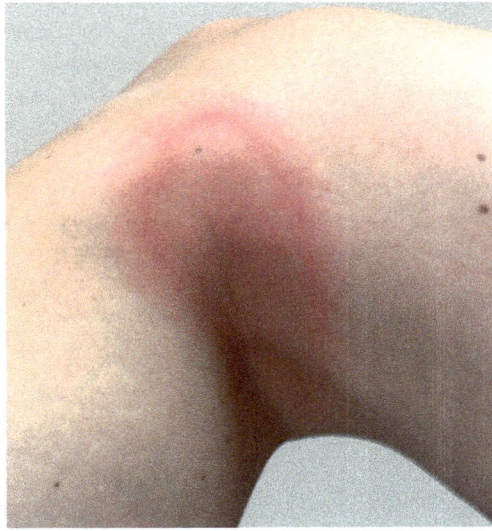

24a

Antwoord

1 U ziet een rode of blauwrode plek met centrale opheldering die zich centrifugaal uitbreidt en een doorsnede > 5 cm heeft. Deze omschrijving leidt tot de klinische diagnose: erythema migrans ten gevolge van lyme-borreliose. Deze ziekte wordt veroorzaakt door spirocheten, en wel door *Borrelia burgdorferi*. De enige bewezen manier van transmissie van *B. burgdorferi* naar mensen verloopt via een beet van een Ixodes-teek. In Nederland is er een verhoogd risico op lyme-borreliose in duinen en bosrijke gebieden zoals in Zuid-Friesland, de Achterhoek, Drenthe, de Veluwe, de Utrechtse Heuvelrug, de Waddeneilanden en de duingebieden.

2 Bij een typisch erythema migrans is het bepalen van *Borrelia*-antistoffen in het bloed niet geïndiceerd. Sensitiviteit en specificiteit zijn onvoldoende en vooral de eerste weken kunnen deze antistoffen afwezig zijn. Na een adequate antibiotische behandeling worden vaak ook in tweede instantie geen antistoffen aangetoond. Bij een duidelijk erythema migrans groter dan 5 cm in diameter is daarom geen laboratoriumbevestiging nodig.

3 Voor de behandeling is eerste keus oraal doxycycline 2 dd 100 mg gedurende 10 dagen bij vroege lyme-borreliose. Tweede keus is oraal amoxicilline 3 dd 500 mg gedurende 14 dagen en derde keus azitromycine 1 dd 500 mg gedurende 5 dagen.

4 Het ziektebeloop wordt in drie stadia ingedeeld:
  a Vroege lyme-borreliose treedt enkele dagen tot een maand na de vaak niet-herkende tekenbeet op: erythema migrans en *Borrelia*-lymfocytoom. Erythema migrans (EM) is een rode of blauwrode plek veelal met centrale opheldering die zich centrifugaal uitbreidt en een doorsnede > 5 cm heeft. Multipel erythema migrans komt in Nederland zelden voor. EM gaat soms samen met niet-specifieke klachten die een viraal beeld suggereren zoals vermoeidheid, malaise, spierpijn, gewrichtspijn en gelokaliseerde of gegeneraliseerde lymfadenopathie. *Borrelia*-lymfocytoom is een zeldzaam voorkomende blauwrode pijnloze nodulus of plaque, die doorgaans optreedt aan het oor (voornamelijk bij kinderen), de tepel of het scrotum.
  b Vroege gedissemineerde lyme-borreliose treedt binnen één jaar na EM op: vroege neuroborreliose (meningo)radiculitis, meningitis, perifere facialisparese, uitval van andere hersenzenuwen), lyme-carditis (atrioventriculaire geleidingsstoornis), lyme-artritis (reciverende kortdurende aanvallen met objectieve zwelling van één of enkele grote gewrichten, soms overgaand in chronische artritis) of eventueel andere manifestaties: uveitis, panoftalmitis, hepatitis, orchitis.
  c Late lyme-borreliose treedt op meer dan één jaar na EM: acrodermatitis chronica atroficans (zie casus 79) is een maanden tot jaren bestaande rode of blauwrode huidafwijking, soms met enige zwelling, die voornamelijk gelokaliseerd is aan de strekzijde van de extremiteiten. Hierbij komen soms ook lineair gelegen noduli of plaques voor aan de strekzijde van grote gewrichten, in een later stadium ook wel eens atrofie.

Literatuur

Richtlijn lyme-borreliose; CBO-richtlijn 2004: www.cbo.nl.

25

Anamnese
Een 55-jarige patiënt bezoekt u wegens een gemetastaseerd leiomyosarcoom, met metastasen in de longen en ter hoogte van de rechter elleboog en wang. Op 52-jarige leeftijd werd een leiomyosarcoom van de prostaat verwijderd van 20×13×12 cm. De chirurg verwijst patiënt voor eventuele palliatieve chemotherapie, aangezien er nu metastasering is geconstateerd van het destijds verwijderde sarcoom. De chirurg heeft al gesproken over de mogelijkheid van palliatieve chemotherapie.

Lichamelijk onderzoek
U begint het lichamelijk onderzoek al in uw spreekkamer en er valt u iets op wat verregaande consequenties heeft (afbeelding 25a en 25b).

Vragen
1 Wat valt u op?
2 Kunt u een diagnose stellen, gebaseerd op het bovenbeschreven probleem en wat u ziet?

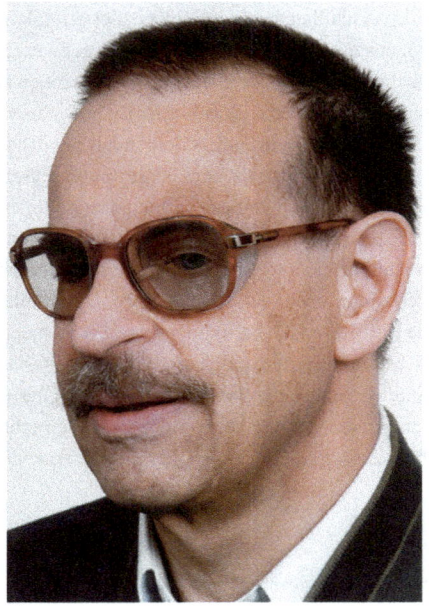

25a

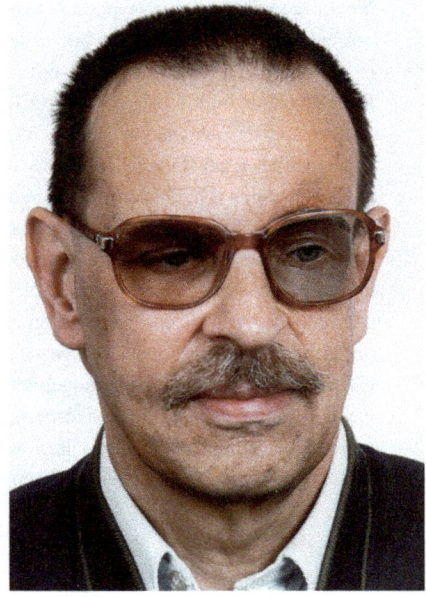

25b

Antwoord

1 Patiënt heeft beiderzijds een kunstoog. Op uw vragen vertelt hij, dat op 1- en 2-jarige leeftijd het linker, resp. het rechter oog zijn verwijderd. Op dat moment realiseert u zich, dat een complete anamnese en een *compleet* lichamelijk onderzoek zeer belangrijk zijn. Eigenlijk zou de toevoeging 'compleet' bij de basisvaardigheden anamnese en lichamelijk onderzoek overbodig moeten zijn, maar in de correspondentie van de afgelopen jaren van de verschillende specialismen wordt nergens melding gemaakt van eerdere oogoperaties, noch bij de anamnese, noch bij het lichamelijk onderzoek, zo merkt u bij bestudering van verscheidene brieven. Uw vermoeden dat deze enucleatie vanwege een maligniteit was verricht, blijkt juist bij navragen.

2 Aangezien twee ogen op jonge leeftijd (1- en 2-jarige leeftijd) zijn geënucleëerd, gaat het waarschijnlijk om een maligniteit, en wel een retinoblastoom. Het retinoblastoom vormt de bekendste intraoculaire tumor in de kinderjaren. Het komt bij ongeveer 1 op 15.000 tot 1 op 16.600 levendgeborenen voor. Ongeveer 25% van de retinoblastomen is bilateraal. Beiderzijds betekent altijd erfelijk retinoblastoom, terwijl dat meestal niet geldt voor eenzijdig retinoblastoom. Bilaterale tumoren komen meestal op jongere leeftijd voor: de gemiddelde leeftijd bij diagnose is 1 jaar bij bilateraal, versus 2 jaar bij unilateraal retinoblastoom. Bij de erfelijke vorm van retinoblastoom hebben alle somatische lichaamscellen een kiemcelmutatie in het retinoblastoom-(RB)1-gen. Deze erfelijke vorm kan familiair zijn (van een van de ouders geërfd) of sporadisch (als resultaat van een nieuwe mutatie). Het retinoblastoom treedt op bij inactivering van beide allelen van het retinoblastoom-gen (RB1-gen). Dit gen codeert voor een kerneiwit, dat werkt als een tumorsuppressor-gen. De 'two-hit'-hypothese verklaart de verschillen tussen erfelijk en niet-erfelijk (zie ook casus 80). Bij de erfelijke vorm is de RB1-locus in alle cellen van het individu aanwezig en een tweede somatische mutatie die optreedt, tast het overblijvende allel in de netvliescellen aan. Hierbij kunnen multifocale en dubbelzijdige tumoren in het netvlies ontstaan. Bij een niet-erfelijke vorm van de ziekte bevinden zich alleen in het netvlies afwijkende cellen: mutaties ontstaan spontaan in een enkele netvliescel, meestal resulterend in unifocale, eenzijdige tumoren. Behalve retinoblastomen is het bekend dat patiënten met een erfelijke vorm een verhoogd risico lopen op het ontwikkelen van andere primaire tumoren. De erfelijke vorm gaat samen met een verhoogd risico op osteosarcoom, wekedelensarcoom en maligne melanoom. Deze tweede primaire tumoren spelen een zeer belangrijke rol in de langetermijnprognose van RB-patiënten. De cumulatieve incidentie van een tweede primaire tumor op de leeftijd van 35 jaar is ongeveer 18% en meer dan de helft van hen overlijdt aan de tweede primaire tumor. Bij deze patiënt is vanwege metastasen palliatieve chemotherapie een mogelijkheid. Single-agent chemotherapie met adriamycine, driewekelijks intraveneus, geeft een responspercentage van 40. Overigens wilden patiënt en echtgenote geen erfelijkheidsonderzoek laten verrichten. Er waren geen andere familieleden met deze ziekte en het echtpaar had geen kinderen.

Literatuur

Moll AC, Imhoff SM, Bouter LM, Tan KE. Second primary tumors in patients with retinoblastoma: a review of the literature. Ophtalmic Genet 1997;18:27-34.

26

Anamnese
Een 45-jarige patiënt komt naar u toe wegens subfebriele temperatuurverhoging, lamlendig gevoel en pijnlijke oren. Ook is hij wat hees en heeft hij keelpijn de laatste week.

Lichamelijk onderzoek
Behalve de afwijkende oren valt u ook de conjunctivitis beiderzijds op (afbeelding 26a).

Laboratoriumonderzoek
BSE, CRP en leukocyten zijn verhoogd.

Vragen
1 Hoe heet de aandoening waaraan patiënt lijdt?
2 Wat is de oorzaak van de heesheid en de keelpijn?

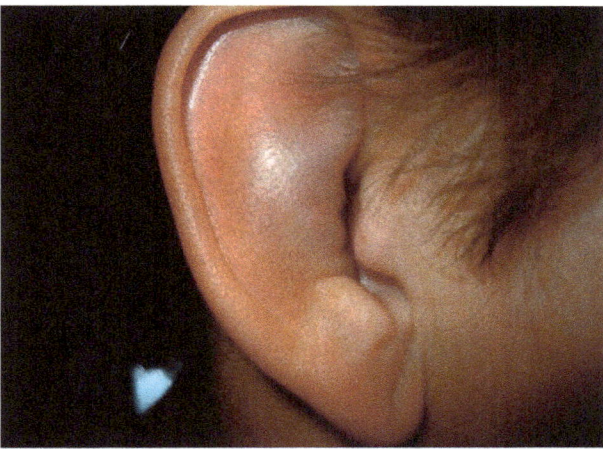

26a

Antwoord

1 Dit is het beeld van 'relapsing polychondritis' (RP), ofwel polychondritis recidivans. Op de afbeelding is een auriculaire chondritis zichtbaar met vrijlaten van de oorlel. De klinische verschijnselen zijn het belangrijkst voor het stellen van de diagnose. Dit gebeurt op basis van de criteria van McAdam. Er moeten ten minste drie van de volgende criteria aanwezig zijn: bilaterale auriculaire chondritis, niet-erosieve seronegatieve polyartritis, nasale chondritis, oogontsteking, chondritis van de luchtwegen en audiovestibulaire schade. Een chondritis van het neusbeen kan uiteindelijk leiden tot een zadelneus: een klassieke complicatie van RP (zie casus 56). Een lokalisatie in het kraakbeen van de luchtwegen blijkt uit heesheid en keelpijn in het begin; op den duur kan dit stricturen geven, maar ook degeneratie van het kraakbeen met als resultaat collaps van luchtwegen en trachea. De niet-erosieve seronegatieve polyartritis berust op betrokkenheid van het kraakbeen, waarbij zowel kleine als grote gewrichten aangetast kunnen zijn. De oogontsteking kan een conjunctivitis, uveitis, episcleritis en keratitis inhouden. RP komt als geïsoleerde aandoening voor, maar kan ook geassocieerd zijn met verschillende andere aandoeningen, zoals vasculitis, en systeemziekten, zoals reumatoïde artritis, SLE, enzovoort. Bij het laboratoriumonderzoek zijn de ontstekingsparameters verhoogd (BSE, CRP en leukocytenaantal). Antinucleaire antistoffen, reumafactoren en ANCA zijn gewoonlijk negatief.

2 Het gaat om een weinig voorkomende inflammatoire systeemziekte van kraakbenige structuren, zoals het elastische kraakbeen van gewrichten en het kraakbeen van wervelkolom en luchtwegen. Indien het kraakbeen in de luchtwegen is aangedaan verklaart dit de heesheid en keelpijn. De oorzaak van RP is niet bekend, maar er wordt een immuunpathogenese verondersteld. Er zijn zowel auto-antistoffen als cellulaire reacties tegen collageen type 2 aangetoond. Dit type collageen is zowel in kraakbeen als in de sclerae aanwezig.

27

Anamnese

Een 57-jarige vrouw wordt gezien wegens opvliegers. Toen zij 53 was, klaagde zij over vermoeidheid, die toegeschreven werd aan een ernstige tricuspidalisinsufficiëntie. Het echocardiogram liet een ernstige tricuspidalisinsufficiëntie graad IV zien bij een afwijkende tricuspidalisklep met een verwijde anulus. Hierop onderging zij een tricuspidalisklepoperatie. Bij operatie bleek geen tricuspidalisklepplastiek mogelijk en werd een bioprothese geïmplanteerd. Twee jaar later bleek ze ook een pulmonalisklepstenose en enige insufficiëntie te hebben.

Een jaar voor deze operatie had zij een gynaecoloog geconsulteerd voor de 'opvliegers', die zes jaar eerder waren begonnen, na haar menopauze. Een zwelling van 15 cm diameter in haar onderbuik werd geduid als een leiomyoma uteri, waarvoor een conservatief beleid werd afgesproken.

Op de polikliniek cardiologie beschreef ze haar 'opvliegers' als een warm gevoel, dat in rust begon en zich vanaf haar tenen over haar hele lichaam naar haar hoofd verspreidde, alsof haar hoofd kookte. In de loop der jaren waren deze aanvallen in frequentie toegenomen, tot wel 6 à 12 keer per dag. Deze 'opvliegers' gingen gepaard met zweten en hartkloppingen en duurden 15 tot 30 minuten.

Bij het opnemen van de tractusanamnese kwam naar voren dat ze korte periodes van diarree had.

Lichamelijk onderzoek

Zie afbeelding 27a.

Vragen

1. Wat ziet u?
2. Waar berusten de klachten en verschijnselen op?
3. Wat zijn mogelijke oorzaken voor een primaire tricuspidalisinsufficiëntie?
4. Bij echografie werden geen andere ruimte-innemende processen gezien; in welk orgaan bevindt zich de oorzakelijke afwijking?

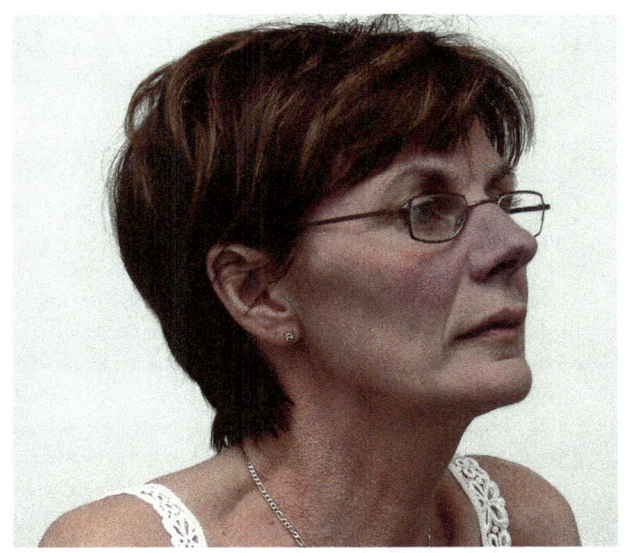

27a

Antwoord

1 Blauwe tot paarsblauwe verkleuring in het gelaat. Opvliegers bij vlagen (*flushes*) zijn het klinische kenmerk van het carcinoïdsyndroom. De episoden beginnen plotseling en duren van 30 seconden tot wel 30 minuten. Ze beginnen altijd in het gelaat, de nek en het bovenste deel van de thorax en geven een karakteristieke kleur: rood tot violetkleurig of paars. Naarmate de ziekte langer bestaat, kunnen de episoden langer duren en kunnen de opvliegers meer diffuus en cyanotisch van kleur zijn. Ernstige opvliegers kunnen zelfs met tensiedaling gepaard gaan. Laat in het beloop van het carcinoïdsyndroom kunnen in het gelaat – neus, bovenlip en wangen – veneuze teleangiëctasieën verschijnen: paarsachtige vaatlaesies. Het kan ook gepaard gaan met secretoire diarree: de defecatiefrequentie kan variëren van enkele keren tot wel 30 keer per dag; de feces zijn typisch waterig, niet-bloedig en soms explosief en de diarree kan gepaard gaan met buikkrampen. De diarree treedt meestal los van de opvliegers op. Patiënte beschreef haar 'opvliegers' als een warm gevoel dat in rust begon en zich vanaf de tenen over haar hele lichaam naar haar hoofd verspreidde, alsof haar hoofd kookte. In de loop der jaren waren deze aanvallen in frequentie toegenomen, tot wel 6 of zelfs 12 keer per dag. Deze 'opvliegers' gingen gepaard met zweten en hartkloppingen en duurden 15-30 minuten. Het was haar echtgenoot opgevallen dat haar neus en wangen steeds sterker blauw verkleurden tijdens de aanvallen. Postmenopauzale opvliegers beginnen typisch als een plotseling gevoel van warmte ter hoogte van het bovenste deel van de thorax en het gelaat, dat zich snel verspreidt. Dit warmtegevoel duurt een halve minuut tot 4 minuten, gaat vaak samen met profuus zweten, roodheid en soms hartkloppingen. Het wordt vaak gevolgd door een rillerig gevoel. Deze opvliegers treden meestal verscheidene keren per dag op, variërend van één of twee keer per dag tot één keer per uur overdag en 's nachts. Postmenopauzale opvliegers treden typisch 's nachts op. De anamnese van de patiënte paste niet bij dit type opvliegers.

2 Carcinoïdtumoren kunnen wel 40 producten secerneren: de belangrijkste zijn serotonine, histamine, tachykininen, kallikreïne en prostaglandinen. Serotonine kan fibroblastgroei en bindweefselgroei stimuleren. Serotonine veroorzaakt de hartklepfibrose, die in eerste instantie optreedt op de tricuspidaliskleppen en in tweede instantie op de pulmonaliskleppen. Histamine veroorzaakt waarschijnlijk de opvliegers. Tryptofaan wordt omgezet in serotonine en serotonine wordt afgebroken tot 5-hydroxy-indolazijnzuur, dat met de urine wordt uitgescheiden. Bij patiënte werd een verhoogde 24-uursuitscheiding van 5-HIAA aangetoond: > 1640 µmol/24 uur (normaal < 40 µmol/24 uur).

3 *Functionele* tricuspidalisinsufficiëntie wordt veroorzaakt door dilatatie van de rechter ventrikel en de tricuspidalisring. Het kan een gevolg zijn van een afwijking die in de rechter ventrikel gelokaliseerd is of een pulmonale hypertensie veroorzaakt en hoge rechtsdrukken, waardoor de rechter ventrikel dilateert, evenals de anulus van de tricuspidaliskleppen. Voorbeelden zijn: linker ventrikelfalen, primaire pulmonale hypertensie, links-rechtsshunting, stenose van de pulmonalisklep of A. pulmonalis. Een tweede oorzaak kan een *tricuspidalisklepafwijking* zijn. Dat afwijkingen de tricuspidalisklep direct aantasten, komt veel minder vaak voor. Hierbij kan gedacht worden aan acuut reuma, infectieuze endocarditis, carcinoïdsyndroom, bindweefselaandoeningen, zoals het syndroom van Marfan.

4 Het ovarium. De meest frequente lokalisatie van het carcinoïd is in de darmen. Pas in aanwezigheid van levermetastasen treedt het carcinoïdsyndroom op. De lever inactiveert de bioactieve pro-

ducten van carcinoïdtumoren. Dit verklaart waarom carcinoïden in de darmen alleen een carcinoïdsyndroom ontwikkelen in aanwezigheid van levermetastasen, waardoor de tumorsecretieproducten in de Vv. hepaticae terechtkomen. De ovaria draineren hun veneus bloed (evenals de Vv. hepaticae) in de V. cava inferior, waardoor de tricuspidalispathologie wordt verklaard, evenals de opvliegers en de diarree. Een andere tumorlokalisatie kan nog het rectum zijn, dat eveneens veneus draineert op de V. cava inferior. De diagnose carcinoïd werd primair gesteld op basis van de combinatie van symptomen en de typische klepafwijkingen – tricuspidalisinsufficiëntie en pulmonalisstenose. Aangezien geen uitzaaiingen werden aangetoond, werd besloten patiënte te opereren na voorbehandeling met octreotide (Sandostatin®). Deze voorbehandeling met octreotide voorkomt een tensiedaling ten tijde van de ingreep, waarbij aan de tumor wordt gemanipuleerd en meer producten dan anders worden vrijgemaakt. Bij laparotomie had patiënte een tumor van het rechter ovarium, met een gewicht van 1100 g. De diagnose carcinoïdtumor werd bevestigd. De preoperatief verhoogde 5-HIAA's normaliseerden na verwijdering van de tumor. De 'opvliegers' verdwenen volledig en patiënte voelt zich als herboren. Tot nu toe hebben zich geen metastasen aangediend. Het primair carcinoïd van het ovarium komt in een frequentie van minder dan 0,5% van alle carcinoïdtumoren voor en minder dan 0,1% van alle ovariummaligniteiten. Het carcinoïdsyndroom en het carcinoïdhartsyndroom in afwezigheid van levermetastasen berusten op de directe uitstorting van serotonineachtige substanties in de systemische circulatie. Doordat de veneuze bloedvoorziening van de ovaria via de V. cava inferior verloopt en niet via de vena portae, ontlopen deze stoffen deactivering door de lever, waardoor de klinische verschijnselen worden veroorzaakt.

Literatuur

Modlin IM, Shapiro MD, Kidd M. An analysis of rare carcinoid tumors: clarifying these clinical conundrums. World J Surg 2005;29:92-101.

Slee PHThJ, Plokker HWM. Een vrouw met opvliegers. Ned Tijdschr Geneeskd 2007; 151:2502.

28

Anamnese
Een 77-jarige patiënte komt op de polikliniek interne geneeskunde ter controle van haar diabetes mellitus type 2, insulinegeregeld. Zij heeft sinds twaalf jaar diabetes mellitus en inmiddels is zij bekend met een diabetische sensorische polyneuropathie en een exsudatieve retinopathie. Zij vertelt iets onder haar voet bemerkt te hebben, maar kan het niet goed voelen (door de polyneuropathie) en niet goed zien (door de retinopathie).

Lichamelijk onderzoek
U ziet een afwijking onder haar linkervoet (afbeelding 28a).

Laboratoriumonderzoek
HbA_{1c} 8,0%, proteïnurie; creatinine 110 μmol/l.

Vragen
1. Beschrijf de afwijking aan de voet.
2. Wat is de pathogenese hiervan?
3. Wat is belangrijk op dit moment?

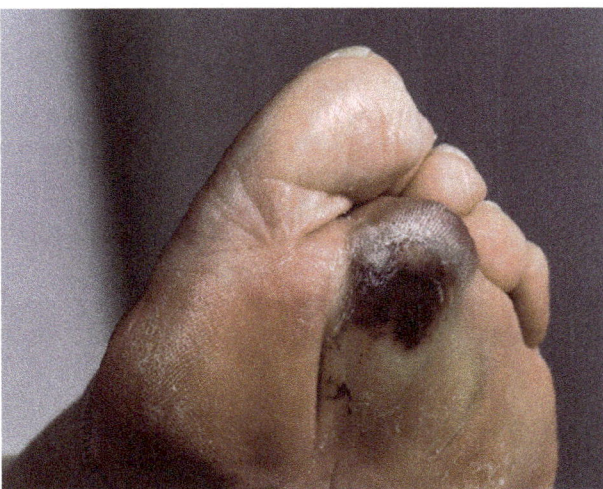

28a

Antwoord

1 Patiënte heeft onder haar metatarsofalangeale gewricht een bloedblaar. Dit is vaak het begin van een diabetisch voetulcus.

2 Ten gevolge van de sensibele polyneuropathie is de gevoeligheid in de voeten verminderd tot afwezig, waardoor microtraumata zonder pijn te veroorzaken hun schade hebben kunnen aanrichten. Dit heeft geleid tot een bloedblaar. Door het openen en verwijderen van het eelt, zoals bij deze patiënte is gedaan, ontstaat een oppervlaktedefect, een diabetisch voetulcus (afbeelding 28b). Ter hoogte van de kopjes van de metatarsalia was eelt gevormd, zoals ook nog naast het ulcus zichtbaar is. Onder een diabetische voet wordt een verscheidenheid aan voetafwijkingen verstaan, die ontstaan ten gevolge van neuropathie, macroangiopathie, 'limited joint mobility' en andere gevolgen van metabole stoornissen, die meestal in combinatie voorkomen bij patiënten met diabetes mellitus (DM). In het algemeen zijn er klinisch drie verklaringen mogelijk voor een diabetisch ulcus: neuropathie zoals bij deze patiënte, ischemie, of beide factoren. Een van de complicaties voor een patiënt met DM type 1 of 2 is amputatie van teen, voet, onder- of bovenbeen. Een amputatie wordt praktisch altijd voorafgegaan door een voetulcus. Geschat wordt dat 25% van alle patiënten met DM een voetprobleem ontwikkelt en dat 1 op de 15 patiënten ooit een amputatie zal ondergaan. Als een voet met een verhoogd risico op complicaties (ulcus, amputatie, deformiteit) vroeg wordt ontdekt en een voetdefect adequaat en tijdig wordt behandeld, is de kans op behoud van ledematen en daardoor behoud van zelfstandigheid groter. Bij een polyneuropathie is er sprake van een bilaterale, distale, meestal symmetrisch optredende vorm van sensibele en/of motorische neuropathie en/of perifere autonome neuropathie. Door autonome neuropathie ontstaat enerzijds een verminderde zweetsecretie, met als gevolg een droge huid met fissuren, anderzijds een verandering in de bloedstroomregeling, met als gevolg het openblijven van arterioveneuze shunts en daardoor uitzetten van de venen en het ontstaan van een warme, oedemateuze voet. Dit is overigens te herkennen doordat de bloedvaten van de voeten in liggende positie wijd open blijven staan (zie casus 90). De sensibele neuropathie veroorzaakt een vermindering van de pijn-, temperatuur- en tastzin, waardoor traumata niet of onvoldoende worden waargenomen, en verlies van proprioceptie. Motorische neuropathie veroorzaakt standafwijkingen en coördinatiestoornissen. Los van de neuropathie kan door glycosylering van spier-, pees- en kapseleiwitten bij DM een 'limited joint mobility' ontstaan (zie ook casus 11). Als gevolg hiervan en/of de standafwijkingen en coördinatiestoornissen kunnen er aan de voeten plaatsen met verhoogde druk- en schuifkrachten ontstaan. Ter plaatse van de grootste, langdurigste of frequentste druk- en schuifkrachten kan vervolgens callusvorming optreden of een ulcus ontstaan, vooral door verminderde sensibiliteit (zie casus 76). Een droge huid bevordert de callusvorming nog meer. De afwijkende voetvorm en de 'limited joint mobility' geven een abnormale belasting van het voetskelet, de kapsels en de ligamenten. Door het uitblijven van een adequate reactie door afwezige pijnzin en proprioceptie en door minder kwaliteit van botweefsel in de voeten kan uiteindelijk beschadiging van het voet- en enkelskelet optreden. Soms wordt dan een neuro-osteoarthropathia van de voet (charcot-voet) gezien, waarbij huidveranderingen op de voorgrond staan, zoals erytheem, zwelling of hyperpigmentatie en wekedelenulcera over het aangedane gebied (zie casus 69). In de acute fase kan dit beeld verward worden met cellulitis en leiden tot onjuiste behandeling. Indien deze fase niet wordt herkend en niet resulteert in adequate behandeling, zal dit leiden tot destructie van de botten en uiteindelijk het beeld geven van een 'rocker bottom foot' (zie casus 51).

3 Een snelle en goede behandeling is van groot belang bij dit probleem. De bloedglucoseregeling dient optimaal te zijn. Regelmatige bloedsuikercontrole is hiervoor noodzakelijk (afbeelding 28c). Oedeem van de voeten en benen heeft een negatieve invloed op de wondgenezing en dient vermeden te worden. Behandeling van hartfalen en veneuze insufficiëntie is daarom belangrijk. Lokale ontlasting van het ulcus is de hoeksteen van de behandeling. Bij een klein ulcus kan dit gerealiseerd worden met eenvoudige maatregelen, zoals aanpassing van een inlay of vilttherapie. Bij een groter ulcus is een effectieve behandeling een onderbeenloopgips in de vorm van 'total contact casting', waarbij de druk gelijkmatig over de voet verdeeld wordt. Frequente wisseling van het gips om het ulcus te inspecteren op genezingstendens is aangewezen. Bij ischemie als oorzaak van het ulcus is herstel van de huidcirculatie essentieel. Revascularisatie is daarvoor de aangewezen methode. Eventuele secundaire infecties dienen behandeld te worden. Na de fase van gips is de schoenverzorging van groot belang. Dat een dergelijke behandeling multidisciplinair de beste kansen van slagen heeft, spreekt voor zich. De meeste ziekenhuizen hebben inmiddels een diabetische-voetenpoli.

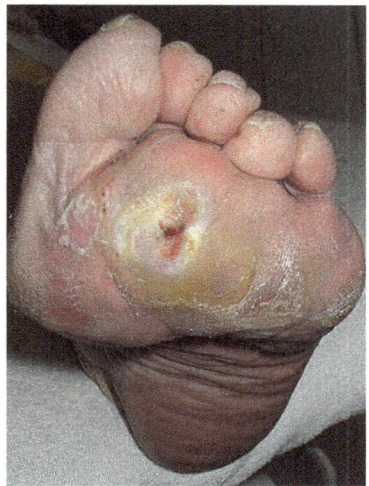

28b

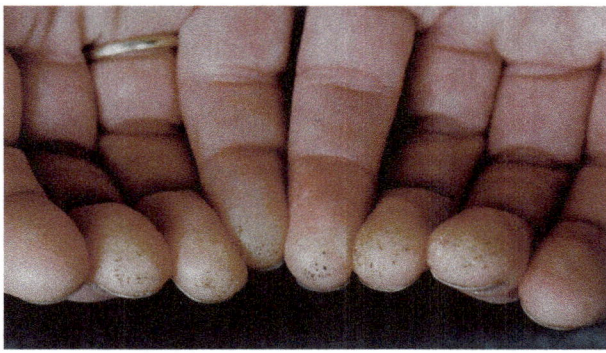

28c

29

Anamnese
Een 45-jarige patiënt bezoekt uw spreekuur wegens kortademigheid bij inspanning: bij traplopen bijvoorbeeld is hij aan het eind van de trap 'kapot'. Hij heeft verder veel last van neusbloedingen: 2-3 keer per week, gevolgd door langere periodes zonder neusbloedingen. Sinds de puberteit heeft hij hier last van, maar met het ouder worden nemen de neusbloedingen in frequentie en ernst toe. In het verleden heeft hij al vaker bloedarmoede gehad.

Lichamelijk onderzoek
Vitale, niet-zieke man, RR 140/85 mmHg, pols 68/min., regelmatig.

Laboratoriumonderzoek
Hb 7,6 mmol/l, normale celindices, wel verlaagd ferritine.

Vragen
1 Stelt u reeds tijdens het opnemen van de anamnese de (vermoedelijke) diagnose (afbeelding 29a)?
2 Waar kunt u deze afwijkingen nog meer bij het lichamelijk onderzoek vinden?

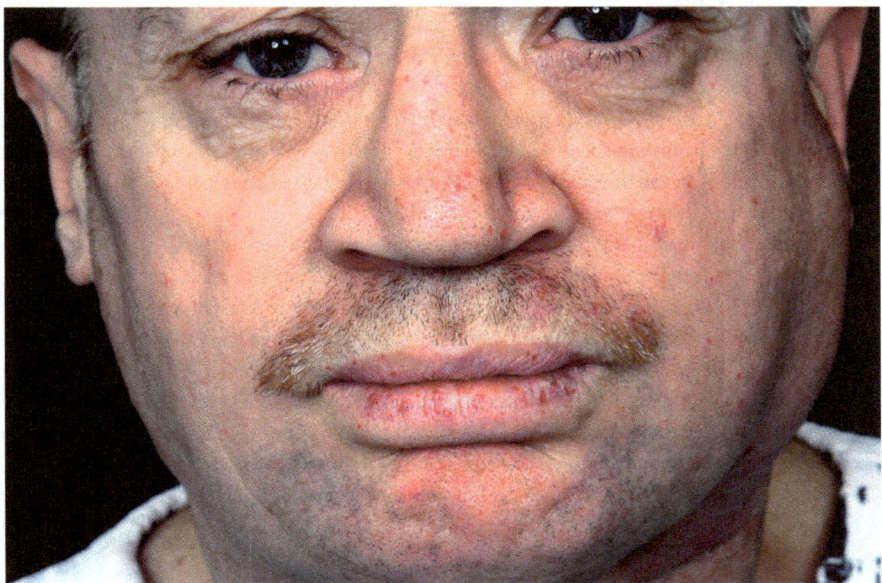

29a

Antwoord

1 Tijdens het opnemen van de anamnese ziet u de rode vlekjes op de lippen en ook in de snorregio. U bekijkt deze natuurlijk ook van dichterbij. Als patiënt u dan vertelt, dat hij deze vlekjes al langer heeft, overweegt u de ziekte van Rendu-Osler. Epistaxis (neusbloedingen) is het meest gebruikelijke verschijnsel bij presentatie van de ziekte van Rendu-Osler-Weber ofwel hereditaire hemorragische teleangiëctasieën (HHT). In 1896 beschreef de Franse internist Rendu (1844-1902) deze erfelijke aandoening, die gekenmerkt wordt door zich herhalende bloedingen uit multipele verwijde capillairen, meestal in de huid of slijmvliezen (mond, neus en tractus digestivus) en zonder afwijkingen in het stollingspatroon. De Canadese internist Osler wijdde vijf jaar later eveneens een publicatie aan dit ziektebeeld. Weber (1863-1962), een Engelse internist, beschreef het ziektebeeld in 1907 op basis van meerdere ziektegevallen. Dit familiaire syndroom wordt gekarakteriseerd door epistaxis en op latere leeftijd maag-darmbloedingen. Arterioveneuze fistels, speciaal in longen en lever, zijn wisselend aanwezig. Arterioveneuze malformaties zijn eveneens wisselend aanwezig en komen vooral voor in de longen, maar ook in de lever en hersenen. Bloedverlies uit de teleangiëctasieën kan zich herhalen, kan levensbedreigend zijn en neemt toe met het stijgen van de leeftijd. De eerste uitingen zijn er vaak al in de kinderjaren. Beide seksen zijn gelijk aangetast. De overerving is autosomaal dominant. Een definitieve diagnose wordt gesteld bij aanwezigheid van drie of vier van de volgende criteria: epistaxis, die herhaaldelijk en spontaan optreedt; multipele mucocutane teleangiëctasieën; orgaanlaesies zoals arterioveneuze malformaties in maag-darmkanaal, longen of lever en eerstegraadsverwanten met HHT volgens dezelfde criteria. De arterioveneuze malformaties geven vaak geen klachten, maar kunnen leiden tot massale rechts-linksshunting, waarbij cyanosis, trommelstokvingers (zie casus 2) en secundaire erythrocytosis optreden. Gevreesde complicaties zijn niet alleen (long)bloedingen, maar vooral neurologische problemen ten gevolge van paradoxe (septische) emboliëen, zoals transient ischaemic attacks (= TIA's) en hersenabces.

2 De teleangiëctasieën zijn ook op andere plaatsen te vinden. Cutane teleangiëctasieën beginnen typisch in het begin van de volwassen levensperiode. Tegen de 40 jaar hebben patiënten multipele teleangiëctasieën van de lippen, tong, palatum, vingers, gelaat, conjunctivae, romp, armen en nagelbedden. Maar ook in de tractus digestivus en de longen kunnen deze voorkomen. Een zus en de vader van onze patiënt hadden dezelfde verschijnselen en hadden zoals later bleek ook HHT. Patiënt had teleangiëctasieën op de haargrens, in het gelaat, op de handen, mondslijmvlies, tong en lippen. Er blijkt een aanzienlijk verschil in prevalentie onder verschillende bevolkingen: in Zweden wordt deze 1 op 39.216, in Vermont 1 op 16.500 geschat. Op Curaçao en Bonaire daarentegen is de prevalentie onder de Afro-Caribische bevolking veel hoger: 1 op 1330. Het is inmiddels veelal mogelijk de diagnose te bevestigen met genetisch onderzoek. Drie mutaties, betrokken bij endoglin, ALK-1, of SMAD4, zijn nu bekend. De verschillende mutaties leiden tot enigszins verschillende ziektebeelden wat betreft ernst en kans op aanwezigheid van viscerale lokalisaties. Behalve de huisarts kunnen veel specialismen deze ziekte tegenkomen: kno-arts, internist, kinderarts, longarts, MDL-arts, chirurg, huidarts en neuroloog.

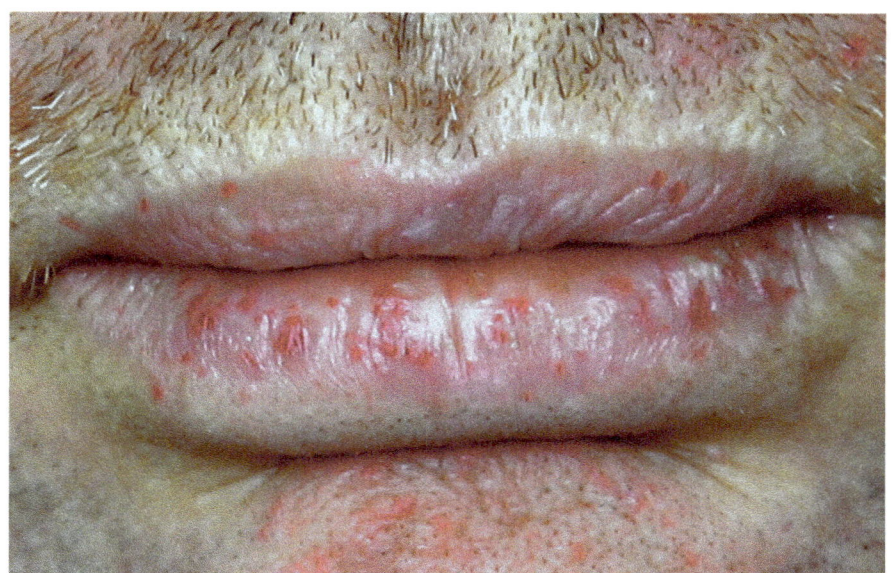

29b

30

Anamnese
Bij het nakijken van een 55-jarige patiënt, bekend met alcoholabusus, valt u iets op aan de handpalmen.

Vragen
Wat is de naam van deze afwijking (afbeelding 30a)? Waarbij kan dit worden gezien?

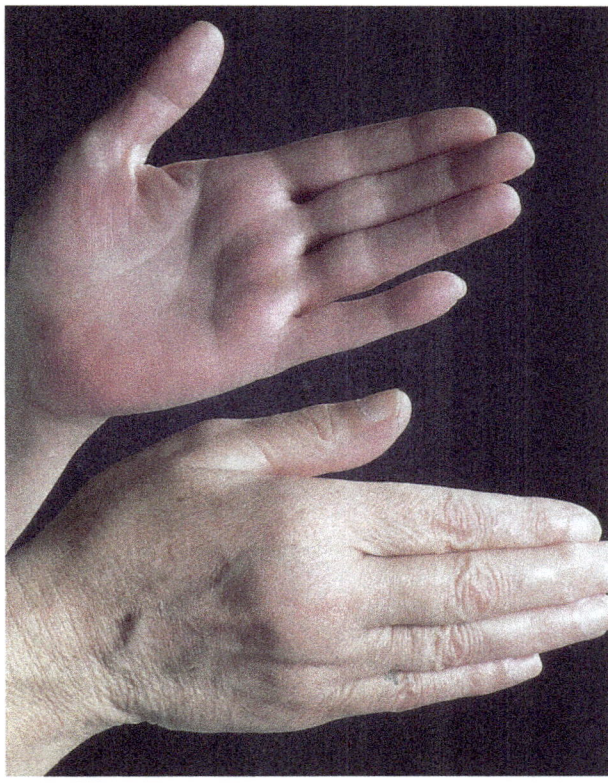

30a

Antwoord

Dit is palmair erytheem, roodheid van de handpalmen, waarbij zowel de thenar (duimmuis) als de hypothenar (pinkmuis) rood kunnen zijn. Vaak doen de voetzolen ook mee. Dit kan een uiting van chronisch leverlijden zijn, zoals bij deze patiënt met chronisch alcoholmisbruik. Ofschoon deze bevinding toegeschreven wordt aan verhoogde oestrogeengehaltes, is niet aangetoond dat het gerelateerd is aan verhoogd plasma-oestradiol. Al met al blijft de etiologie onzeker. Palmair erytheem kan ook voorkomen bij zwangerschap, thyreotoxicosis, reumatoïde artritis, polycytemie, zelden bij koortsende ziekten of chronische leukemie. Het kan ook een normale bevinding zijn, speciaal bij vrouwen.

31

Anamnese
Een 56-jarige Vietnamese patiënte is bij haar dochter in Nederland gedurende drie maanden en wordt ziek. Zij heeft sinds twee dagen krampende buikpijn, vooral rechtsboven. Gedurende twee dagen heeft zij waterdunne ontlasting; zij heeft geen ontkleurde ontlasting gehad. Zij heeft subfebriele temperatuurverhoging gehad in de periode voorafgaand aan haar opname. Haar medische voorgeschiedenis is zonder bijzonderheden.
Twee dagen na opname heeft patiënte een kriebelhoest en braakt een aantal keren. Patiënte laat u zien wat ze heeft uitgebraakt (afbeelding 31a).

Lichamelijk onderzoek
RR 115/70 mmHg, pols 88/minuut, regulair, temperatuur 38,2°C. Zij heeft licht icterische sclerae. Geen vergrote, noch palpabele lever.

Laboratoriumonderzoek
BSE 68 mm, leukocyten 6,7 10^9/l, alkalische fosfatase 156 U/l (normaal < 100 U/l), γ-GT 131 U/l (< 35 U/l), ASAT 37 U/l (< 30 U/l), ALAT 42 U/l (< 40 U/l), LDH 180 U/l (< 220 U/l), bilirubine 36 µmol/l (< 17 µmol/l), geconjugeerd 18 µmol/l (< 5 µmol/l). Urine: bilirubine 2+, verder geen afwijkingen. Bij echografie: de ductus choledochus is met name distaal verwijd, met 8 mm.

Vragen
1. Hoe omschrijft u de gestoorde zogenoemde leverfuncties?
2. Wat is uw differentiële diagnose ten aanzien van de kliniek en de laboratoriumafwijkingen?
3. Wat is de diagnose uiteindelijk?
4. Welk onderzoek (met uitsluiting van beeldvormend onderzoek) zou u aanvragen?

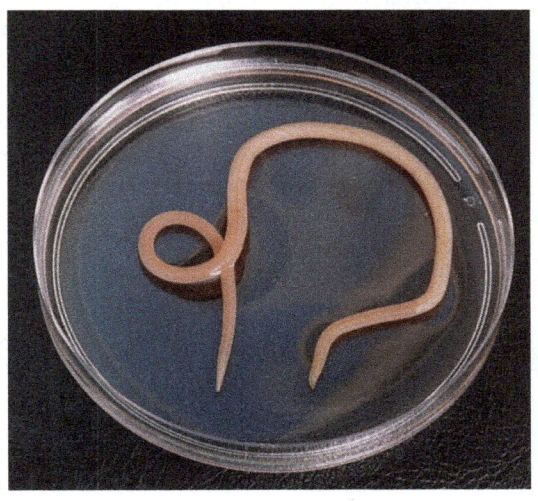

5a

Antwoord

1 De zogenoemde leverfuncties zijn gestoord: er wordt bij voorkeur gesproken over zogenoemde leverfuncties, aangezien de individuele bepalingen ook bij andere dan leveraandoeningen verhoogd kunnen zijn. In het algemeen zijn er drie vormen van icterus (zie casus 78):
   a   *Cholestatische icterus*, ofwel obstructieve leverfunctiestoornissen, ten gevolge van een posthepatische obstructie. Deze vorm wordt met name gekenmerkt door een verhoogde alkalische fosfatase, γ-GT en bilirubine (in het bijzonder de geconjugeerde bilirubinefractie) en aanwezigheid van bilirubine in de urine. Het geconjugeerde bilirubine is wateroplosbaar en wordt daardoor in de urine uitgescheiden.
   b   *Prehepatische* icterus, duidelijk te onderscheiden van de cholestatische vorm. Nu is met name de ongeconjugeerde bilirubinefractie verhoogd. Dit berust op een verhoogd aanbod van bilirubine, hetgeen wordt veroorzaakt door hemolyse.
   c   *Hepatocellulaire* icterus. Deze vorm wordt gezien bij een beschadiging van de lever, waarbij met name transaminasen verhoogd zijn, zoals bij hepatitis.
   De icterus bij deze patiënte heeft de meeste kenmerken van een cholestatische icterus: verhoogd alkalisch fosfatase, directe bilirubine en bilirubine in de urine. De verwijding van de distale choledochus bij ERCP pleit ook voor dit type icterus.

2 De differentiële diagnosen ten aanzien van de kliniek en de laboratoriumafwijkingen zijn de volgende:
   Benigne afwijkingen: galgangstenen, die de afvloed belemmeren; pancreatitis; primaire biliaire cirrose; postoperatieve galgangbeschadiging; tropische parasieten, zoals *Ascaris, Fasciola, Opisthorchis* en *Clonorchis*. Maligne oorzaken: pancreascarcinoom, galgang- en papilcarcinoom; metastasen.

3 Patiënte heeft ons geholpen bij de differentiële diagnostiek door de wormen uit te braken. De uitgebraakte worm is een rondworm (Nematode) en wel *Ascaris lumbricoides*. Dit wordt ook wel biliaire parasitosis genoemd; de meest frequente oorzaken zijn *Ascaris lumbricoides* en *Clonorchis sinensis*, zeldzamer zijn *Opisthorchis felineus* en *Fasciola hepatica*. Eventueel kunnen cysten van *Echinococcus* zich in de galwegen ledigen. *Ascaris lumbricoides*, een rondworm van de darmen, is de meest frequente menselijke worminfectie, wereldwijd gezien.
   Gebruikelijker presentaties van *Ascaris* zijn vage buikklachten, dyspepsie en eventueel dunnedarmobstructie.

4 Het verdere onderzoek is fecesonderzoek op wormeieren, waarbij de eieren gevonden kunnen worden. Beeldvorming door middel van ERCP is te overwegen, als de leverfuncties niet normaliseren. Er zijn drie verschillende antihelmintica: pyrantel (10 mg/kg lichaamsgewicht, maximaal 1 g) eenmalig; mebendazol 100 mg 2× daags gedurende 3 dagen of 500 mg in één dosis of albendazol 400 mg in één dosis.

Literatuur

Khuroo MS, Zargar SA, Mahajan R. Hepatobiliary and pancreatic ascariasis in India. Lancet 1990;335(8704):1503-6.

32

Anamnese

Een 29-jarige man is opgenomen wegens linkszijdige hoofdpijn, continu aanwezig en toenemend in ernst, en misselijkheid, die af en toe optreedt. Een en ander berust op een hersenproces, waarschijnlijk een metastase, links pariëtaal. U wordt in consult gevraagd door de neuroloog. Nog voordat u de patiënt spreekt en nakijkt, bestudeert u alle onderzoeken die reeds zijn verricht.

Beeldvormend onderzoek

Er is behalve een CT-hersenen ook een X-thorax vervaardigd (afbeelding 32a).

Vragen

1. Wat ziet u op de X-thorax?
2. Wat is uw differentiële diagnose? Of stelt u een diagnose?
3. Wat is extra belangrijk bij het lichamelijk onderzoek?
4. Wat vraagt u aan voor het laboratoriumonderzoek?

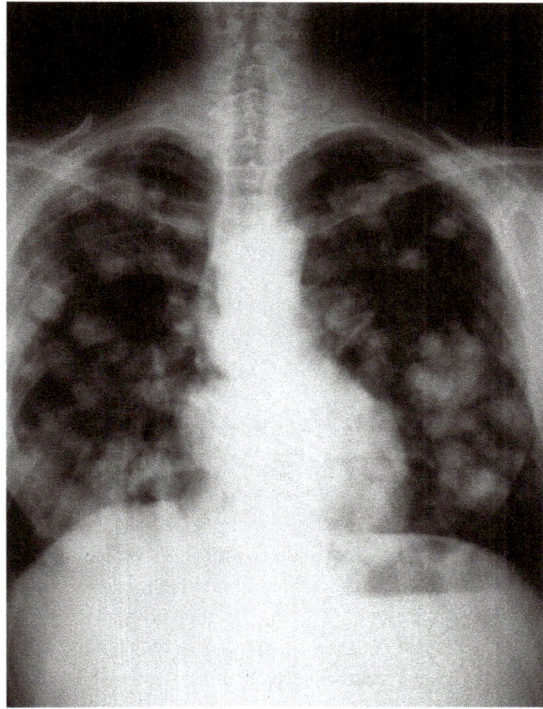

32a

Antwoord

1 Op de X-thorax ziet u verschillende ronde haarden in de longen: gemetasteerde ziekte.
2 Bij gemetastaseerde ziekte luiden de differentiële diagnosen op grond van statistische gegevens als volgt: bij mannen in de leeftijdsgroep 15-29 en 30-44 jaar is de incidentie testiscarcinoom het hoogst, op de tweede plaats komt met name in de leeftijdsgroep 15-29 jaar het maligne lymfoom, waarbij het beeld van de röntgenfoto weinig past en op de derde plaats een huidmaligniteit of melanoom. In de leeftijdsgroep 30-44 jaar komen huidmaligniteiten en melanoom op de tweede plaats en maligne lymfoom op de derde plaats. Een primair longcarcinoom is uiterst onwaarschijnlijk op statistische gronden. De incidentie voor testiscarcinoom voor alle leeftijdsgroepen is 3,3 per 100.000 mannen; voor de leeftijdsgroep 15-29 jaar 5,7 en voor de leeftijdsgroep 30-44 jaar 6,9 per 100.000 mannen.
3 De palpatie van de testikels is zeer belangrijk en daarnaast van de linker en rechter supraclaviculaire lymfklierstations. Deze zijn de eerste lymfklierstations die gepalpeerd kunnen worden bij lymfogene metastasen. Ook een gemetastaseerd melanoom moet overwogen worden, maar statistisch is deze kans veel kleiner. Er werd inderdaad een zwelling in de linker testis van 1,5 cm in diameter gepalpeerd; bij PA-onderzoek is er sprake van een non-seminoma testis. Overigens waren er geen bijzonderheden aan de huid opgevallen en waren er in de supraclaviculaire ruimten geen vergrote lymfklieren gevoeld.
4 Bij het laboratoriumonderzoek zijn belangrijk: LDH (564 U/l normaal < 220), HCG (normaal) en α-foetoproteïne (6100 ng/l, normaal < 10). Indien een sterk verhoogd HCG bij het laboratoriumonderzoek wordt gevonden, kan er gynaecomastie zijn, maar bij het lichamelijk onderzoek was er geen gynaecomastie. Een sterk verhoogd HCG kan overigens snel worden aangetoond met een 'zwangerschapsreactie'. Uiteindelijk bleek er ook een hersenmetastase. Patiënt heeft dus een gemetastaseerd testiscarcinoom met een slechte prognose. Op grond van de uitgebreidheid, de plaats van de metastasering en de hoogte van de serum-tumormarkerstoffen (LDH, HCG en α-foetoproteïne) worden patiënten met een gemetastaseerd testiscarcinoom in drie prognostische groepen ingedeeld:
  a goede prognostische groep: hierin valt 56% van de patiënten en deze groep heeft een vijfjaarsoverleving van 92%;
  b intermediaire prognostische groep: hierin valt 28% van de patiënten, de vijfjaarsoverleving is 80%;
  c slechte prognostische groep: hierin valt 16% van de patiënten, de vijfjaarsoverleving is 48%.

De criteria voor de drie verschillende groepen gemetastaseerd testiscarcinoom zijn als volgt:
  a goede prognostische kenmerken: α-FP < 1000 ng/ml, en HCG < 5000 IU/l en LDH < 1,5× upper limit of normal (= ULN), geen extragonadale primaire lokalisatie in het mediastinum en geen niet-pulmonale viscerale metastasen;
  b intermediaire prognostische kenmerken: α-FP 1000-10.000 ng/ml en HCG 5000-50.000 IU/l of LDH 1,5-10× ULN en geen extragonadale primaire lokalisatie in het mediastinum en geen niet-pulmonale viscerale metastasen;
  c slechte prognostische kenmerken: α-FP > 10.000 ng/ml en HCG > 50.000 IU/l of LDH > 10× ULN of extragonadale primaire lokalisatie in het mediastinum of niet-pulmonale viscerale metastasen.

33

Anamnese

Een 39-jarige patiënt wordt opgenomen. Tijdens een vakantiereis in zijn geboorteland Irak is patiënt ziek geworden: hij kreeg waterdunne diarree en sindsdien voelt hij zich moe, heeft hij temperatuurverhoging en is zijn eetlust verminderd. Tien tot veertien dagen na het begin van zijn ziekte ontwikkelt hij rode, pijnlijke plekjes op zijn onderbenen en in mindere mate op zijn romp en onderarmen. Hij heeft weer temperatuurverhoging, iets boven de 38,0°C, en voelt zich ziek.

Lichamelijk onderzoek

RR 125/85 mmHg, pols 80/min. regulair, temperatuur 38,2°C. Op benen en armen rode, wat pijnlijke en iets verheven plekjes (afbeelding 33a en 33b).

Laboratoriumonderzoek

BSE 5 mm, CRP niet verhoogd, ANA, ANCA, reumaserologie negatief; complementprofiel normaal.

Vragen

1. Hoe omschrijft u de huidafwijkingen?
2. Wat is de naam van de ziekte(n) waarvan u patiënt verdenkt?

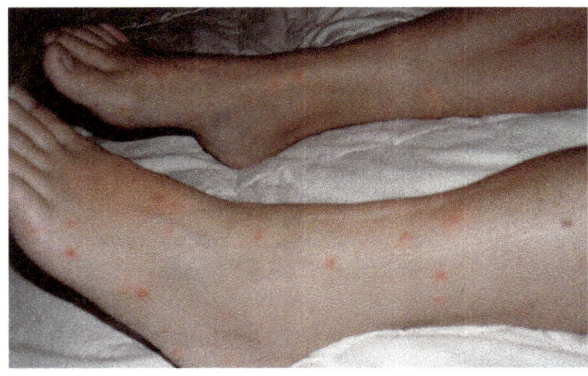

33a

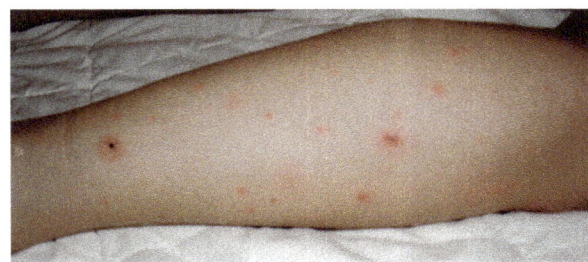

33b

Antwoord

1 Patiënt heeft rode, iets verheven en pijnlijke plekjes aan de benen, te omschrijven als palpabele purpura.
2 Deze huidafwijking is typisch voor vasculitis van de kleine vaten. Vasculitis kan worden ingedeeld naar de aard van de meest op de voorgrond staande bloedvaten:
   a Vasculitis van de grote vaten: *Takayasu arteriitis*; tast vooral de aorta en de eerste vertakkingen hiervan aan. De ontsteking kan beperkt zijn tot thoracale of abdominale aorta en aftakkingen, maar kan het volledige vat aantasten. *Reuscelarteriitis* of *arteriitis temporalis* is een chronische vasculitis van grote en middelgrote bloedvaten. Het tast meestal de hersentakken van de aortaboog aan (zie ook casus 20).
   b Vasculitis van de middelgrote bloedvaten: *polyarteriitis nodosa*; een systemische necrotiserende vasculitis die vooral de kleine en middelgrote musculaire arteriën aantast. Soms zijn echter alleen de kleinere vaten aangedaan en deze vorm wordt dan ook wel microscopische polyarteriitis of polyangiitis genoemd. Dit beeld is meer gerelateerd aan de ziekte van Wegener dan aan polyarteriitis nodosa. De ziekte van Kawasaki is een arteriitis van grote, middelgrote en kleine arteriën, vooral coronairvaten. Deze ziekte komt op de kinderleeftijd voor en gaat vaak samen met een mucocutaan lymfkliersyndroom. Geïsoleerde arteriitis van het centraal zenuwstelsel tast middelgrote en kleine arteriën over een diffuus gebied in het centraal zenuwstelsel aan zonder aantasting van extracraniale vaten.
   c Vasculitis van de kleine bloedvaten: *hypersensitivity vasculitis*; omvat verschillende ziektebeelden, onder meer Henoch-Schönlein purpura, mixed cryoglobulinemie en allergische vasculitis. De allergische vasculitis wordt veroorzaakt door bijvoorbeeld geneesmiddelen die als hapteen functioneren en een immuunrespons in gang zetten. Veel geneesmiddelen en bepaalde infecties, zoals hepatitis, chronische bacteriëmie en hiv, kunnen geassocieerd worden met dit syndroom. Bij deze patiënt is er sprake van een vasculitis van kleinere bloedvaten, waarschijnlijk in aansluiting aan een darminfectie. Henoch-Schönlein purpura komt vooral bij kinderen en adolescenten voor. De aandoening wordt gekenmerkt door de trias purpura (vooral op billen en achterkant van de benen), artritis (vooral knieën en enkels) en krampende buikpijn waarbij invaginatie kan optreden en vaak bloed bij de ontlasting gevonden wordt. Bij mixed cryoglobulinemie komen circulerende cryoglobulinen voor, bestaande uit IgM-klasse reumafactor en polyklonaal IgG. Klinische verschijnselen zijn vooral purpura, met name aan de onderbenen, daarnaast artralgie/artritis en neuropathie in wisselende frequentie.

34

Anamnese
Een 39-jarige Marokkaanse patiënte klaagt sinds een jaar over pijn in haar rechter been bij lopen en de laatste maanden heeft zij ook pijn in haar linker bovenbeen. Door de pijn gaat het lopen moeizaam. Zij woont 20 jaar in Nederland.

Lichamelijk onderzoek
De flexie in beide heupen is pijnlijk.

Laboratoriumonderzoek
Calcium 2,01 mmol/l (2,10-2,55 mmol/l), fosfaat 0,70 mmol/l (0,75-1,40 mmol/l), alkalische fosfatase 261 U/l (< 120 U/l), 25-hydroxyvitamine D_3 < 8 nmol/l (30-100 nmol/l), PTH 47 pmol/l (< 6,8 pmol/l)

Radiologisch onderzoek
Zie afbeelding 34a.

Vragen
1 Hoe interpreteert u de laboratoriumuitslagen?
2 Wat ziet u op de bekkenfoto? Hoe noemt u deze afwijkingen?
3 Wat is de geëigende behandeling?
4 Hoe vaak komt deze aandoening in Nederland voor?

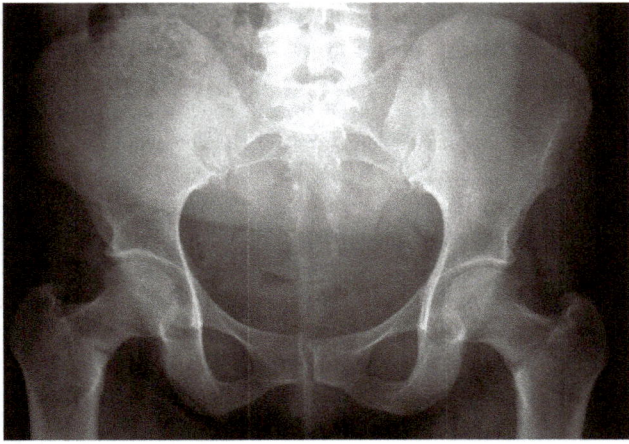

34a

Antwoord

1 Bij patiënte is sprake van een ernstig vitamine-D-tekort. Dit heeft geleid tot een laag serumfosfaat en calcium door verminderde intestinale absorptie hiervan. Hierdoor is secundaire hyperparathyreoïdie ontstaan, waardoor calcium uit het botweefsel vrijgemaakt wordt. Het verhoogde alkalische fosfatasegehalte duidt op deze verhoogde botomzetting oftewel osteomalacie. Het symptoom van pijn in beide benen, vooral bij belasting, is karakteristiek. Osteomalacie kan asymptomatisch zijn en zich radiologisch presenteren als osteopenie. Het kan ook karakteristieke symptomen veroorzaken: diffuse botpijnen in de lumbosacrale wervelkolom, bekken en onderste extremiteiten, waar pathologische fracturen kunnen optreden. De pijn verergert door activiteit en belasting. Fracturen kunnen optreden in de ribben, wervels en lange pijpbeenderen. Standsafwijkingen van het skelet, vergelijkbaar met de afwijkingen van de lange pijpbeenderen en ribben bij jonge kinderen met rachitis, treden alleen maar op bij ernstige osteomalacie van langere duur. Tevens kan proximaal spierkrachtverlies optreden, met name in de beenspieren. Dit geeft bij ouderen een verhoogde valincidentie. Ook is hypovitaminose-D een belangrijke oorzaak van aspecifieke pijnklachten in het hele lichaam.

2 Op de bekkenfoto worden fissuren, smalle radiolucente lijnen, 2-5 mm breed met sclerotische randen, oftewel *Looser's zones* gezien, met name in beide femurhalzen. Deze lijnen zijn vaak bilateraal en symmetrisch en staan loodrecht op de cortexranden van de botten. Deze zijn meestal te vinden in de femurhalzen, het mediale deel van de femurschacht, onmiddellijk onder de trochanter minor of enkele centimeters eronder, of de rami van het os pubis of van het os ischiadicum (afbeelding 34b). Ze kunnen ook voorkomen aan de ulna, scapula, claviculae, ribben en metatarsalia. Pseudofracturen of Looser's zones kunnen bij een botscintigrafie als hot spots worden gezien. Waarschijnlijk berusten de Looser's zones op insufficiëntiefracturen van het door vitamine-D-tekort verzwakte bot, die met inadequaat gemineraliseerd osteoïd zijn hersteld. Deze pseudofracturen liggen vaak naast de arteriën. Ze zouden daarom het gevolg kunnen zijn van erosie door de arteriële pulsaties.

3 De beste preventie is meer blootstelling aan zonlicht. Onder invloed van ultraviolet licht wordt in de epidermis 7-dehydrocholesterol (provitamine D_3) omgezet in previtamine D_3. Vitamine D_3 wordt naar de lever getransporteerd waar het wordt gehydroxyleerd tot 25-vitamine-D_3 (25-OH D_3), dat op zijn beurt weer in de nier wordt gehydroxyleerd, waarbij 1,25(OH)-D_3 wordt gevormd, het actieve hormoon. Bij deze patiënte is het probleem gebrek aan zonlicht door de neiging zonlicht te mijden, een sluier te dragen en huidpigmentatie. Hierdoor wordt te weinig vitamine D_3 gevormd. Hoe verder men van de evenaar woont, hoe moeilijker het is om door zonblootstelling alleen aan voldoende vitamine D te komen. In Nederland is alleen van mei tot september tussen 10.00 uur en 15.00 uur de zon krachtig genoeg om vitamine D in de huid aan te maken. De dagelijkse behoefte aan vitamine D bedraagt naargelang de leeftijd tussen 200 en 600 IE per dag. Blootstelling aan de zon van gezicht en handen gedurende 15 minuten in bovenvermelde periode levert een productie op van 100-200 IE. Er zijn nog andere risicofactoren waardoor vitamine-D-deficiëntie kan ontstaan: malabsorptie van vitamine D door exocriene pancreasinsufficiëntie, afname van actieve vitamine D door gebruik van anti-epileptica, en de leeftijd: de oudere huid is niet meer zo goed in staat om vitamine D te synthetiseren. Naast meer blootstelling aan zonlicht is medicamenteuze behandeling essentieel: verscheidene preparaten van vitamine D en metabolieten zijn beschikbaar. Een praktische keuze is 1000-2000 IE ergocalciferol per dag,

aangevuld met calcium 500 mg 2 dd gedurende 6 maanden. Ergocalciferol is beschikbaar in druppels: 50.000 IE/ml. Met de voeding wordt ook vitamine D opgenomen: uit vette vis, bijvoorbeeld haring (400 IE), slechts weinig uit margarine of halvarine (300 IE/100 gr).

4 De aandoening komt, zo blijkt de laatste jaren, regelmatig in Nederland voor, met name onder immigranten en ouderen. In een pilotonderzoek werd onder jongere Turkse gesluierde vrouwen een prevalentie van ernstige vitamine-D-deficiëntie gevonden van 82%, tegen 6% onder oudere Nederlandse vrouwen. Er zijn inmiddels vele onderzoeken die wijzen op een verband tussen vitamine-D-gebrek bij ouderen en heupfracturen door een combinatie van verhoogde valincidentie, door spierzwakte en door vitamine-D-tekort verzwakt bot.

Literatuur

Grootjan-Geerts I, Wielders JPM. Pilotonderzoek naar hypoviaminose D bij ogenschijnlijk gezonde gesluierde Turkse vrouwen: ernstige vitamine-D-deficiëntie bij 82%. Ned Tijdschr Geneeskd 2002;146: 1100-1.

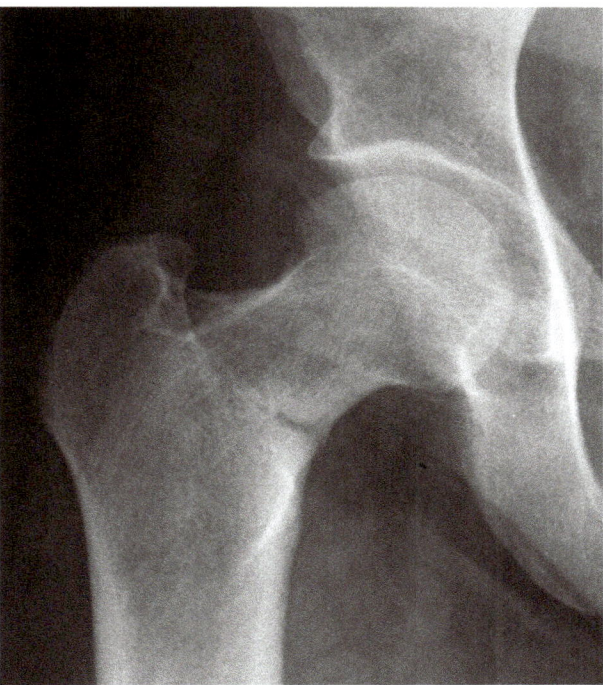

34b

35

Anamnese
Een 30-jarige patiënte bezoekt uw spreekuur met pijnlijke plekken op haar onderbenen. Vooral met lopen en staan zijn de plekken pijnlijk. Ze heeft geen andere klachten.

Lichamelijk onderzoek
Behalve de afwijkingen op de benen (afbeelding 35a en 35b) vindt u geen andere afwijkingen.

Laboratoriumonderzoek
BSE 23 mm, verder geen afwijkingen.

Vragen
1 Wat ziet u aan de onderbenen?
2 Wat is de differentiële diagnose en wat is statistisch de meest waarschijnlijke diagnose?
3 Welke onderzoeken zou u minstens willen afspreken?

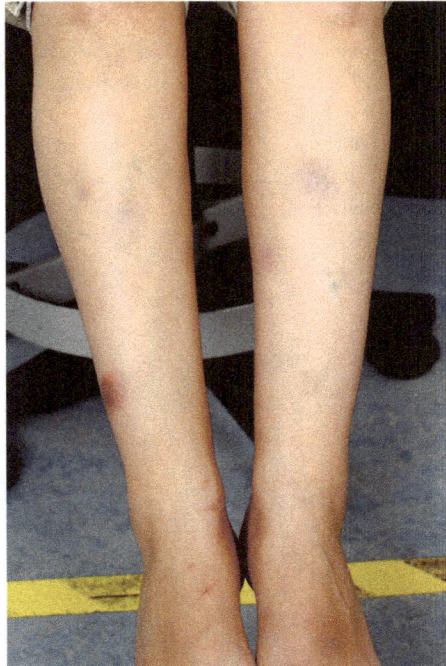

35a

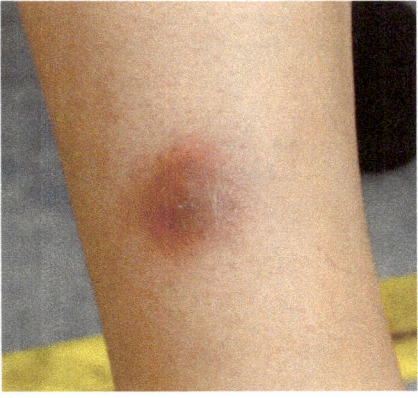

35b

Antwoord

1. Op beide onderbenen worden rode tot violetkleurige subcutane nodi gezien. Dit is erythema nodosum. De laesies zijn vaak dieper gelegen nodi of noduli, gemakkelijk te palperen, maar soms matig zichtbaar. De voorkeurslokalisatie is aan de tibiale zijde van de onderbenen, maar ook aan de dorsale zijde van de onderbenen, de dijen, de romp en de onderarmen kunnen nodi optreden. Afwezigheid van noduli op de benen is zeer atypisch. Polyartralgieën, koorts en malaise gaan soms vooraf aan, maar begeleiden de huiduitslag vaak. De bezinkingssnelheid van de erytrocyten is meestal verhoogd. De etiologie is niet bekend, maar verondersteld wordt, dat de huidafwijkingen een gevolg zijn van een 'delayed hypersensitivity'-reactie op antigenen, in associatie met verschillende infectieuze agentia, geneesmiddelen en andere ziekten. Het komt voor bij personen tussen 15 en 40 jaar, vooral bij vrouwen.
2. Er zijn meerdere differentiële diagnosen mogelijk, maar meestal blijft de oorzaak onbekend: idiopathisch erythema nodosum (EN). Afhankelijk van de artikelen is tussen de 15 en 70% idiopathisch. De meest bekende oorzaak is een faryngitis met streptokokken. Het bewijs wordt geleverd met een positieve keelkweek met streptokokken of een viervoudige titerverandering van de AST (anti-streptolysinetiter). Daarna zijn er twee groepen oorzaken: een groep EN met hiluskliervergroting en een tweede EN met gastro-enterologische verschijnselen. De eerste groep – EN met hiluskliervergroting – bestaat uit sarcoidosis, tuberculosis en nog zeldzamer coccidioidomycosis en histoplasmosis. Sarcoidosis is de meest bekende diagnose in deze groep. Het syndroom van Löfgren met de trias hiluskliervergroting, acute polyartritis en EN, behoort hiertoe. De tweede groep – EN met gastro-enterologische verschijnselen – heeft betrekking op IBD (*inflammatory bowel disease*) waarbij dit vooral de ziekte van Crohn betreft en minder vaak colitis ulcerosa. Daarnaast bacteriële gastro-enteritiden (*Yersinia, Salmonella, Shigella* en *Campylobacter jejuni*). Een slechts weinig voorkomende oorzaak in Nederland, en dan alleen als importziekte, is lepra (zie casus 93).
3. Aanvullend onderzoek is een BSE, hematologisch onderzoek, AST (twee keer met een interval van 14 dagen), ACE, mantoux-huidreactie en X-thorax. Bij onze patiënte luidde de diagnose na uitgebreid onderzoek: idiopathisch erythema nodosum.

36

Anamnese
Een 34-jarige man bezoekt het spreekuur wegens diarree en vermagering. Sinds 2,5 week heeft hij diarree en buikkrampen. Hij heeft 8× forse hoeveelheden waterdunne ontlasting overdag en 's nachts 1-2×, zonder bloedbijmenging. Zijn lichaamsgewicht is 10 kg afgenomen, en wel van 80 naar 70 kg. Patiënt voelt zich slap en zwak. Zes weken voor zijn bezoek aan de polikliniek is hij gedurende enkele dagen in Brazilië en daarvoor nog in Thailand geweest. Hij had daar ook blootsvoets gelopen. Ongeveer een week voor de diarree begon had hij een uitslag bemerkt op zijn buik en armen.

Lichamelijk onderzoek
Lengte 1,80 m, gewicht 70 kg, BMI 21,6 kg/m^2, RR 115/75 mmHg, pols 68/min, regulair, geen huidafwijkingen.

Laboratoriumonderzoek
BSE 1 mm, Hb 10,1 mmol/l, verdere hematologie, natrium, kalium, creatinine, zogenoemde leverfuncties, FT4, TSH, foliumzuur, vitamine E normaal.
Kweken feces op *Salmonella typhi, paratyphi, Yersinia enterocolitic*a: geen groei.
Feces op parasieten: bij herhaling niets gezien.
24-uursfeces: gemiddeld 1350 gram/24 uur, gedurende drie dagen.

Vragen
1. Welke diagnose is níet uitgesloten met bovenstaande onderzoeken?
2. Hoe dient u het juiste onderzoek, waarmee deze diagnose gesteld kan worden, te verrichten? Hoe heet het?
3. Wat zijn de verschijnselen van deze aandoening?
4. Wat is de behandeling?

Antwoord

1 Met bovenstaande onderzoeken is *Strongyloides stercoralis* niet uitgesloten. Bij fecesonderzoek volstaat het verzoek niet om alleen naar 'parasieten' te zoeken. Bij 'onderzoek op parasieten' is het nuttig het laboratorium ofwel klinische informatie te geven ofwel (en beter) de parasieten waaraan gedacht wordt door te geven.

2 Microscopisch onderzoek van feces op parasieten is standaard, maar kweekmethoden, zoals die volgens Baermann, worden slechts bij de verdenking op *S. stercoralis* verricht. Bij de methode Baermann wordt een kluitje ontlasting in een gaasje overnacht in lauwwarm water geïncubeerd. De larven die uit de eieren komen, kunnen gemakkelijk zichtbaar gemaakt worden in het sediment (afbeelding 36a). Het microscopisch onderzoek bij *S. stercoralis* is inadequaat, aangezien slechts zelden eieren van *S. stercoralis* worden gezien en de diagnose op deze manier dus ook zelden wordt gesteld. Bij de methode Baermann, waarmee een grotere hoeveelheid feces wordt onderzocht, en zeker als dit onderzoek op drie verschillende tijdstippen wordt verricht, is de sensitiviteit voor *S. stercoralis* bijna 100%.

3 Een infectie kan drie verschillende klinische beelden geven. In de eerste plaats een acute infectie. Bij ongeveer een derde van de patiënten vindt een penetratie van de huid door larven plaats. Bij twee derde van de patiënten gaat een infectie gepaard met een maculopapulair jeukend erytheem. Daarna vindt passage door de longen plaats, waarbij hoesten, kortademigheid, koorts en voorbijgaande infiltraten op de longen kunnen optreden. Eosinofilie treedt vaak op. De *darminfectie* wordt gekenmerkt door buikpijn, diarree, misselijkheid, braken, malabsorptie, gewichtsverlies en soms zelfs een paralytische ileus. In de tweede plaats kan de ziekte *chronisch* worden. De patiënt is vaak voor langere periodes asymptomatisch, maar kan geplaagd worden door periodes met buikklachten. Eosinofilie is niet vereist. Slechts bij een minderheid van de patiënten treden verschijnselen op die karakteristiek zijn voor een acute infectie. Ten slotte kan een *hyperinfectiesyndroom* gezien worden, speciaal bij immuungecompromitteerde patiënten en patiënten die corticosteroïden of cytostatica gebruiken. Het klinisch beeld wordt veroorzaakt door een uitgebreide verspreiding van filariforme larven door de bloedbaan naar praktisch elk orgaan. De mortaliteit is

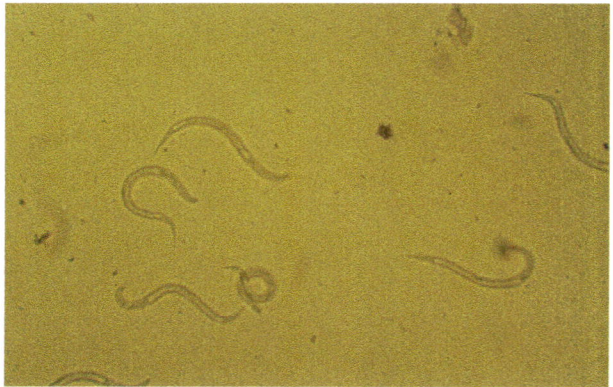

36a

hoog, deels door de bacteriële superinfecties met darmbacteriën, die de larven begeleiden door de darmwand. Hierbij ontbreekt de eosinofilie vaak. Aangezien een infectie gewoonlijk opgelopen wordt door blootsvoets te lopen of de onbedekte huid aan grond bloot te stellen, dient een vraag in die richting gesteld te worden bij de anamnese. Transplantatiepatiënten met een tropenverleden dienen altijd op *Strongyloides* getest te worden, als zij ooit in een endemisch gebied zijn geweest.

4   De aanbevolen behandeling is albendazol 400 mg 2 dd gedurende drie dagen. Ivermectine (Stromectol®) in één dosis van 200 µg/kg is effectief; voor immuungecompromitteerde patiënten is een langdurige behandeling noodzakelijk. Het Farmacotherapeutisch Kompas adviseert ivermectine zeer terughoudend voor te schrijven in de zwangerschap. Aangezien de genezingskans minder dan 100% is, dient de ontlasting na de behandeling onderzocht te worden (volgens de methode Baermann).

Literatuur

Feltz M van der, Slee PHThJ, Hees PAM van, Tersmette M. Strongyloides stercoralis infection: how to diagnose best? Neth J Med 1999;55:128-31.

37

Anamnese

Een 69-jarige patiënte komt op uw spreekuur wegens pijn aan het linker bovenbeen, die toeneemt als ze alleen het linker been belast. Verder heeft ze al meer dan een jaar een zwerende afwijking aan de rechter borst; uit angst is ze niet eerder naar een arts gegaan.

Lichamelijk onderzoek

De afwijking van de rechter borst is het belangrijkste: een ulcererende en eroderende afwijking van vooral de bovenkwadranten van de borst die zich voortzet langs de thoraxwand (afbeelding 37a en 37b).

Laboratoriumonderzoek

Hb 6,9 mmol/l, normale celindices; creatinine 60 µmol/l, Ca 2,91 mmol/l (licht verhoogd), verder normale leverfuncties en eiwitspectrum.

Vragen

1 Wat is uw diagnose ten aanzien van de afwijking aan de borst?
2 Aan welk stadium denkt u op klinische gronden? Welke aanvullende onderzoeken adviseert u en waarom?
3 Welke behandeling(en) adviseert u patiënte?

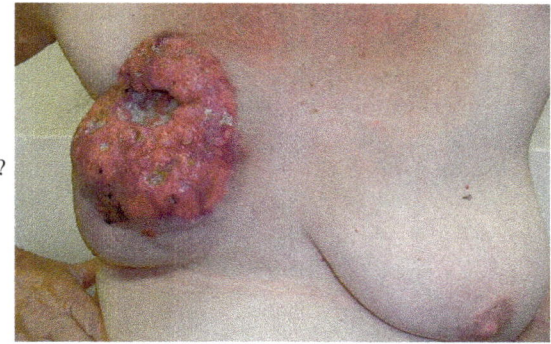

37a

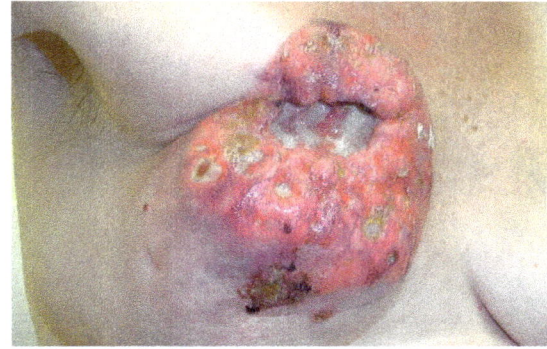

37b

Antwoord

1 Dit is een ulcererend mammacarcinoom, waarbij de lymfklieren in de oksel niet palpabel waren. Wat opvalt aan de afbeeldingen, is dat een deel van de borst verdwenen ofwel geërodeerd is.

2 Op grond van de anamnese is er een sterke verdenking op hematogene metastasen, namelijk in het rechter bovenbeen, een veronderstelling die gesteund wordt door de hypercalciëmie. Het stadium waarin de primaire tumor ingedeeld wordt, is T4c. Het onderzoek naar hematogene metastasering bestaat naast anamnese en lichamelijk onderzoek uit X-thorax (longmetastasen eventueel mediastinale lymfkliermetastasen?), echografie bovenbuik (levermetastasen?) en botscintigrafie (metastasen in linker bovenbeen en/of elders?). De waarde van PET-scintigrafie bij deze klinische vraagstelling is nog onvoldoende onderzocht om een nadere plaats te bepalen.

Bij 5-10% van alle eerste presentaties van het mamacarcinoom blijken er al hematogene metastasen te zijn; de kans daarop is afhankelijk van het T- en N-stadium. De verschillende onderzoeken bij patiënte brachten meerdere botmetastasen aan het licht, met name in het linker bovenbeen, en geen aanwijzingen voor long- of levermetastasen. De stadiumindeling: T4cNxM1.

3 Bij M1 is de behandeling palliatief, hetgeen inhoudt dat er geen curatie – genezing in engere zin – meer mogelijk is. De palliatieve behandeling houdt in symptomatische behandeling, in dit geval pijnbestrijding en hormonale (bij positieve oestrogeen- en/of progesteronreceptor) of chemotherapie, eventueel met trastuzumab (bij positieve Her2Neu-receptor-bepaling). Bij botmetastasen wordt ook een bisfosfonaat geadviseerd ter vermindering van de morbiditeit (botcomplicaties en pijn): intraveneus wordt APD gegeven en oraal wordt clodroninezuur (Bonefos® of Ostac®) voorgeschreven. Een onderdeel van een palliatieve behandeling kan ook radiotherapie op de pijnlijke botmetastase in het bovenbeen zijn en bij een goede respons op de chemotherapie een lokale behandeling van het mammaproces: chirurgisch of radiotherapeutisch. De lokale behandeling van het mammaproces is zeer belangrijk: het kan voorkomen dat de tumor lokaal verder groeit in de huid en thoraxwand, wat in pijn en een verzorgingsprobleem kan resulteren. Als geen hematogene metastasen waren aangetoond (stadium: T4cNxM0) zou neoadjuvante chemotherapie geadviseerd zijn, teneinde de primaire afwijking zó klein te maken dat deze lokaal verwijderd kan worden, gevolgd door lokale radiotherapie. De behandeling is dan *in opzet* curatief.

Stadiumindeling op basis van T-, N- en M-stadium:
De *T-stadia* worden als volgt omschreven: T1 = tumorgrootte 2 cm of kleiner; T2 = tumor groter dan 2 cm, niet groter dan 5 cm; T3 = tumor groter dan 5 cm; T4 = tumor, ongeacht de grootte, met ingroei in thoraxwand (T4a), of huid (T4b), of beide eigenschappen (T4c) of beeld van mastitis carcinomatosa (T4d).
De *N-stadia* kunnen op klinische gronden of op grond van PA-onderzoek als volgt ingedeeld worden: *klinisch* N0 = geen metastasen; N1 = mobiele palpabele axillaire lymfklieren; N2 = gefixeerde of verbakken axillaire klieren; N3 = supra- of infraclaviculaire lymfklieren.
Pathologisch N0 ofwel pN0 = geen metastasen aangetoond; pN1 = 1-3 axillaire lymfklieren bevatten metastasen; pN2 = 4-9 lymfklieren; pN3 = 10 of meer axillaire lymfklieren of infra- of supraclaviclaire lymfklier.
M-stadia: M1 betekent aanwezigheid, M0 afwezigheid van hematogene metastasen en Mx houdt in, dat er onvoldoende onderzoek is gedaan om een duidelijke uitspraak te rechtvaardigen.
Voor verdere nuanceringen in de stadiumindeling wordt naar de handboeken verwezen.

38

Anamnese
Een patiënte die al jaren bekend is met reumatoïde artritis komt met een afwijking aan haar handen (afbeelding 38a en 38b).

Vraag
Hoe wordt deze afwijking genoemd?

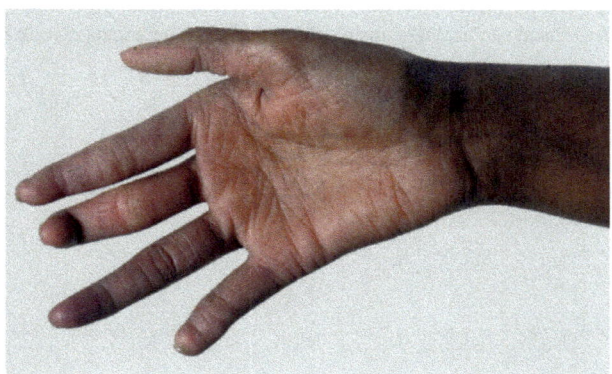

38a

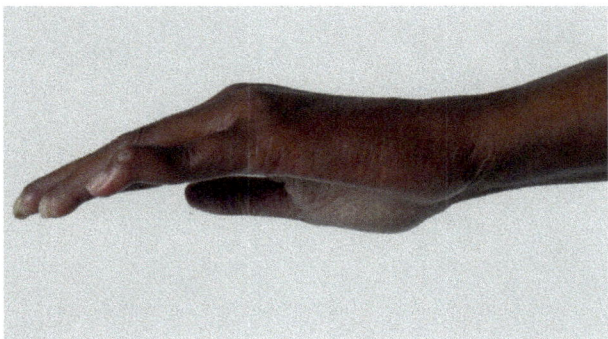

38b

Antwoord

Dit is een zogenoemde zwanenhalsdeformatie (*swan neck deformity*, afbeelding 38c) van dig. III en V. Bij reumatoïde artritis wordt een sterke toename van synoviaal weefsel gezien door infiltratie van macrofagen, lymfocyten, plasmacellen en andere ontstekingscellen. Synoviaal weefsel bevindt zich behalve in gewrichten echter ook in peesscheden en bursae. Bij 90% van de patiënten met reumatoïde artritis bij wie de ontsteking persisteert zullen na verloop van tijd beschadigingen ontstaan niet alleen aan kraakbeen en bot, maar ook aan het gewrichtskapsel en omliggende pezen. Vaak manifesteert reumatoïde artritis zich als eerste in de hand met een synovitis van de vingergewrichten. Een langdurig bestaande synovitis leidt tot een laxiteit van de kapsels en daarmee tot instabiliteit van de gewrichtjes. Het actief bewegen van de elementen in de verschillende bewegingsketens is alleen mogelijk bij voldoende stabiliteit. Daarom kan door gewrichtsinstabiliteit een verlies van actieve functie van de vingers optreden, met standsafwijkingen van de vingers. Bij een zwanenhalsdeformatie is het metacarpofalangeale gewricht aangetast, met als resultaat een hyperextensie van het PIP- (proximale interfalangeale) gewricht en een flexiestand van het DIP- (distale interfalangeale) gewricht (zie ook casus 49).

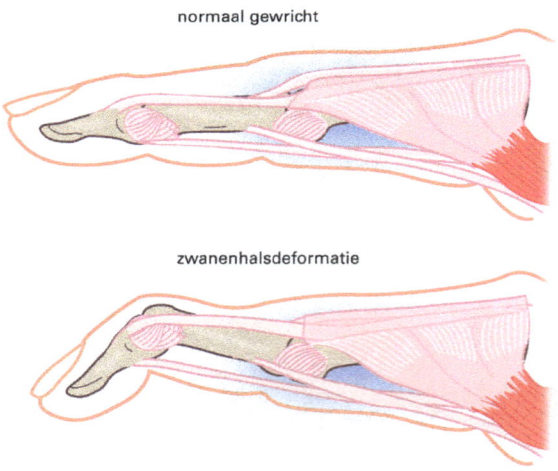

38c

39

Anamnese
Een 68-jarige patiënt bezoekt uw spreekuur wegens veel transpireren sinds minstens een jaar. Hij is niet afgevallen, voelt zich niet nerveuzer dan eerder en heeft geen hartkloppingen.

Lichamelijk onderzoek
Bloeddruk: 160/105 mmHg, pols: 72. Hoofd/hals: geen palpabele schildklier.
Zie afbeelding 39a en 39b.

Laboratoriumonderzoek
Hb 8,1 mmol/l, normale celindices, nuchtere glucose 8,0 mmol/l, HbA_{1c} 8,3%, FT4 16 pmol/l (9-24 pmol/l), TSH 1,6 mU/l (0,35-3,5 mU/l).

Vragen
1. Aan welke diagnosen denkt u bij diffuus transpireren?
2. Wat heeft patiënt volgens u?
3. Hoe kunt u de diagnose stellen?
4. Naar welke andere klachten/verschijnselen vraagt u?

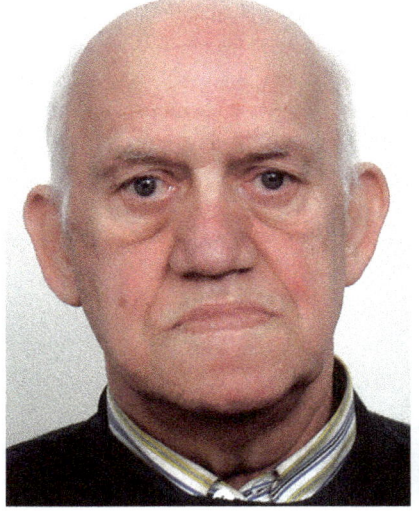

39a

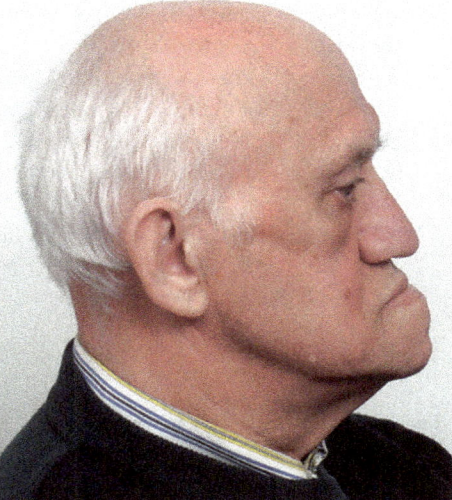

39b

Antwoord

1 Transpireren kan een klacht zijn die leidt tot een belangrijke diagnose. Nachtelijk zweten is zelfs apart gedefinieerd: transpireren, waarvan iemand doornat wordt en dat noodzaakt tot verschonen van beddengoed. Er zijn meerdere differentiële diagnosen van transpireren: maligniteit (lymfoom, solide tumoren), infectie (hiv-infectie, tuberculose), medicatie (paracetamol, tramadol enz.), endocriene oorzaken (hyperthyreoïdie, acromegalie, hypogonadisme, menopauze) neurologische oorzaken (autonome neuropathie bijv.) en idiopathische hyperhidrosis. Een onderscheid dient gemaakt te worden tussen opvliegers en nachtelijk zweten (zie ook antwoord casus 27). Een zorgvuldige anamnese is hierbij van belang.

2 De klinische diagnose op basis van de foto's van het gelaat is acromegalie. Deze diagnose wordt bewezen door een IGF-1 van 535 ng/ml (normaal voor 70 jaar: 100 ng/ml). De MRI van de sella/hypofyseregio, die natuurlijk pas werd gemaakt nadat de overproductie van groeihormoon was aangetoond, liet inderdaad een microadenoom van 9 mm zien. De verschijnselen op de foto zijn verdikte nasolabiale plooien, grove oren, prominerende supraorbitale randen en een grote onderkaak (macrognathie). Patiënt had ook een malocclusie van de tanden en overbite van de onderkaak, op de foto niet te herkennen.

3 De beste test voor de diagnose acromegalie is de bepaling van serum-IGF-1. De diagnose kan met een orale GTT bevestigd worden. Na glucosebelasting zal de GH-concentratie bij gezonde personen beneden 2 mU/l dalen, terwijl deze suppressie bij acromegalie niet optreedt. In tegenstelling tot groeihormoon, dat door zijn korte halfwaardetijd snel kan variëren, reflecteert IGF-1 de groeihormoonsecretie van de afgelopen dagen. Serum-IGF-1-concentraties zijn verhoogd bij alle patiënten met acromegalie en discrimineren goed naar normale personen. Wel moeten de resultaten geïnterpreteerd worden op basis van de leeftijd van de patiënt. Met stijgende leeftijd neemt de serum-IGF-1-concentratie af. De bepaling van een willekeurige groeihormoonconcentratie heeft geen diagnostische waarde, aangezien de groeihormoonsecretie bij normale personen pulsatiel is, een dagritme heeft en gestimuleerd wordt door verschillende factoren, zoals vasten, lichamelijke activiteiten, stress en slapen. Bovendien heeft groeihormoon een snelle klaring met een plasmahalfwaardetijd van ongeveer 20 minuten. De orale GTT (met 100 g glucose) geeft bij normale personen een goede onderdrukking van het groeihormoon, bij personen met acromegalie echter niet.

4 Aanvullende anamnestische vragen zijn: is de gebitsprothese aangepast, is het gebit groter geworden? Zijn de tanden uit elkaar gaan staan? Past de hoed niet meer? Past de (trouw)ring niet meer, te verklaren door acrale wekedelengroei? Zijn de handen grover geworden? Is de schoenmaat toegenomen?

Literatuur

Melmed S. Acromegaly. New Engl J Med 2006;355:2558-73.

40

Anamnese
Een 58-jarige patiënt wordt naar u doorverwezen wegens problemen met zijn linker voet (afbeelding 40a). Sinds 16 jaar is hij bekend met diabetes mellitus type 2 bij overgewicht. Tot nu toe was hij onder controle bij de huisarts en werd de diabetes mellitus met orale middelen behandeld.

Lichamelijk onderzoek
Bloeddruk 150/80 mmHg, pols 80/min; u bekijkt zijn benen.

Laboratoriumonderzoek
BSE 30 mm, Hb 6,7 mmol/l, celindices normaal, creatinine 140 µmol/l; urine: proteïnurie.

Vragen
1. Wat is uw conclusie ten aanzien van het rechter been?
2. Zijn er andere complicaties ten gevolge van de diabetes mellitus?
3. Wat moet het beleid zijn ten aanzien van het been?

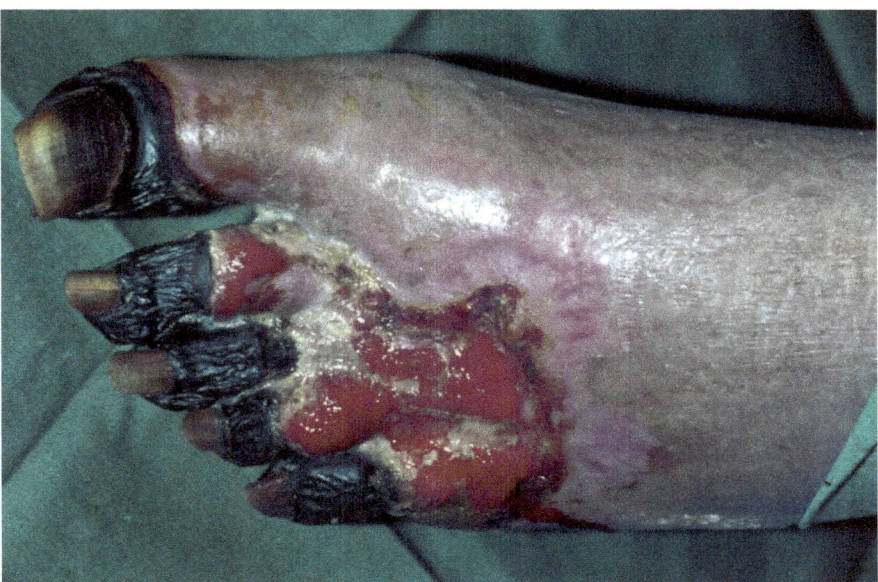

40a

Antwoord

1 Dit is een typisch voorbeeld van een ischemische voet bij diabetes mellitus: onregelmatige begrenzing en necrose; geen callus aanwezig, zoals bij een neuropathisch ulcus. Bij het verder uitvragen van de anamnese bleek patiënt al enkele maanden na 10 minuten lopen dysbasia-klachten te ervaren. Voor een opsomming van de verschillen tussen een neuropathisch en een ischemisch ulcus zie de tabel.

kenmerk	ischemisch ulcus	neuropathisch ulcus
lokalisatie	teentoppen	vaak op voetzool, over benige uitsteeksels
uiterlijk	onregelmatig begrensd, bleek of cyanotisch	meestal uitgeponst, rood, vaak diep en geïnfecteerd
temperatuur voet	koud en droog	warm en droog
pijn	aanwezig, kan ernstig zijn	afwezig
arteriële pulsaties	afwezig	aanwezig
venen	samengevallen	uitgezet
gevoel	wisselend	verminderde tast- en vibratiezin, APR afwezig
ulcus te midden van callus	callus afwezig	callus aanwezig
gedeformeerde voet	nee	vaak wel

2 Bij het bekijken van de al aanwezige gegevens overweegt u een andere complicatie naast de macrovasculaire afwijkingen aan de benen: diabetische nefropathie, herkenbaar aan hypertensie, proteïnurie, verminderde creatinineklaring. Patiënt bleek verder ook een preproliferatieve diabetische retinopathie te hebben; tijdens de opname ontwikkelde hij een asthma cardiale, waarschijnlijk op basis van coronairpathologie, waarvoor anamnestisch overigens geen aanwijzingen waren. Ondanks vaatreconstructief ingrijpen door de chirurg volgde tijdens deze opname reeds een transgenuale amputatie en een jaar later werd een voorvoetamputatie verricht wegens een ischemisch ulcus aan de andere voet.

3 Het belangrijkste bij deze ernstige pathologie is het voorkómen van een amputatie door een multidisciplinaire benadering: (vaat)chirurg, internist, revalidatiearts, podotherapeut, diabetesverpleegkundige en wondverzorger overleggen met elkaar rond deze ene patiënt. In de meeste ziekenhuizen is er tegenwoordig een diabetische-voetenpoli, waar dergelijke patiënten met spoed multidisciplinair beoordeeld kunnen worden. De acute vraag is, of er een infectie is en of er vasculair een verbetering tot stand gebracht kan worden door middel van stenting of andere methoden. De chirurg dient tevens te beoordelen, of een acute drainage dan wel een amputatie nodig is, waarbij postoperatief de revalidatiearts en podotherapeut voor verdere aanpassing zorg dragen, onder meer van schoeisel. Tijdens dit hele proces berust de (betere) diabetesregeling bij de internist, die zeker tijdens deze acute fase met s.c. insuline zal starten. Indien in deze fase (met mogelijk infectie, verminderde nierfunctie en cardiale problematiek) een biguanidepreparaat (metformine) wordt gebruikt, dient dit te worden gestaakt wegens verhoogde kans op lactaatacidose.

41

Anamnese
Een 36-jarige patiënte bezoekt de polikliniek wegens een symptomatische anemie. Zij voelt zich de laatste maanden erg moe; heeft wat minder eetlust en pijn op de tong. Familieanamnese: opa en een tante aan de kant van moeder hebben een te hard werkende schildklier.

Lichamelijk onderzoek
Een bleke patiënte. U inspecteert de tong (afbeelding 41a).

Laboratoriumonderzoek
Hb 4,5 mmol/l, MCV 116 fl (82-98), bilirubine 20 µmol/l (< 17), LDH 4.284 U/l (< 220), vitamine B12 < 75 pmol/l (150-625), foliumzuur en ijzerparameters normaal, haptoglobine < 0,20 g/l (0,3-2,0), antilichamen tegen pariëtale cellen + intrinsic factor positief.

Vragen
1 Wat ziet u aan de tong? Wat is uw diagnose?
2 Wat is de diagnose ten aanzien van de anemie?

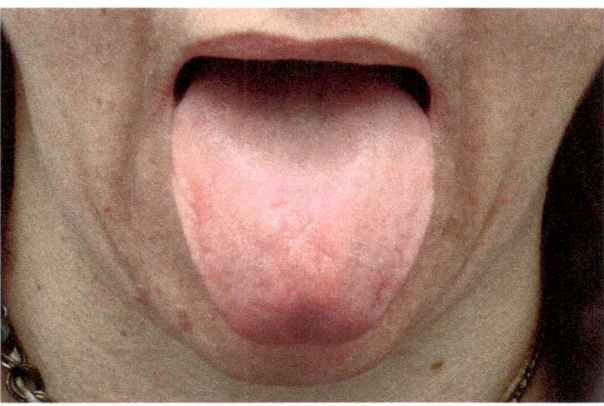

41a

Antwoord

1 Deze patiënte heeft een gladde, atrofische en bleke tong. De gladde tong berust op de afwezigheid van papillen. De pijn hangt hiermee samen. Dit wordt een atrofische glossitis genoemd.

2 Een atrofische glossitis kan bij ijzergebreksanemie en vitamine-B12-deficiëntie gezien worden. Het syndroom van Plummer-Vinson of Patterson-Kelly (atrofische glossitis, dysfagie en een oesofagusweb) en koilonychie (lepeltjesnagels) zijn in de ontwikkelde landen praktisch verdwenen. Maar sommige patiënten met ijzerdeficiëntie, met of zonder anemie, hebben last van tongpijn, verminderde speekselvloed, die leidt tot een droge mond, atrofie van de tongpapillen en soms alopecia. Het klassieke beeld van vitamine-B12-deficiëntie ten gevolge van pernicieuze anemie is dat van een prematuur grijze vrouw van Noord-Europese afkomst, limoenkleurig (ten gevolge van anemie en icterus), traag reagerend en met een schuifelende gang (als gevolg van neuropathie). Bij laboratoriumonderzoek een macrocytaire anemie met tekenen van hemolyse en neurologische afwijkingen. Dit klassieke beeld wordt tegenwoordig nog maar weinig gezien, maar is vervangen door meer subtiele presentaties. Patiënte had dus pernicieuze anemie, gesteund door de aanwezigheid van antilichamen tegen maagslijmvlies en intrinsic factor, en het voorkomen van schildklierfunctieafwijkingen in haar familie.

42

Anamnese
Een 60-jarige patiënt wordt door u in liggende positie op de onderzoeksbank nagekeken. Hij kwam bij u wegens kortademigheid bij inspanning en dikke voeten.

Vraag
Wat kan de zwelling in de hals (afbeelding 42a) veroorzaken?

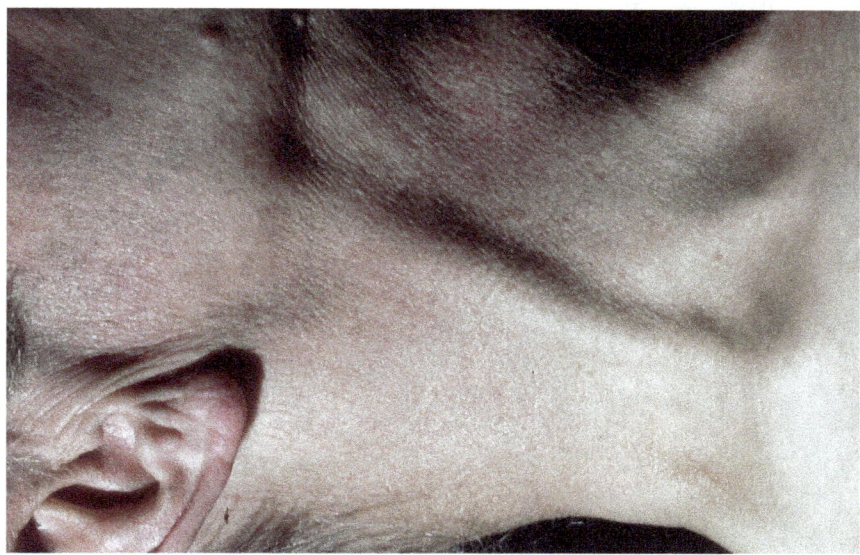

42a

Antwoord

Dit is een gespannen halsvene (V. jugularis). De oorzaak – gezien de anamnese van kortademigheid en oedeem van de benen – is een verhoogde veneuze druk bij hartfalen. Doordat de V. jugularis vrijwel altijd zonder kleppen via de V. cava superior in verbinding staat met het rechter atrium, kan men bij bestudering van de halsvenen veranderingen in de vullingsdruk van het rechter atrium registreren. Een juiste positie van de patiënt is belangrijk: de patiënt moet onder een hoek van 45° op de onderzoeksbank liggen met het hoofd op een kussen. Ter hoogte van de angulus Ludovici, die als nulpunt wordt beschouwd, is de druk in het rechter atrium 5 cm water. In deze vene wordt de maximumhoogte van de pulsaties in cm water gemeten. Eerder gebeurde dit vaak met de veneuze boog van Lewis-Borst. Bij de gemiddelde persoon is de normaalwaarde 3 cm boven dit nulpunt. Bij hogere waarden is de vullingsdruk in het rechter atrium te hoog en wel hoger dan (5+3 =) 8 cm. Een verdere verfijning wordt bereikt door de zogenoemde abdomino-jugulaire refluxtest of hepato-jugulaire refluxtest. Door met een hand gedurende 10 seconden druk uit te oefenen over de lever/rechter bovenbuik wordt het aanbod aan veneus bloed tijdelijk verhoogd en wordt de functie van rechter atrium en rechter ventrikel getest. Bij rechter ventrikelfalen of verhoogde rechteratriumdruk zal de veneuze druk enige tijd zichtbaar verhoogd blijven: een positieve abdomino-jugulaire refluxtest.

Bij een verhoogde druk in de V. cava superior zal de druk in de V. jugularis ook verhoogd zijn, maar door de stuwing in het hoofd-halsgebied zal de vene vaak niet goed zichtbaar zijn.

43

Anamnese
Een 18-jarige negroïde jongen bezoekt uw polikliniek en vraagt u wat te doen met de afwijking aan zijn derde vinger (afbeelding 43a en 43b). Bij aanvullende anamnese vertelt hij in Malawi geboren en getogen te zijn op het platteland. Verder zijn er geen anamnestische aanknopingspunten.

Lichamelijk onderzoek
U bekijkt de vinger en natuurlijk kijkt u de jongen volledig na, waarbij geen andere afwijkingen naar voren komen.

Laboratoriumonderzoek
Hierbij komen geen afwijkingen naar voren.

Vragen
1 Wat is uw diagnose en waardoor kan de afwijking veroorzaakt worden?
2 Hoe stelt u de diagnose?
3 Bij welke categorie Nederlanders kan dit ook voorkomen?
4 Wat is de behandeling?

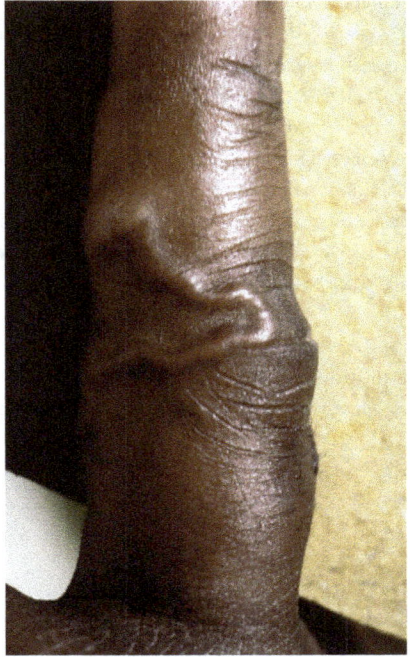

43a

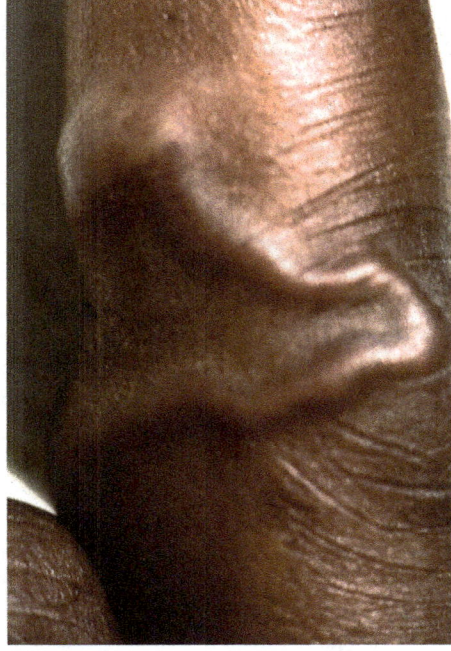

43b

Antwoord

1 Wat u ziet, wordt *cutane larva migrans* of *creeping eruption* genoemd. Het is een parasitaire huidaandoening die veroorzaakt wordt door het binnendringen in de epidermis van larven, meestal van *Ankylostoma canis, Ankylostoma brasiliensis, Strongyloides stercoralis* en, zeldzamer, ten gevolge van larven van de vliegen *Gastrophilus, Gnathostoma spinigerum* en *Hypoderma*. De huidreacties worden veroorzaakt door het migreren van de parasiet door de huid. Het lichaam reageert hierop met een urticariële reactie die de kruipgang van de parasiet volgt. De infectie die tot stand komt door de honden- en kattenmijnworm, *Ankylostoma canis, Ankylostoma brasiliensis*, veroorzaakt over het algemeen bij de mens, die een niet-natuurlijke gastheer is, alleen maar huidverschijnselen. Zelden komen longklachten voor; waarschijnlijk zijn die het gevolg van een allergische reactie op de wormen in de huid (syndroom van Löffler). De huid wordt gepenetreerd op plaatsen die met de grond waar de hond of kat zijn feces achterlaat, in aanraking komen: bij volwassenen vooral de voeten, bij kinderen de billen en onderbenen. Na penetratie kan de larve weken tot maanden inactief blijven, maar ook direct migreren. De larve migreert met een snelheid van enkele millimeters tot centimeters per dag. Omdat de larve niet in een bepaalde richting migreert, ontstaat een bizar lijnenpatroon bestaande uit sterk jeukende, serpigineuze[1], urticariële papels. Deze draadvormige laesies zijn enkele millimeters breed, eerst felrood, later lividerood, om daarna op te bleken en te gaan schilferen. De aandoening geneest na enkele maanden spontaan. *Strongyloides stercoralis* is een humane parasiet. Een infectie verloopt dan ook meestal vrijwel symptoomloos. Infectie met *S. stercoralis*, een nematode, kan exogeen plaatsvinden, evenals bij *Ankylostoma*, maar ook exo-autogeen, namelijk vanuit de anus. De huidafwijkingen zijn typisch: het lijnenpatroon van de creeping eruption is hier veel rechter (larva currens) dan bij de mijnworm. Ook verplaatst de larve zich sneller: ongeveer 10 cm per uur. De afwijkingen zijn eveneens jeukend en urticarieel. De afwijkingen komen perianaal voor, op de billen, in de liezen en op de romp. De creeping eruption veroorzaakt door de vliegenlarve van de *Gastrophilus, Gnathostoma spinigerum* en *Hypoderma* is over het algemeen slechts een solitaire, jeukende, wat brede, serpigineuze laesie.
2 De diagnose wordt gesteld op grond van het karakteristieke huidbeeld in combinatie met een juiste geografische anamnese, waarbij blootsvoets contact met grond een extra vereiste is. Serologisch onderzoek is niet beschikbaar. Indien de mogelijkheid van *Strongyloides stercoralis* wordt overwogen, dient fecesonderzoek plaats te vinden volgens de concentratiemethode van Baermann (zie afbeelding 36a).
3 Larva migrans kan voorkomen bij reizigers uit tropen en subtropen; slechts zelden komt het in gematigde klimaten voor. De infestatie treedt op ten gevolge van contact tussen onbeschermde huid en grond gecontamineerd met dierlijke feces. Met name toeristen die zonder schoeisel lopen, lopen een risico.
4 Het middel van keuze is ivermectine: een eenmalige dosis ivermectine oraal (200 µg/kg) vernietigt de larven, waarna de verschijnselen snel verdwijnen. Een lokale behandeling (cryotherapie, excisie of expressie) is obsoleet. Bij *S. stercoralis* is een vereiste de diagnose via fecesonderzoek te stellen, met name met behulp van de concentratiemethode volgens Baermann.

Literatuur

Faber WR, Hay RJ, Naafs B. Imported skin diseases. Maarssen: Elsevier Gezondheidszorg 2006.

---

[1] Serpigineus: zich langzaam over een oppervlak verplaatsend (Latijn: serpere = kruipen).

44

Anamnese
Een 49-jarige vrouw heeft sinds drie maanden eczeem aan haar rechter tepel: jeuk, en een enkele keer ook wat bloederige afscheiding. Verder zijn er geen klachten.

Lichamelijk onderzoek
Zie afbeelding 44a.

Vragen
1 Waar denkt u aan?
2 Wat zou u in elk geval doen?
3 Wat is de betekenis van de bloederige afscheiding?

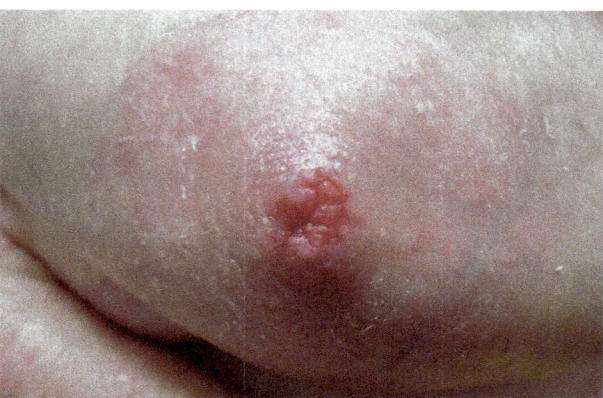

44a

Antwoord

1 De hele tepelregio is eczemateus, de areola lijkt gespaard. Bij verder onderzoek zijn geen okselklieren ontdekt, noch andere bijzonderheden. U denkt aan Paget van de tepel, oftewel de ziekte van Paget (*Paget's disease*, ook met de toevoeging *of the nipple*).

2 Indien de afwijkingen – ondanks lokale behandeling – binnen twee weken niet verbeterd zijn (patiënte wachtte zelf langer dan twee weken) is de volgende diagnostische stap een conusexcisie van de tepel. Natuurlijk zullen ook mammografie en echografie van de mamma verricht worden en zal een uitstrijk worden gemaakt van de eczemateuze regio voor cytologisch onderzoek. Sir James Paget beschreef dit beeld al in 1874: 'De ziekte begon als een uitslag van de tepel en areola. Meestal zag het er als een intens rood, ruw oppervlak uit zoals het oppervlak van een zeer acuut diffuus eczeem of een acute balanitis. Van een dergelijk oppervlak, over de gehele of een groter deel van de tepel of areola, kwam altijd overvloedige, heldere, gelige, viskeuze afscheiding'. De huid van de tepel kan verschillend beschreven worden: erythemateus, eczemateus, schilferend, ruw, vesiculair of ulcererend. Het pathologische kenmerk is de aanwezigheid van maligne, intra-epitheliale adenocarcinoomcellen. In 97% van de patiënten gaat Paget's disease samen met een mammacarcinoom, in situ en/of een invasief carcinoom. In 50% van de patiënten is er een palpabele massa, in 20% is er een mammografische afwijking zonder een palpabele afwijking, in 25% is er noch een palpabele massa noch een afwijkend mammogram, en is er een occult ductaal carcinoom aanwezig, en in 5% is er geen palpabele massa, geen afwijkend mammogram en geen parenchymateus mammacarcinoom. Paget's disease vormt 1-3% van alle mammacarcinomen. Voor deze aandoening zijn geen gerandomiseerde onderzoeken beschikbaar om het therapeutisch beleid te onderbouwen.

3 Er was ook sprake van afscheiding, waarschijnlijk tepeluitvloed. Tepeluitvloed is gedefinieerd als spontane afscheiding van vocht uit de tepel die niet toe te schrijven is aan een normale fysiologische functie (zwangerschap of lactatie). Tepeluitvloed kan melkachtig, troebel of bloederig zijn en kan zowel enkel- als dubbelzijdig voorkomen. Als het dubbelzijdig voorkomt, is een maligniteit onwaarschijnlijk. Melkachtig vocht (galactorroe) uit een of beide tepels zonder pathologische betekenis komt bij 20-50% van de vrouwen voor. Oorzaken zijn: zwangerschap, lactatieperiode en postlactatieperiode. Na het stoppen met borstvoeding kan galactorroe een tot twee jaar aanhouden. Andere oorzaken van galactorroe zijn: begin van de puberteit, een reactie na een trauma van de thoraxwand, hypo- en hyperthyreoïdie of prolactinoom, en verscheidene geneesmiddelen (tricyclische antidepressiva, fenothiazinen, antipsychotica, sommige antihypertensiva en anticonceptiva). Manipulatie van de mammae en seksuele stimulatie kunnen leiden tot afscheiding van sereus vocht. Indien geen oorzaak is aan te geven, spreken we over idiopathisch, wat zeker ook voorkomt. Galactorroe is geen reden tot ongerustheid, eventueel verantwoordelijke medicatie hoeft niet gestaakt te worden. Troebele, gele of groene tepeluitvloed kan optreden bij langer bestaande galactorroe, maar kan ook het gevolg zijn van een mastitis non-puerperalis (zie casus 94). Dit gaat gepaard met pijn en lokale roodheid en kan leiden tot een verharde en ingetrokken tepelhof. Het verdwijnt spontaan of antibiotica (flucloxacilline) zijn nodig. Uitvloed van bloederig vocht is, tenzij in de zwangerschap, een indicatie voor verder onderzoek vanwege de mogelijkheid van een carcinoom (ca. 10%). Oorzaken zijn: ductectasie, hyperplasie, intraductaal papilloom of in situ of infiltrerend ductaal carcinoom.

45

Anamnese
Een 63-jarige patiënte presenteert zich in een verwaarloosde conditie op de afdeling spoedeisende hulp (SEH) wegens toenemende kortademigheid. Zij is bekend met chronisch obstructief longlijden (COPD), alcohol- en nicotine-abusus.

Lichamelijk onderzoek
Zij is in een verwaarloosde toestand; lengte 1,70 m, gewicht 47,5 kg, BMI 16,5 kg/m^2. Bij het nakijken wordt uw aandacht getrokken door haar armen (afbeelding 45a).

Laboratoriumonderzoek
BSE 5 mm/uur, CRP < 5 mg/l, Hb 7,9 mmol/l, erytrocyten 3,04 T/l, MCV 115 fl, leukocyten 7,9 G/l, trombocyten 107 G/l, stollingstijden normaal.

Vragen
1 Wat valt u op?
2 Aan welke differentiële diagnosen denkt u?

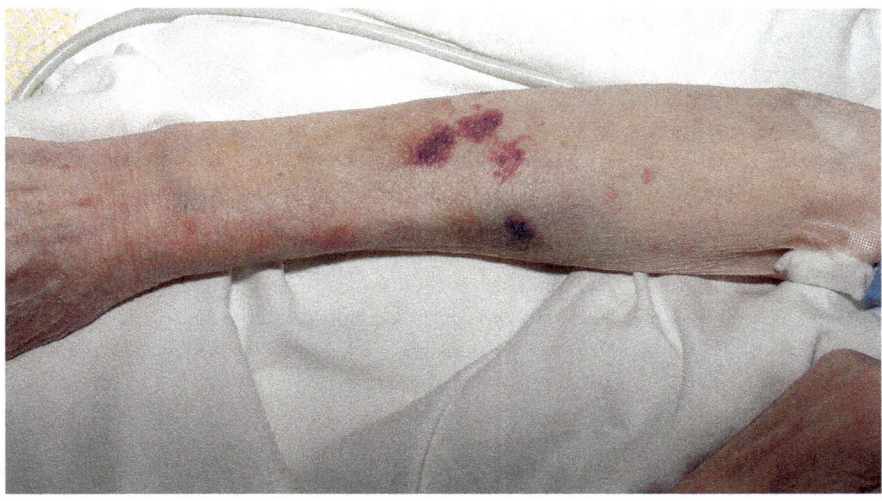

45a

Antwoord

1 Onderhuidse bloedingen, die overigens direct bij binnenkomst zichtbaar waren en die dus niet tijdens de opname zijn veroorzaakt.
2 Differentiële diagnosen:
   a bloedingen ten gevolge van NSAID's, die een trombopathie kunnen veroorzaken. Patiënte ontkende het gebruik van medicatie uit deze groep. Zij had noch via een apotheek noch via een drogisterij dergelijke medicatie aangeschaft.
   b Een andere belangrijke differentiële diagnose is hypercortisolisme. Bij het lichamelijk onderzoek waren er geen symptomen van hypercortisolisme, zoals vollemaansgezicht, opgevulde supraclaviculaire ruimten, abdominale adipositas, verhoogde bloeddruk (zie casus 15). Hypercortisolisme zou er kunnen zijn naar aanleiding van exogene corticosteroïden (CS), bijvoorbeeld ter behandeling van een verergering van de COPD, eventueel op basis van lokaal toegediende CS, zoals inhalatiesteroïden (zie casus 50). Hypercortisolisme in de vorm van de ziekte of het syndroom van Cushing is een mogelijkheid.
   c Waar, zeker bij een patiënte die zich verwaarloost, aan gedacht moet worden bij subcutane bloedingen, is vitamine-C-tekort, oftewel scheurbuik. De klassieke manifestaties van scheurbuik zijn gelokaliseerd op benen, billen en armen: hyperkeratotische papels en perifolliculaire bloedingen. Petechiën vloeien samen tot ecchymosen. Er kan oedeem aan de benen, met name de voeten, optreden. De gingivae bloeden bij geringe aanrakingen, zoals bij tandenpoetsen; het tandvlees wordt rood, gezwollen en glad en dun. Reumatologische problemen kunnen zich ontwikkelen zoals pijnlijke haemarthros en subperiostale bloedingen. Ook klachten van vermoeidheid en gestoorde wondgenezing treden op. Vitamine C heeft verscheidene functies in het lichaam en is onder meer verantwoordelijk voor de hydroxylering van collageen. De afwijkingen in het collageenmetabolisme verklaren de belangrijkste uitingen van scheurbuik. De eerste beschrijving van vitamine-C-deficiëntie is gevonden in de Ebers papyrusrollen, die dateren van 1500 voor Christus. Tussen 1500 voor en 1800 na Christus heeft scheurbuik vaker het overlijden van zeelieden veroorzaakt dan alle andere ziekten en rampen tezamen. James Lind, een scheepsarts bij de Britse marine, heeft aangetoond, dat citrusvruchten scheurbuik tijdens lange zeereizen konden voorkomen en genezen. Scheurbuik kan een gevolg zijn van verminderde inname van vitamine C, zoals bij verwaarlozing, vreemde eetgewoonten, en verminderde absorptie, zoals bij colitis. De diagnose vitamine-C-deficiëntie is gebaseerd op klinische kenmerken en voedingsanamnese, en op een snelle verbetering na vitamine-C-aanvullling. Het plasmavitamine-C-gehalte geeft vooral de recente inname van vitamine C aan en niet zozeer de actuele vitamine-C-voorraad. Met een vitamine-C-tolerantietest kan de vitamine-C-status beoordeeld worden. Na een orale dosis van 1 g vitamine C dient de urine-uitscheiding van vitamine-C gedurende 6 uur gemeten te worden. Bij patiënte was het plasmavitamine-C-gehalte 8 µmol/l (normaalwaarden 11-100 µmol/l). Er was ook een vitamine-D-deficiëntie, overigens een normaal foliumzuur en vitamine-B12-gehalte.

Literatuur

Olmedo JM, Yiannias JA, Windgassen EB, Gornet MK. Scurvy: a disease almost forgotten. Int J Dermatol 2006:45; 909-13.

46

Anamnese
Een 10-jarige jongen presenteerde zich in een plattelandsziekenhuis in Afrika. Hij had af en toe temperatuurverhoging, zonder een duidelijke, aanwijsbare oorzaak.

Vragen
Wat valt u op bij deze Afrikaanse jongen (afbeelding 46a, 46b en 46c)? Wat zou de verklaring voor de temperatuurverhoging kunnen zijn?

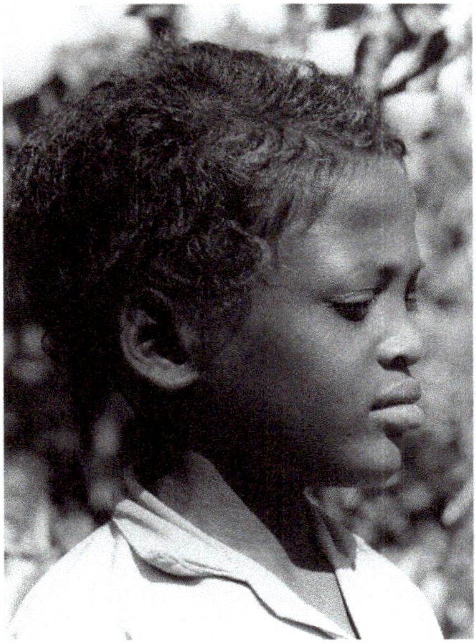

46a

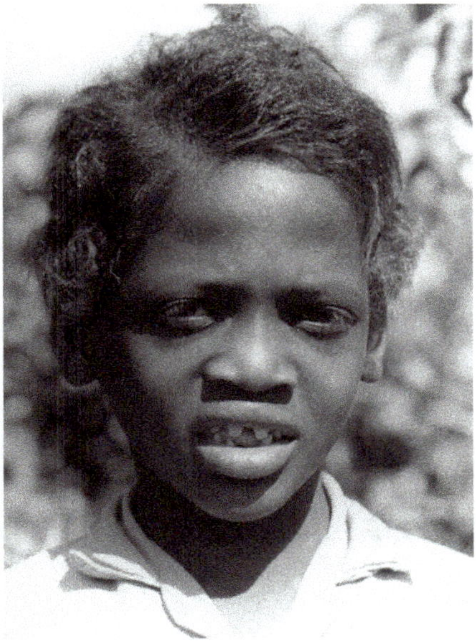

46b

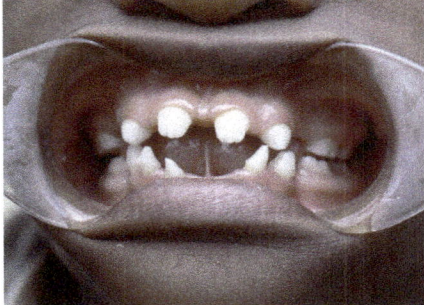

46c

Antwoord

Dit is een patiënt met een anhidrotische ectodermale dysplasie of een hypohydrotische ectodermale dysplasie. Deze aandoening is X-linked recessief en het gevolg van een embryonale ontwikkelingsstoornis van het ectoderm. Tanden, haar, nagels en eccriene klieren zijn aangedaan. Eccriene zweetklieren zijn gedeeltelijk of geheel afwezig, met als gevolg verminderd of geen zweten (hypohydrosis of anhydrosis). Patiënten kunnen zich hierdoor presenteren met hyperpyrexie of warmte-intolerantie. Verder een karakteristiek gelaat: duidelijke 'frontal bossing', zadelneus (zie casus 56), ingevallen wangen, vooruitstekende lippen en weinig haar, van matige kwaliteit. Bij Afrikaanse patiënten is het haar dan grijs van kleur en steil. Verminderde tandgroei, hutchinson- en conische tanden of geen tanden (adontie) en dunne nagels met richels. De temperatuurverhoging bij deze patiënt kan een gevolg zijn van onvoldoende warmteafgifte, een van de verschijnselen bij deze aandoening. De foto van het gebit (afbeelding 46d) is van een Marokkaanse jongen in Nederland.

Literatuur

Slee PHThJ. Anhidrotic ectodermal dysplasia in an African negro family. Transactions of the Royal Society of Tropical medicine and Hygiene 1976;70:252-3.

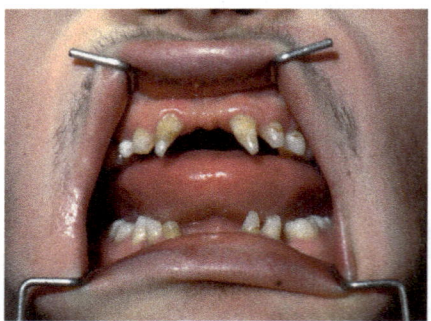

46d

47

Anamnese

Een 55-jarige patiënt presenteert zich op de afdeling spoedeisende hulp. Drie dagen tevoren is hij ziek uit zijn werk gekomen: hij voelde zich niet lekker, was misselijk en braakte. De volgende dag voelde hij zich niet veel beter, had naast de andere verschijnselen ook een aantal keren waterdunne ontlasting. Tevens had hij erge spierpijn, met name in zijn kuiten.

Lichamelijk onderzoek

Matig ziek ogend, onrustig; RR 130/90 mmHg, pols 100/minuut regulair, temperatuur 38,8°C, verder geen bijzonderheden.
Op de derde dag gaat u patiënt nog een keer opzoeken en valt u iets op (afbeelding 47a). Patiënt heeft verder nog steeds temperatuurverhoging en kreeg nog geen antibiotica.

Laboratoriumonderzoek

Op de dag van opname (en drie dagen later): CRP 131 mg/L (360), leukocyten 12,7 10^9/l (15,1), creatinine 131 µg/l (360), alkalische fosfatase en γ-GT steeds normaal, bilirubine 18 µmol/l (132), ASAT normaal 42 U/l (normaal < 30 U/l), ALAT, LDH normaal; urine eiwit 0,8 g/l, sediment 5-10 ery's per gezichtsveld.

Vragen

1 Waar denkt u aan?
2 Wat vraagt u patiënt nu nog ter aanvulling?
3 Welk onderzoek bevestigt deze diagnose?

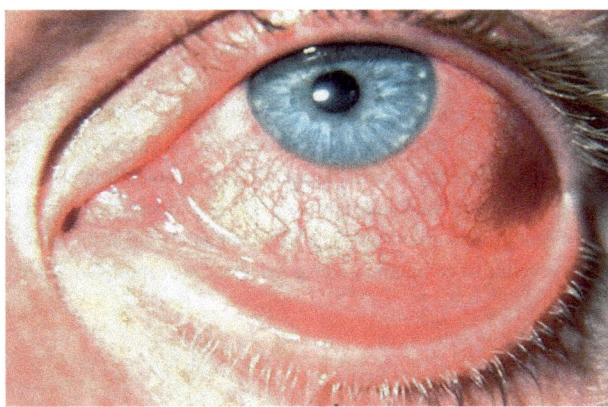

47a

Antwoord

1 U valt de conjunctivale injectie aan de ogen op en u denkt onmiddellijk aan leptospirosis bij deze koortsige patiënt. Twee dagen later waren de sclerae ook duidelijk icterisch. De diagnose leptospirosis wordt gesteund door het anamnestisch gegeven van spierpijnen, en de laboratoriumgegevens van de icterus, leverfunctiestoornissen en de afnemende nierfunctie. Conjunctivale injectie is zeer typisch voor leptospirosis en wordt bij weinig andere infecties gezien, bijvoorbeeld infecties met arbovirussen en rickettsiosen.

2 Hierna heeft u zeker gerichte aanvullende vragen aan patiënt. Leptospirosis is een bacteriële zoönose, met een hogere incidentie in de tropen. Mensen worden vaak geïnfecteerd na blootstelling aan omgevingsbronnen zoals dierenurine, besmette grond of water, of geïnfecteerde dieren. Porte d'entrée kan een beschadiging zijn van de huid, slijmvliezen of conjunctivae. Het kan geassocieerd zijn met beroeps- (boerenbedrijf, veterinaire en abattoirwerkzaamheden) of ontspanningsactiviteiten (kanoën, kajakken in besmet water). Op uw vraag of patiënt in aanraking is geweest met stilstaand water waar eventueel ratten toegang toe hebben, vertelt hij dat hij in Amsterdam in een kanaal heeft gewerkt enkele dagen voordat hij ziek werd. U realiseert zich dat leptospirosis niet alleen in de tropen of subtropen voorkomt, maar ook in ons land.

3 Ofschoon u de antibiotische behandeling nu al start, gaat u de diagnostiek toespitsen. Kweken van bloed of urine waren al ingezet, maar de kweken zijn vrij ongevoelig. Serologie voor *leptospirae* is het meest gebruikelijke diagnosticum. Leptospirosis kan een zeer wisselend ziektebeloop hebben, van subklinisch verlopend tot ernstig, potentieel dodelijk, gecompliceerd door het falen van diverse organen. Het begint met een plotselinge temperatuurverhoging, koude rillingen, spierpijnen en hoofdpijn bij 75-100% van de patiënten. Het kan gepaard gaan met een niet-productieve hoest en ongeveer 50% heeft klachten van misselijkheid, braken en diarree. Minder gebruikelijke verschijnselen kunnen zijn gewrichtspijn, botpijn, pijnlijke keel en buikpijn. Het kan ook een bifasisch temperatuurbeloop hebben, een zogenoemde zadeltypekoorts (zie ook casus 18). De incubatieperiode is 2-26 dagen (gemiddeld 10). Het lichamelijk onderzoek levert vaak weinig op. Een verschijnsel dat vaak over het hoofd wordt gezien, is subconjunctivale vaatinjectie. Spierpijnen, lymfkliervergroting, hepatomegalie, afwijkende longauscultatie en huidafwijkingen, met name bloedingsverschijnselen zijn mogelijk. Eventueel kan een aseptische meningitis worden vastgesteld. Bij het laboratoriumonderzoek: witte bloedcellen $3,0-26\times10^9$/l; eventueel linksverschuiving; urineonderzoek: proteïnurie, pyurie, korrelcilinders en soms erytrocytencilinders, verhoogde CK-waarden, minimale tot matige verhoging van transaminasen (meestal < 200 U/l), hyponatriëmie; lever- en nierfunctievermindering (bilirubine 1026-1368 μmol/l), ongebruikelijk trombocytopenie, nog ongebruikelijker pancytopenie. Er kunnen ook afwijkingen op de X-thorax zichtbaar worden: kleine nodulaire verdichtingen, die kunnen samenvloeien tot een consolidatie of een 'ground glass'-uiterlijk. De behandeling zal bestaan uit penicilline G of amoxicilline. Doxycycline of cefotaxim is een goed alternatief voor penicilline G.

48

Anamnese
Een 54-jarige patiënte komt wegens littekenklachten. Tien maanden tevoren heeft zij een gemodificeerde radicale mastectomie ondergaan wegens mammacarcinoom stadium T2N1M0, alleen gevolgd door adjuvante chemotherapie; geen hormonale adjuvante therapie wegens negatieve oestrogeen- en progesteronreceptor. Drie maanden tevoren heeft zij de laatste adjuvante chemotherapie gehad.
In het littekengebied zijn duidelijke afwijkingen zichtbaar (afbeelding 48a).

Vragen
1 Wat is uw conclusie?
2 Doet u verder onderzoek?
3 Hoe zou u dit behandelen?

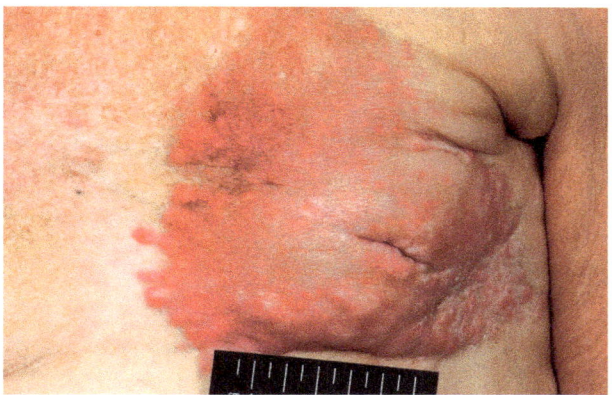

48a

Antwoord

1. Er is een lokaal recidief aanwezig tot het tegendeel is bewezen.
2. Een biopt is belangrijk om tot de conclusie lokaal recidief te komen. Vervolgens is het onderscheid tussen geïsoleerd recidief en recidief plus metastasen op afstand essentieel voor het verdere therapeutisch beleid. Daarom wordt onderzoek naar metastasering op afstand ingezet: volledig lichamelijk onderzoek, beeldvorming (X-thorax, echografie van lever en botscintigrafie) en laboratoriumonderzoek (BSE, hematologie en leverfuncties). Een lokaal recidief manifesteert zich in de vorm van een massa in resterend borstweefsel (na een borstsparende ingreep), één of meerdere noduli in de thoraxwand of de overliggende huid en eventueel een axillaire of supraclaviculaire lymfklier.
3. Indien de ziekte gelokaliseerd is en lokale chirurgische behandeling mogelijk is, verdient lokale chirurgische behandeling de voorkeur. Eventueel kan vooraf aan de chirurgie een systemische behandeling worden gegeven teneinde de afwijking(en) resectabel te maken, als neoadjuvante behandeling. Bij een geïsoleerd lokaal recidief is de behandeling in opzet curatief, bij een recidief plus metastasen is de behandeling palliatief. Indien er metastasen op afstand zijn of lokale behandeling niet volledig kan zijn, is systemische behandeling aangewezen in de vorm van chemotherapie of endocriene therapie. Afbeelding 48b is een lokaal recidief bij een andere patiënte.

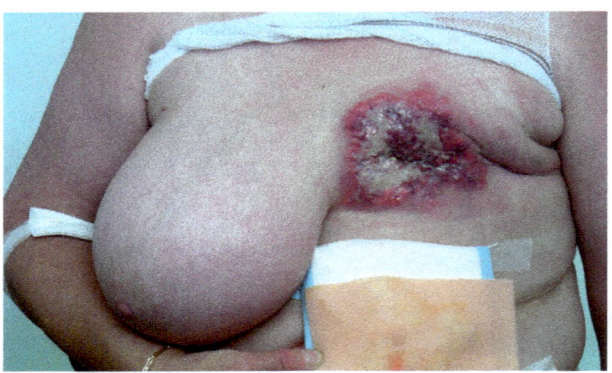

48b

49

Anamnese
Een patiënte die al jaren bekend is met reumatoïde artritis komt met een afwijking aan haar handen (afbeelding 49a).

Vraag
Hoe wordt deze afwijking genoemd?

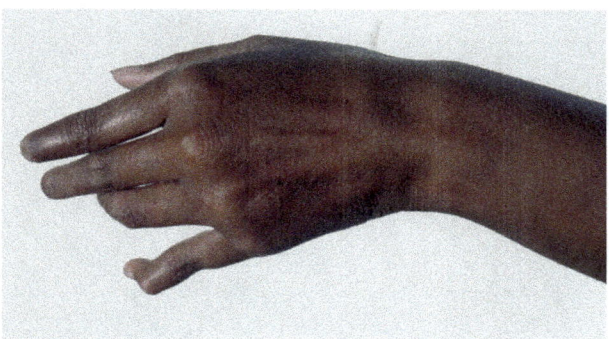

49a

Antwoord

Dit is een knoopsgatdeformatie (*boutonnière deformity*, afbeelding 49b) van dig. V en minder duidelijk van dig. IV. Dit berust op een overstrekking van het DIP- (distale interfalangeale) gewricht in combinatie met een buigstand van het PIP- (proximale interphalangeale) gewricht. Bij een persisterend actieve reumatoïde artritis worden ook structuren rond gewrichten en pezen aangetast, in dit geval het centrale deel van de strekpees ter hoogte van het PIP-gewricht. Het PIP-gewricht komt daardoor tussen de beide buitenste delen van de strekpees te zitten, als een knoop in een knoopsgat. Hierdoor gaat de strekpees werken als een buiger van het PIP-gewricht; op het DIP-gewricht komt zeer veel strekspanning te staan, waardoor het gewricht overstrekt wordt. Zie ook casus 38.

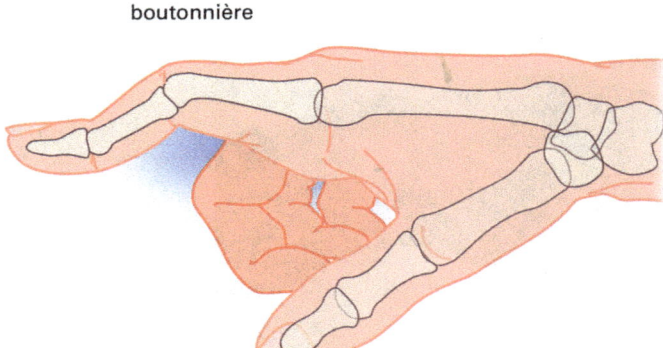

boutonnière

49b

50

Anamnese
Een 68-jarige patiënte bezoekt uw spreekuur vanwege haar diabetes mellitus type 2, die ondanks viermaal daags insuline slecht geregeld is. Op 32-jarige leeftijd werd de diabetes mellitus ontdekt en op 37-jarige leeftijd werd gestart met eenmaal daags, op 47-jarige leeftijd met viermaal daags insuline. Ondanks dit schema blijft het HbA_{1c} schommelen tussen 9,0 en 10,5%, oftewel: de diabetes mellitus is zeer slecht geregeld. Er zijn geen orgaancomplicaties. Patiënte komt weer eens langs om de regeling van haar diabetes mellitus met u te bespreken. Patiënte geeft geen veranderingen aan ten opzichte van het vorige polikliniekbezoek. Ze heeft de afgelopen vier maanden niets veranderd in haar eetgewoonten.

Lichamelijk onderzoek
Lengte 1,70 m, gewicht 108 kg, BMI 37,3 kg/m^2, RR 130/60 mmHg, pols 68/minuut regulair. Verder vallen u geen bijzonderheden aan patiënte op, behalve aan haar onderarmen (afbeelding 50a en 50b).

Laboratoriumonderzoek
Hb 8,7 mmol/l, trombocyten 220 10^9/l, creatinine 114 µmol/l (licht verhoogd), HbA_{1c} 9,3%.

Vragen
1 Wat valt u op aan de onderarmen van patiënte? Hoe beschrijft u deze afwijkingen?
2 Wat kan hiervan de oorzaak zijn?

50a
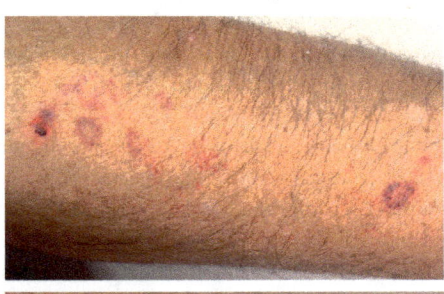

50b
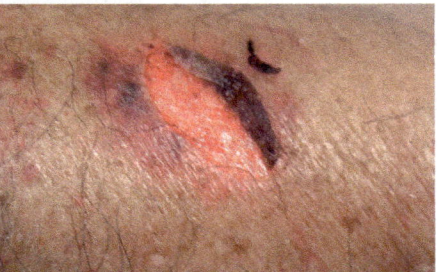

Antwoord

1 Er vallen drie belangrijke facetten onmiddellijk op aan de onderarmen: de huid is zeer dun, atrofisch en laat daardoor zeer gemakkelijk los. In de tweede plaats zijn er verscheidene hematomen op beide onderarmen. Ook op de onderbenen konden er bij inspectie enkele worden ontdekt. Ten slotte valt de voor een vrouw nogal overvloedige beharing op.

2 De oorzaak kunnen corticosteroïden zijn. Te veel corticosteroïden (CS) kunnen exogeen, dus via medicatie verklaard worden (ook wel iatrogeen genoemd), of endogeen door overproductie van CS (hypercortisolisme). Bij verder lichamelijk onderzoek waren er overigens geen andere aanwijzingen voor hypercortisolisme. De meest voorkomende oorzaak van hypercortisolisme is CS. Deze CS kunnen parenteraal (i.v., intra-articulair, via de huid) of oraal toegediend zijn in synthetische of in natuurlijke vorm, bijvoorbeeld cortison. Een ander onderscheid is lokaal versus niet-lokaal ofwel systemisch. Vaak is na een dergelijke behandeling de concentratie cortisol laag of zelfs onmeetbaar, evenals ACTH. Als het toegediende CS niet herkend wordt in de cortisolbepaling, maar ook als de eigen CS-secretie geremd is door exogeen CS, is dit het geval.

Cortisonacetaat en hydrocortison interfereren in de plasmacortisolbepaling, waardoor een 'normale' cortisolconcentratie kan worden gemeten. Bij navragen bleek patiënte twee maanden tevoren twee keer triamcinolon-acetonide in een schoudergewricht gehad te hebben. Bij controle, twee maanden na de laatste injectie, waren de ACTH- en cortisolconcentraties (weer) in het normale bereik. Ofschoon lokale toediening van CS (intra-articulair, inhalatie, via huid of neus) wordt gepropageerd om de bijwerkingen te voorkomen, blijken ook na lokale behandeling met CS cushing-gerelateerde bijwerkingen gerapporteerd te worden: afname lengtegroei, osteoporose, ontstaan en verergeren van diabetes mellitus, cataract en – zeer belangrijk – syndroom van Cushing en bijnierinsufficiëntie. Ofschoon deze patiënte dus lokaal CS had gekregen, waren er wel systemische bijwerkingen opgetreden. Naast het iatrogene syndroom van Cushing zijn andere oorzaken in de hypofyse of de bijnieren gelokaliseerd of ontstaat het syndroom ten gevolge van ectopische ACTH-productie. Een andere indeling van de oorzaken:

a ACTH-afhankelijk: ten gevolge van een hypofyse-adenoom (ziekte van Cushing) of ectopische ACTH-productie (kleincellige maligniteiten, bijv. van de longen): hierbij is én ACTH én cortisol verhoogd.

b ACTH-onafhankelijk: ten gevolge van bijnierpathologie, waarbij de ACTH-concentratie gesupprimeerd is door het verhoogde cortisol. Dit is het geval bij een bijnieradenoom/carcinoom of bij iatrogene oorzaken (zie casus 15). Bij iatrogene oorzaken kan er tijdelijk een verhoogde concentratie van corticosteroïden zijn, maar het klinisch beeld (zoals bij deze patiënte) kan aanwezig zijn. Het bewijs is alleen met een goede anamnese en lichamelijk onderzoek te achterhalen.

De mannelijke beharing – hirsutisme – is toe te schrijven aan morbide obesitas (zie casus 75).

Literatuur

Tuyl SAC van, Slee PHThJ. Are the effects of local treatment with glucocorticoids only local? Editorial Neth J of Med 2002;60;130-3.

51

Anamnese
Een diabetespatiënt komt voor zijn jaarlijkse controle. Bij het jaarlijks onderzoek van de voeten valt u iets op.

Vragen
1 Wat is de naam van deze afwijking?
2 Waardoor wordt dit veroorzaakt?

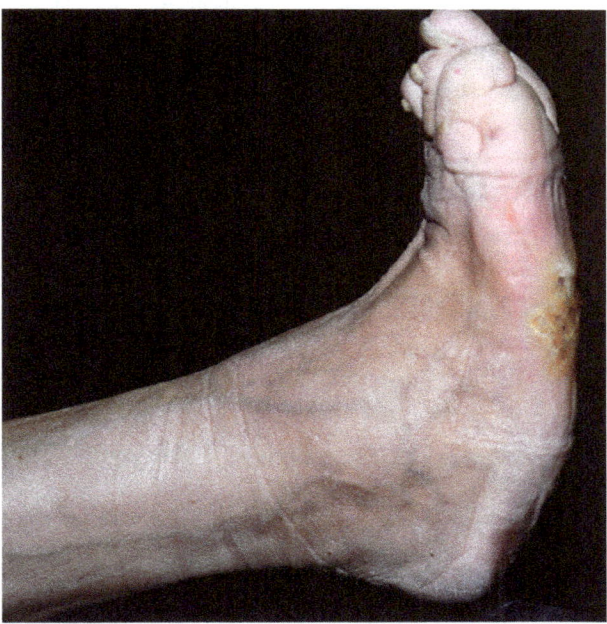

51a

Antwoord

1 Dit is een zogenoemde rocker bottom foot ('vloeirolvoet'; afbeelding 51a), berustend op het uitzakken van de middenvoet en het verdwijnen van het lengtegewelf van de voet.

2 Indien ten gevolge van de diabetes mellitus een polyneuropathie optreedt, staan de afwijkingen vooral aan de onderste extremiteiten op de voorgrond en resulteren in ongevoelige voeten. In de gewichtdragende gewrichten kan een geleidelijke verslechtering optreden, met name in de voet of enkel. Dit wordt wel een chronisch progressieve artropathie genoemd. Door mechanische en vasculaire factoren kan dit beeld progressief verlopen. Mechanische belasting van de voet wordt niet goed opgevangen doordat de pijnsensatie en proprioceptie verminderd of afwezig zijn, waardoor microtraumata en botbeschadigingen optreden. De autonome neuropathie als onderdeel van de polyneuropathie resulteert in vasomotorische veranderingen en vorming van arterioveneuze shunts, waardoor de effectieve bloeddoorstroming in huid en botten afneemt. Hierdoor treedt periarticulaire osteopenie op, met de kans op progressieve botdestructie. Als teken van de autonome neuropathie zijn de voeten warm, kloppen de distale bloedvaten opmerkelijk goed en staan zelfs in liggende positie de bloedvaten open (zie casus 90). Door de chronische beschadiging van de middenvoetsbeentjes zakt het voetgewelf geleidelijk door naar de plantaire zijde van de voet; afbeelding 51a laat dit duidelijk zien.

52

Anamnese
Een 45-jarige patiënte meldt zich met huidafwijkingen: jeukende, gele bultjes op de armen, benen en het bovenlichaam. De laatste tien jaar is zij geleidelijk 10 kg in gewicht aangekomen.

Lichamelijk onderzoek
Lengte 1,60 m, gewicht 100 kg, BMI 39 kg/m². Rechter onderarm (afbeelding 52a).

Vragen
1 Waar denkt u aan bij deze huidafwijkingen?
2 Welk laboratoriumonderzoek vraagt u aan?
3 Waar berusten deze huidafwijkingen op?

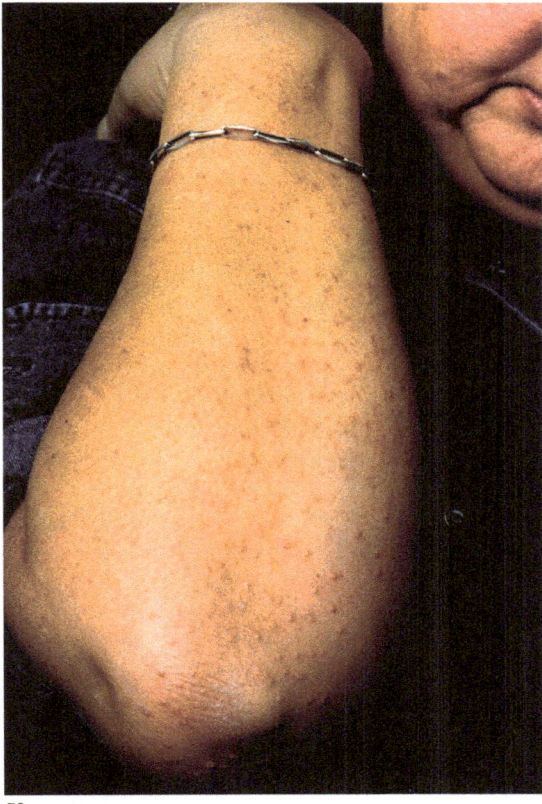

52a

Antwoord

1. Eruptieve xanthomen zijn melkachtig witte tot lichtgele papels, die voor kunnen komen op de armen, benen, boven- en onderlichaam.
2. De uitslagen van het laboratoriumonderzoek dat u heeft aangevraagd luiden (referentiewaarden staan tussen haakjes): cholesterol: 14,5 mmol/l (3,5-5,0), triglyceriden: 71,4 mmol/l (0,6-2,2), HDL-cholesterol: 1,5 mmol/l (0,9-1,7), LDL-cholesterol: onbetrouwbare uitslag wegens hoge triglyceridewaarde, glucose 13,4 mmol/l, HbA_{1c} 9,3%, normale leverfuncties.
3. Eruptieve xanthomen hangen vooral samen met hypertriglyceridemie door toename in plasma van chylomicronen en 'very low density' lipoproteïnen (VLDL's). Bij hypertriglyceridemie kunnen macrofagen lipoproteïnen fagocyteren en zo schuimcellen vormen. Deze veroorzaken in de huid eruptieve xanthomen. Na behandeling van de diabetes mellitus type 2 (bij overgewicht), gewichtsreductie en toevoegen van gemfibrozil 600 mg 2 dd en atorvastatine 10 mg 1 dd normaliseerden de lipiden en was de diabetes mellitus optimaal geregeld. Na ongeveer zes maanden waren de xanthomen verdwenen. Deze lange duur werd vooral veroorzaakt door het zeer langzaam normaliseren van de triglyceriden.

53

Anamnese
Een 30-jarige, zwangere patiënte meldt zich met een zwelling ter hoogte van het midden van haar buik (afbeelding 53a).

Vraag
Wat veroorzaakt deze zwelling?

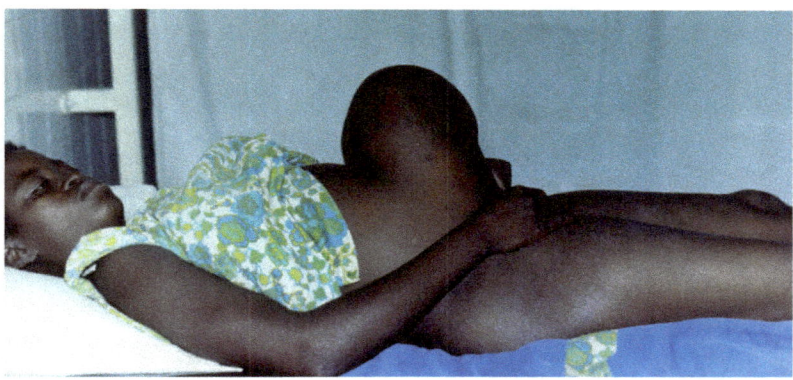

53a

Antwoord

Dit is een hernia umbilicalis, waardoor de zwangere uterus extra-abdominaal is komen te liggen. Een navelbreuk komt direct in de navel uit, terwijl een hernia para-umbilicalis net boven of onder de navel gelegen is. Een zwangere uterus die de hernia opvult, is zeer ongebruikelijk; omentum, dikke of dunne darm zijn meer frequent. Bij deze patiënte is besloten te wachten tot de zwangerschap in de 30^e week was; het eerste contact was bij 24 weken. Helaas trad reeds voor de 30^e zwangerschapsweek een partus immaturus op. Een congenitale navelbreuk die het gevolg is van een onvolledige sluiting van het navellitteken sluit zich over het algemeen in het eerste levensjaar en behoeft in het algemeen geen behandeling. Deze patiënte presenteerde zich in een plattelandsziekenhuis in Malawi.

54

Anamnese
Een 35-jarige man meldt zich op de afdeling Spoedeisende Hulp wegens hevige uitslag. Een week tevoren had hij keelpijn en temperatuurverhoging. De keel zag slechts rood en er was geen pus zichtbaar, en er waren verscheidene grotere lymfklieren in de hals palpabel. Hij kreeg antibiotica: oraal feniticilline 500 mg 3 dd gedurende zeven dagen. Twee dagen later ontwikkelde hij een jeukende huiduitslag, die sindsdien elke dag in ernst en uitgebreidheid toenam.

Lichamelijk onderzoek
U ziet een zieke patiënt met een uitgebreide huidafwijking op romp en extremiteiten (afbeelding 54a en 54b). Temperatuur 39,7°C, enkele vergrote lymfklieren in de hals en liezen.

Laboratoriumonderzoek
BSE 12 mm, CRP 44 mg/l (< 10), leukocyten 16,1 10^9/l, differentiatie: eosinofielen 1,3 10^9/l (< 0,4), verder normale verdeling, Na 126 mmol/l, γ-GT 55 U/l (< 50), ALAT 66 U/l (< 45), LDH 318 U/l (< 220); urine: natrium < 20 mmol/l, bij verdere bloed- en urineonderzoeken geen afwijkingen.

Vragen
1 Wat is uw diagnose?
2 Hoe bevestigt u uw diagnose?
3 Wat is de verklaring voor de hyponatriëmie?

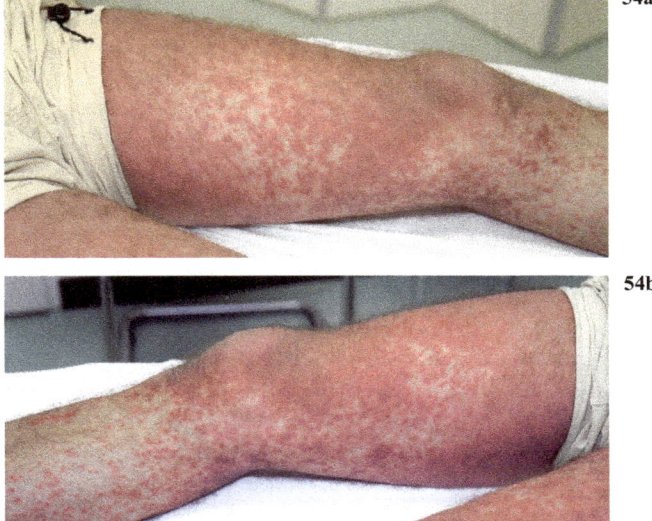

54a

54b

Antwoord

1 De trias koorts, faryngitis en lymfadenopathie is karakteristiek voor mononucleosis infectiosa (MI). MI wordt veroorzaakt door het epstein-barr-virus (EBV). Dit syndroom wordt soms voorafgegaan door malaise, hoofdpijn en subfebriele temperatuurverhoging voordat deze meer specifieke verschijnselen zich ontwikkelen. De lymfadenopathie is typisch symmetrisch en is vaker in de achterste dan in de voorste halslymfklieren gelokaliseerd. Door extreme lymfadenopathie is er soms sprake van pseudomeningisme. Lymfadenopathie kan meer gegeneraliseerd optreden, bijvoorbeeld in oksel- en lieslymfklieren. Andere verschijnselen zijn: ernstige moeheid, splenomegalie, icterus, hepatomegalie en huiduitslag. Een gegeneraliseerde maculopapulaire, urticariële huiduitslag soms zelfs met petechiën kan zich ontwikkelen. Dit treedt vaker op na antibiotica: penicilline, amoxicilline, azitromycine, levofloxacine en cefalexine. De incidentie na deze geneesmiddelen is volgens bepaalde auteurs wel 70-90%, maar volgens anderen lager. Het achterliggende mechanisme is onbegrepen: het is waarschijnlijk geen echte geneesmiddelallergie, aangezien patiënten met een reactie na ampicilline bij een hernieuwde inname geen verschijnselen kregen. Zeer zeldzame andere verschijnselen bij MI zijn: neurologische syndromen (syndroom van Guillain-Barré, uitval van de N. facialis of andere hersenzenuwen, meningo-encefalitis, aseptische meningitis, myelitis transversa, perifere neuritis, neuritis optica en encefalomyelitis) en hematologische afwijkingen (hemolytische anemie, trombocytopenie, aplastische anemie, trombotische trombocytopenische purpura/hemolytisch-uremisch syndroom en diffuse intravasale stolling). Sommige van deze hematologische beelden zijn op basis van antilichamen tegen erytrocyten, leukocyten en bloedplaatjes, in gang gezet door het EBV. De hemolytische anemie is geassocieerd met anti-i-koude agglutinen. Feitelijk kan EBV elk orgaansysteem aantasten en is het geassocieerd met myocarditis, pancreatitis, mesenteriale adenitis, myositis, acute nierinsufficiëntie, glomerulonefritis en genitale ulceraties. Ongeveer 90-95% van de volwassenen is seropositief voor EBV, maar de meerderheid van de infecties verloopt subklinisch. Het risico op de ontwikkeling van een klinische MI hangt af van de leeftijd bij blootstelling: minder dan 10% van de kinderen ontwikkelt een klinische infectie ondanks de hoogste blootstelling. Bij adolescenten en jongere volwassenen (vooral gebruikelijk tussen 15 en 24 jaar) ontwikkelen zich symptomen met een hogere frequentie, van 50 tot 70%. Bij oudere volwassenen is de frequentie niet bekend, terwijl de grote meerderheid niet gevoelig is voor een infectie vanwege de eerdere blootstelling. Onze patiënt illustreert duidelijk de trias van MI en de huidreactie na antibiotica. Een dergelijk beloop ziet men zelden op eerstehulpafdelingen van ziekenhuizen, aangezien MI vooral in de huisartsenpraktijk wordt gezien.

2 De laboratoriumbevindingen van perifeer bloedonderzoek kunnen de diagnose steunen: de leukocyten zijn gemiddeld 12,0 tot 18×10^6/l. Karakteristiek is wel een verhoogd aantal lymfocyten: met 60-70% en meer dan 10% atypische lymfocyten. Deze laatste zijn niet specifiek voor EBV, maar komen ook voor bij andere infecties en zelfs geneesmiddelreacties. Er kan een milde neutropenie en trombopenie optreden. Het aantonen van antlichaamproductie met behulp van serologisch onderzoek is het bewijs. Serologisch onderzoek is mogelijk met heterofiele antilichamen. Dit zijn AL, die reageren op antigenen van fylogenetisch niet-verwante species. Deze agglutineren schapenerytrocyten (de klassieke test van Paul-Bunnell), paardenerytrocyten (gebruikt in de 'monospot'-test) en ossen- en geitenerytrocyten. Deze heterofiele AL zijn zowel sensitief als specifiek voor MI. De monospot-test is bij kleine kinderen vaak negatief. De vaststelling van hun

aanwezigheid is de diagnostiek van keuze in de meeste klinische situaties. Heterofiele AL kunnen binnen een week na de eerste klinische verschijnselen optreden met een piek in week 2 tot 5 en kunnen tot een jaar aanwezig blijven. Een negatieve test op heterofiele AL kan vroeg in de ziekte gezien worden. Een tweede test op een later tijdstip kan positief zijn: het zogenoemde window. Aangezien de heterofiele test sensitief en specifiek is, kan voor de meerderheid van de patiënten met typische klinische verschijnselen volstaan worden met een heterofiele test. Bepalen van de EBV-specifieke AL kan alleen aangewezen zijn bij patiënten met een typisch klinisch beeld en een negatieve heterofiele test. Er zijn vijf specifieke AL: viral capsid antigen (VCA), IgG en IgM antigen, early antigen (EA), anti-R en anti-D en EB-nuclear antigen (EBNA), IgG-type. De aanwezigheid van IgM VCA suggereert een recente EB-infectie, terwijl de diagnose het meest zeker is in aanwezigheid van IgG en IgM VCA en de afwezigheid van IgG EBNA AL. EBV-negatieve mononucleosis komt in ongeveer 10% van de MI voor. Ook andere ziekten kunnen positieve serologische onderzoeken geven: cytomegalovirus, hiv, toxoplasma, hepatitis B, enzovoort.

3 Wat is de verklaring voor de hyponatriëmie? Er is sprake van een laag serum-natrium en een lage of geen uitscheiding van natrium met de nieren. Er is een (intravasculair) tekort aan natrium: waarschijnlijk ten gevolge van uitgebreid uittreden (extravasatie) van vocht bij de uitgebreide huidafwijkingen.

55

Anamnese
Een 70-jarige patiënte meldt zich op het spreekuur van de chirurg. De dochter, die haar begeleidt, vertelt, dat haar moeder al een aantal jaren een afwijking aan de borst heeft, die geleidelijk verder is gegroeid. Patiënte heeft geen pijn.

Lichamelijk onderzoek
Aan de rechter mamma wordt een grote afwijking gezien, die bijna de hele mamma heeft overgenomen (afbeelding 55a en 55b). Nergens zijn ulceraties aan de mamma, en er zijn geen okselklieren gevoeld.

Vragen
1 Wat is uw diagnose gezien het lange beloop?
2 Wat is de juiste behandeling?

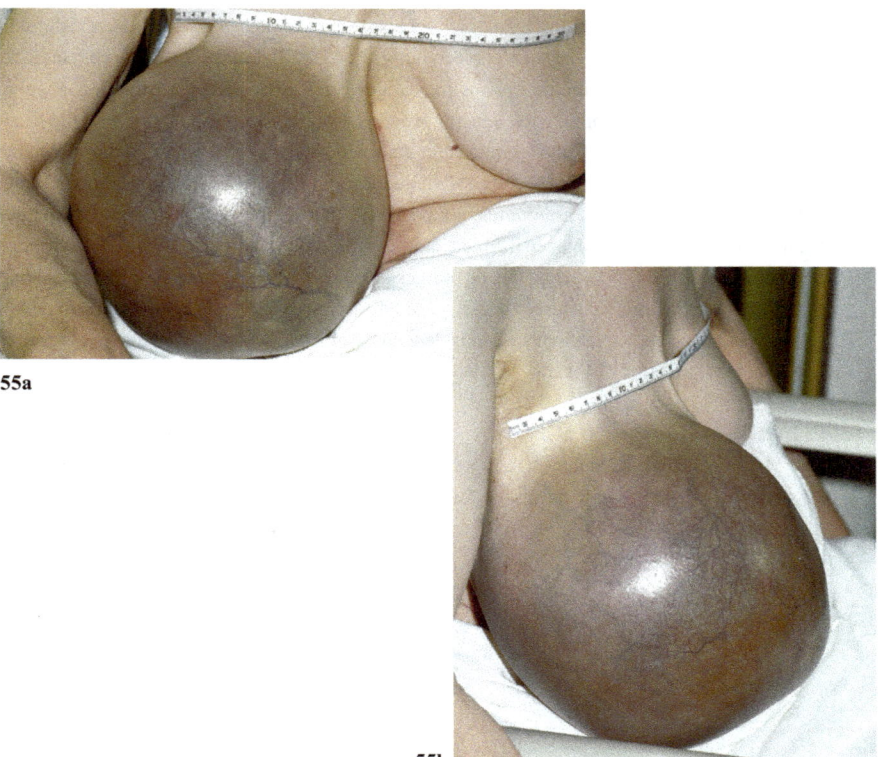

55a

55b

Antwoord

1 Er is sprake van een langzaam groeiende afwijking van de rechter borst zonder ulceratie en er zijn bij klinisch onderzoek geen lymfkliervergrotingen (metastasen) in de oksels of supraclaviculair. Dit is geen gebruikelijk 'mammacarcinoom' van epitheliale oorsprong. Het is een phyllodestumor. Dit tumortype heeft wel 80 namen sinds de eerste beschrijving door Johannes Muller in 1838. Het gaat om een fibro-epitheliale borsttumor met een zeer wisselend biologisch gedrag. Dit varieert van de minst agressieve vorm – vergelijkbaar met benigne fibroadenomen, alleen met een grotere kans op een lokaal recidief – tot een maligne type waarbij afstandsmetastasen optreden. Slechts 5% van de phyllodes-tumoren valt in de laatste categorie. Een oudere benaming was 'cystosarcoma phyllodes'. Deze naam is echter verlaten, aangezien er slechts zelden cysteuze componenten aanwezig zijn en het geen echte sarcomen zijn op basis van hun celoorsprong en biologisch gedrag. De term 'phyllodes' betekent 'als een blad' en beschrijft de typische papillaire uitlopers die bij weefselonderzoek worden gezien. Het is een weinig voorkomende vorm van kanker en ofschoon er weinig epidemiologische gegevens zijn, wordt de incidentie geschat op 2,1 per miljoen inwoners. Het vormt 0,5% van alle borstmaligniteiten. De mediane leeftijd bij presentatie is 45 (bereik van 10-82) jaar. Bij presentatie zijn phyllodes-tumoren glad, multinodulair, snelgroeiend en pijnloos. De tumorgrootte varieert van 1 tot 41 cm met een gemiddelde van 7 cm. Histologisch zijn deze tumoren moeilijk te onderscheiden van fibroadenomen. Phyllodes-tumoren worden in drie groepen ingedeeld: benigne, borderline of intermediair, en maligne.

2 De behandeling is voornamelijk lokaal: wijde, lokale excisie met een marge van minstens 1 cm. De recidiefkans hierna is over het algemeen hoog, tot 65%. Met mastectomie is de recidiefkans lager. Toch is een borstsparende behandeling aangewezen, zolang adequate marges aangehouden kunnen worden. Mastectomie geeft een nog lagere recidiefkans, speciaal voor maligne laesies. Okselklierdissecties zijn in het algemeen niet geïndiceerd, aangezien okselklieren zelden metastasen bevatten. Adjuvante radiotherapie is niet noodzakelijk. Voor adjuvante chemotherapie geldt hetzelfde als voor wekedelensarcomen: adjuvante chemotherapie is geen standaardbehandeling. De meeste patiënten zijn genezen na mastectomie. Tumoren recidiveren lokaal in 15-20%, zowel benigne als maligne typen, vooral als de marges klein zijn. Minder dan 5% van alle phyllodestumoren ontwikkelt gemetastaseerde ziekte. Metastasen worden het meest frequent in de longen gezien. Na het optreden van metastasen is de gemiddelde overleving 30 maanden, ofschoon overlevingen zijn bereikt tot 14 jaar.

Literatuur

Reinfuss M, Mitus J, Duda K, Stelmach A, Rys J, Smolak K. The treatment and prognosis of patients with phyllodes tumor of the breast: an analysis of 170 cases. Cancer 1996;77:910-6.

56

Anamnese
Een 60-jarige patiënte bezoekt uw spreekuur. In haar gelaat heeft zij een belangrijke afwijking (afbeelding 56a en 56b).

Vragen
1 Hoe wordt deze afwijking genoemd?
2 Bij welke aandoeningen kan deze afwijking gezien worden?

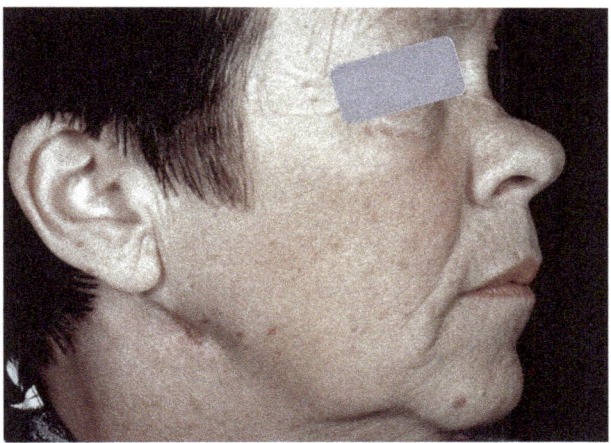

56a

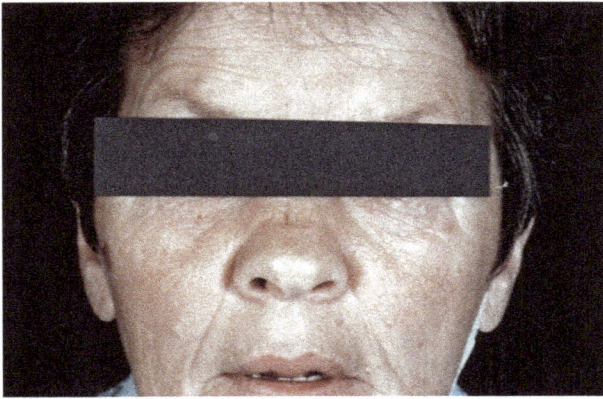

56b

Antwoord

1 Een zadelneus. Dit kan voorkomen bij terugkerende polychondritis (= RP) (zie casus 26). Ongeveer 50% van de patiënten met RP ontwikkelt een chondritis van het neuskraakbeen, die resulteert in een zadelneus: een klassieke complicatie van RP.

2 Een tweede belangrijke oorzaak kan de ziekte van Wegener zijn. Bij deze patiënte was er inderdaad sprake van deze aandoening. M. Wegener is een systemische vasculitis van middelgrote en kleinere arteriën, arteriolen, capillairen en/of venen en wordt gekenmerkt door onder meer ontstekingsverschijnselen van de luchtwegen (bloederige rinorroe, infiltratieve afwijkingen op de thoraxfoto), symptomen van systeemvasculitis en glomerulonefritis. De ziekte kan gepaard gaan met destructie van het neuskraakbeen, zich uitend in een zadelneus. Andere oorzaken van een zadelneus kunnen zijn: syfilis, een venerische infectie met *Treponema pallidum*, en framboesia, een niet-venerische infectie met *Treponema pertenue*, ook wel endemische syfilis genoemd, en lepromateuze lepra.

57

Anamnese
Een 50-jarige patiënt bezoekt het spreekuur van de uroloog wegens onderbuiksklachten. De uroloog stuurt de patiënt na zijn onderzoek en na afname van bloed direct door naar de internist.

Lichamelijk onderzoek
U valt onmiddellijk iets op bij het eerste contact (afbeelding 57a). U kijkt de patiënt daarna natuurlijk nog wel na.

Laboratoriumonderzoek
Nog geen uitslagen bekend.

Vragen
1 Wat valt u bij het eerste contact met deze patiënt op?
2 Wat zijn de aanvullende vragen, die u met dit achtergrondgegeven stelt?
3 Welk laboratoriumonderzoek is aangewezen?
4 Wat is de differentiële diagnose?

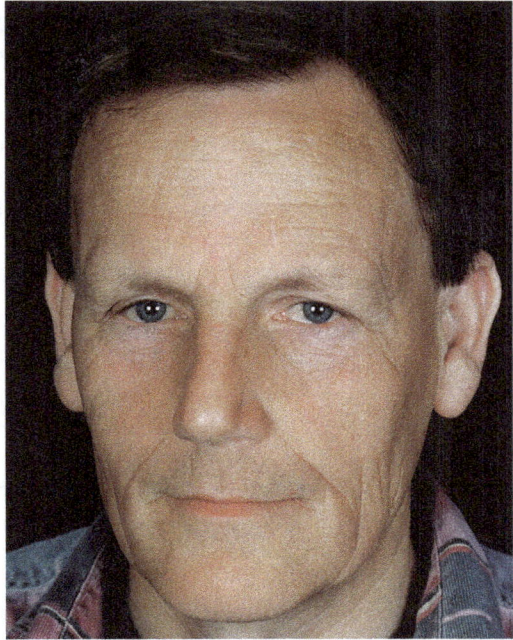

57a

Antwoord

1 Bij het eerste contact valt u op, dat patiënt – op 50-jarige leeftijd – dunne lijntjes rond zijn mond heeft, maar ook dat er nauwelijks baardgroei te herkennen valt.

2 U zult bij het opnemen van de anamnese dieper ingaan op de endocriene anamnese, met name wat betreft de gonadale functies. Hoe vaak scheert u zich? Is de frequentie van scheren veranderd? Hoe is de potentie? Heeft u erecties? Alle antwoorden probeert u te vinden in relatie met de tijd. Heeft u kinderen (van uzelf)? Aangezien uitval van de gonadale functies niet alleen hoeft te staan, zult u ook vragen naar andere endocriene functies: schildklier en bijnieren. Patiënt vertelt, dat hij zich de laatste tien jaar één keer per twee weken in plaats van een keer per dag scheert, dat de okselbeharing verdwenen is en de pubisbeharing sterk verminderd. Hij is de laatste tien jaar impotent, maar heeft wel drie kinderen van zichzelf. Verdere klachten passend bij afwijkingen van schildklier- en bijnierfunctie zijn er niet. Bij het lichamelijk onderzoek is er nauwelijks baardgroei, geen oksel- en geringe pubisbeharing. Ook is er sprake van kleine testikels (3 ml elk) en volgens het verslag van de uroloog ook van de prostaat. Op klinische gronden is er sprake van hypogonadisme en waarschijnlijk verworven. Het herkennen van de periorale lijntjes bij het eerste patiëntcontact en de afwezige baardgroei bepalen de differentiële diagnostiek sterk. Indien de diagnose hypogonadisme deze eerste keer niet was overwogen, zou deze diagnose niet zo snel gesteld zijn.

3 Concentraties van testosteron (< 0,1 nmol/l), FSH (1,1 U/l), LH (< 1,5 U/l) zijn alle duidelijk te laag, hetgeen wijst op een afwijking op hypothalamus- of hypofysegebied, ofwel een secundair hypogonadisme. Een primair hypogonadisme, waarbij de oorzaak in de testikels wordt verondersteld, wordt gekenmerkt door een combinatie van laag testosteron en verhoogde waarden van FSH en LH. Bij de differentiële diagnostiek van secundair hypogonadisme is een volgende stap in de analyse een MRI van de hypofyse. Hierbij wordt een ruimte-innemend proces van 2 cm in diameter gezien, een macroadenoom. Reeds bij de eerste bloedafname heeft u onderzoek ingezet naar een eventuele overproductie van prolactine, groeihormoon (groeihormoon en IgF1), gonadotropinen (FSH en LH) en TSH (adenoom met TSH-productie), maar in de eerste plaats ook naar uitval van andere hypofysefuncties: ACTH en cortisol, TSH en FT4 en groeihormoon en IgF1. Prolactine staat onder een remmende invloed (dopamine) en kan dus (licht) stijgen als uiting van een uitval. Er bleek geen overproductie bij deze patiënt te zijn en geen afname van hypofysefuncties. Na het vinden van een macroadenoom is een oogheelkundig onderzoek, met name gezichtsveldonderzoek essentieel; dit viel bij patiënt normaal uit. Het macroadenoom is enkele maanden later door de neurochirurg verwijderd zonder gevolgen voor de resterende hypofysefuncties.

4 De differentiële diagnosen bij secundair hypogonadisme zijn: aangeboren, bijvoorbeeld syndroom van Kallmann; een verminderd of verdwenen reukvermogen wijzen in deze richting. Bij onze patiënt was er – op anamnestische gronden – sprake van een verworven secundair hypogonadisme. Bij infecties (meningitis, encefalitis, syfilis), neoplasie (hypofyse- of hypothalamustumor, craniofaryngioom, meningeoom, metastasen), trauma (chirurgie, schedelbasisfractuur), infiltratie (sarcoïdose, hemochromatose, histiocytose) en chemo- en radiotherapie kan dit optreden. Het verworven secundair hypogonadisme, waarvoor deze patiënt testosteron-gel appliceert, heeft als basis een niet-functionerend macroadenoom met compressie van de hypofyse. Aan het primaire hypogonadisme kunnen andere ziekten ten grondslag liggen: ook weer onder te verdelen in aangeboren (bijv. M. Klinefelter) en verworven oorzaken: infectieus (epididymo-orchitis bij parotitis epidemica of bof), trauma, operatie of chemo- c.q. radiotherapie.

58

Anamnese
Een 65-jarige patiënte presenteerde zich op de polikliniek wegens een probleem met haar urostoma. Zij onderging verscheidene operaties wegens urine-incontinentie en uiteindelijk werd twaalf jaar geleden een urostoma aangelegd op de rechter onderbuik. Wegens aanhoudende diarree werd elf jaar geleden een procedure volgens Hartmann uitgevoerd, waarbij het stoma links in de buik werd aangelegd. De huidafwijkingen zijn sinds ongeveer een jaar aanwezig.

Lichamelijk onderzoek
Lengte 1,61 m, gewicht 44 kg, BMI 17 kg/m². Op de rechter onderbuik rond het urostoma worden afwijkingen gezien (afbeelding 58a).

Vragen
1 Wat ziet u? Wat is de diagnose?
2 Waarbij worden deze afwijkingen gezien?

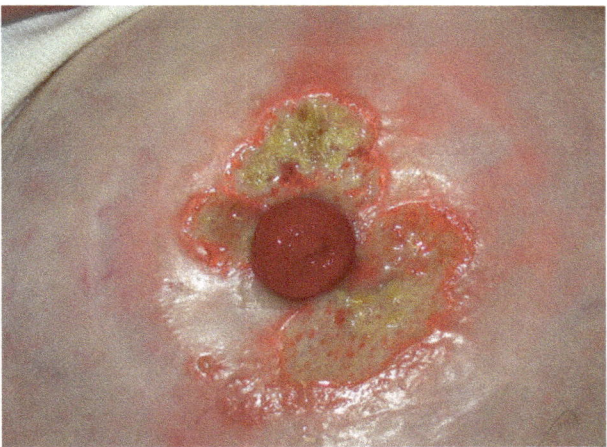

58a

Antwoord

1 Rond het urostoma zijn scherp begrensde ulceraties van de huid zichtbaar met ondermijnde, erythemateuze randen. De naam 'pyoderma gangraenosum' kreeg dit beeld van Brunsting in 1930. De afwijkingen zijn vaak pijnlijk, echter niet bij deze patiënte.

2 Bij de helft van de patiënten wordt deze afwijking in combinatie met andere afwijkingen gezien: inflammatory bowel disease (IBD) (15-20%), verschillende artritiden en hematologische aandoeningen. De etiologie is niet goed begrepen, maar afwijkingen in het immuunsysteem zijn beschreven. Verondersteld wordt dat bij gevoelige personen een schijnbaar onbelangrijk trauma van de huid resulteert in pustulae en/of ulcera en uiteindelijk in pyoderma gangraenosum. Dit verschijnsel wordt ook wel pathergie genoemd. De laesies komen het meest voor aan de benen, maar kunnen op elk oppervlak voorkomen: romp, hoofd, hals, mamma, penis en ogen. Ook rond stomata wordt de afwijking beschreven, zowel rond uro- als colostomata. De tijd vanaf de operatie tot het optreden van pyoderma gangraenosum in onze patiënte was ongeveer 11 jaar; in de literatuur is het interval 2 maanden tot 25 jaar. De laesies zijn vaak snel progressief en sommige patiënten hebben koorts, malaise, spier- en gewrichtspijnen. Er zijn vier verschillende uitingen van pyoderma gangraenosum: een ulceratieve, een pustuleuze, een bulleuze en een vegetatieve variant. De therapie is niet-specifiek en niet uniform en zeker niet het resultaat van gerandomiseerd onderzoek. De behandeling van het onderliggend lijden is belangrijk. Veel plaatselijke behandelingen zijn gesuggereerd, maar corticosteroïden, eventueel in de laesies, worden vaak toegepast. Indien de aandoening op deze lokale behandeling niet reageert, kan worden overgegaan tot systemische behandeling met sulfonamiden, sulfonen en corticosteroïden, en indien hierop ook geen reactie wordt gezien met immunosuppressiva.

Literatuur

Hughes AP, Jackson JM, Callen JP. Clinical features and treatment of peristomal pyoderma gangraenosum. JAMA 2000;284:1546-8.

59

Anamnese
Een 60-jarige Turkse patiënt bezoekt het spreekuur van de dermatoloog wegens pijnlijke afwijkingen aan zijn voet. Patiënt heeft de afwijkingen een halfjaar geleden voor het eerst bemerkt.

Lichamelijk onderzoek
Livide-paarse, pasteuze, papuleuze laesies, enkele millimeters groot, deels gepaard gaande met oppervlakkige ulceraties en hyperkeratosis op de voet; andere voet geen zichtbare afwijkingen (afbeelding 59a en 59b).

Laboratoriumonderzoek
Oriënterend; geen afwijkingen.

Vragen
1 Wat is uw diagnose?
2 Welk diagnostisch onderzoek doet u verder behalve een biopsie?
3 Welke onderverdeling kunt u maken in deze aandoening?

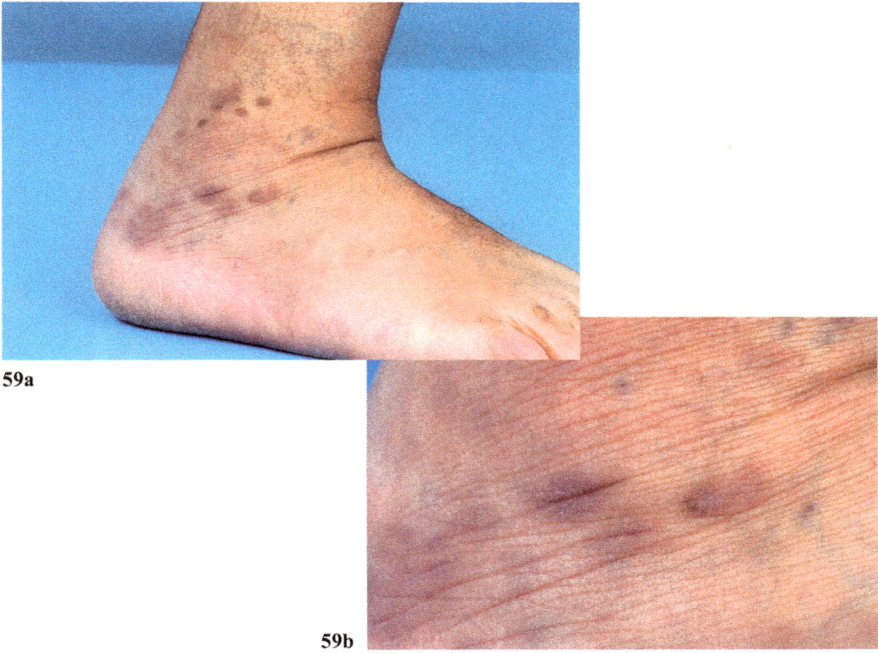

59a

59b

Antwoord

1 De diagnose luidt kaposisarcoom (KS). De differentiële diagnosen zijn: vasculitis, ziekte van Wegener of sarcoidosis. Een biopt is essentieel. Bij het KS zijn drie karakteristieke histologische kenmerken aanwezig: angiogenese, ontsteking en proliferatie.

2 Vanwege de diagnose kaposisarcoom werd natuurlijk hiv-serologie verricht, die negatief was bij deze patiënt.

3 Er bestaan vier vormen van het kaposisarcoom: het oorspronkelijke klassieke KS, het Afrikaanse of endemische KS, het iatrogene of immunosuppressie-gerelateerde KS en het epidemische of aids-gerelateerde KS. Klassiek KS komt vooral onder ouderen voor en heeft een hogere incidentie in Zuid- en Oost-Europese landen. Dit wordt klassiek KS genoemd. Kaposi beschreef deze vorm, die nu dus bekend staat onder de naam klassiek KS, voor het eerst in 1872 bij oudere Weense mannen. Typisch waren huidlaesies, vooral aan de onderste extremiteiten. Het Afrikaanse KS is agressiever dan het klassieke KS en kan ook lymfklieren aantasten; het komt voor bij hiv-negatieve volwassenen en kinderen. De casus in de vraag is hier een voorbeeld van. De derde vorm komt voor na orgaantransplantaties bij patiënten die immunosuppressiva gebruiken. Evenals de klassieke vorm komt deze meer voor bij patiënten uit het Middellandse Zeegebied. Bij transplantatiepatiënten die KS ontwikkelen, treedt regressie op bij dosisverlaging van de immunosuppressiva of overgang op sirolimus, dat antiangiogene effecten heeft. De vierde vorm is zeer agressief en werd voor het eerst in het begin van de jaren tachtig van de vorige eeuw beschreven bij homoseksuele mannen. Aids-KS tast niet alleen huid en lymfklieren aan, maar ook longen, tractus digestivus, lever en milt. Sinds de introductie van effectieve hiv-behandeling is de incidentie sterk afgenomen. De vier vormen hebben niet te onderscheiden histologische kenmerken. Het humaan herpesvirus 8 (HHV-8) is geïdentificeerd met PCR in alle vier typen.

60

Anamnese
Een 51-jarige patiënt bezoekt uw spreekuur wegens afwijkingen aan de vingers. Hij heeft eigenlijk geen andere klachten, wel heeft hij af en toe wat pijnlijke gewrichten, maar niet aan de vingerkootjes.

Lichamelijk onderzoek
U kijkt patiënt na, maar vindt alleen de afwijkingen aan de handen (afbeelding 60a).

Vragen
Wat ziet u? En bij welke aandoening worden deze afwijkingen gezien?

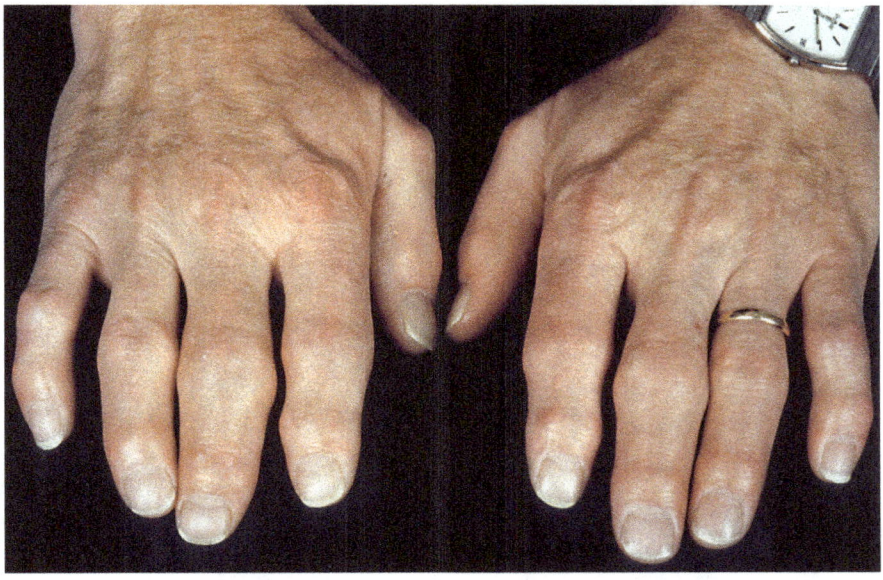

60a

Antwoord

Deze knobbeltjes aan de proximale interfalangeale gewrichten heten nodi van Bouchard, naar de Franse arts Bouchard (1837-1915), die deze afwijkingen voor het eerst beschreef. Dit is een belangrijk symptoom bij arthrosis deformans. Het zijn benige zwellingen die gevoelig zijn bij palpatie, overeenkomen met osteofyten en gepaard kunnen gaan met zwellingen van de weke delen. Deze knobbeltjes komen ook voor aan de distale interfalangeale gewrichten en heten dan knobbeltjes van Heberden (zie casus 6).

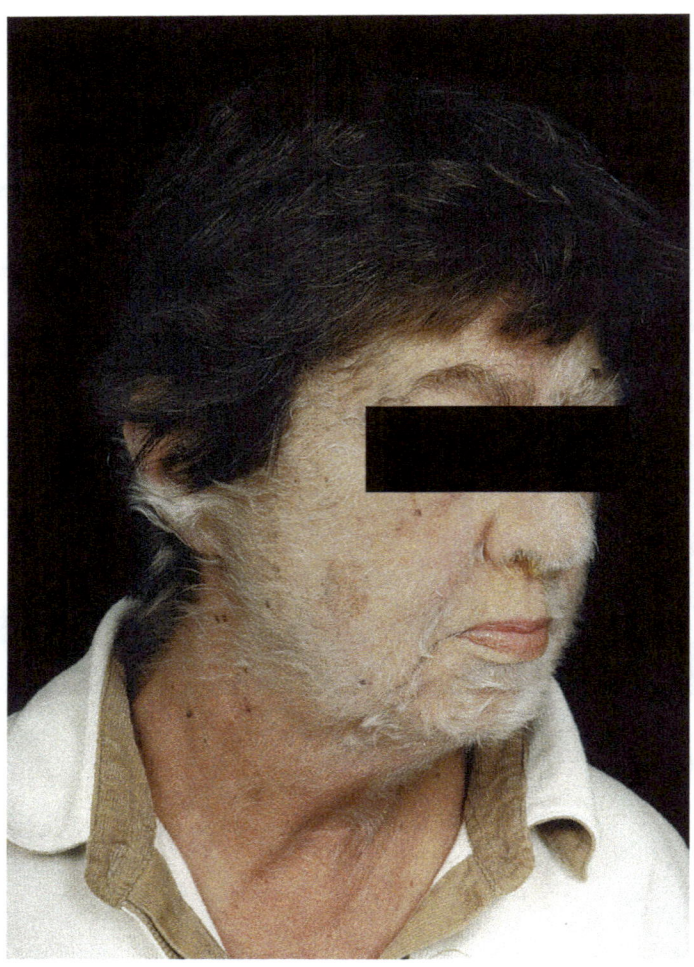

61a Deze foto hoort bij casus 61.

61

Anamnese
Een 62-jarige patiënte bezoekt uw spreekuur wegens forse beharing op haar gelaat, armen en rug (afbeelding 61a). Deze haargroei is zes maanden tevoren op haar kin begonnen en heeft zich geleidelijk uitgebreid over haar gelaat. Vanwege deze beharing is ze steeds thuisgebleven. Haar gewicht is gedurende de laatste drie jaar niet veranderd en ze heeft geen medicatie gebuikt. Ze heeft verder last van pijn in haar mond en heeft blaasjes in haar mond opgemerkt. De menopauze kwam toen zij 43 jaar oud was.

Lichamelijk onderzoek
RR 140/70 mmHg, pols 80/minuut en regelmatig, lengte 1,70 m, gewicht 80 kg, BMI 27,7 kg/m^2. Er waren geen cushing-verschijnselen.

Laboratoriumonderzoek
Serumbepalingen voor testosteron, dihydrotestosteron, 4-androsteendion, dehydro-epiandrosteron, dehydro-epiandrosteronsulfaat en SHBG (*sekshormoon bindend globuline*) waren binnen het normale bereik, FSH, LH en oestradiol waren binnen het normale postmenopauzale bereik. De 24-uursurine op cortisol en de 1-mg dexamethasonsuppressietest waren normaal, waarmee hypercortisolisme was uitgesloten.

Vragen
1 Wat ziet u? Hoe beschrijft u de beharing?
2 Wat kan deze beharing veroorzaken?

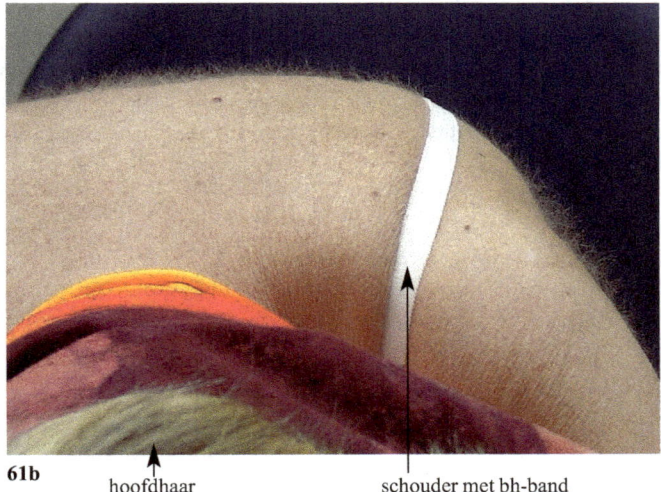

61b hoofdhaar   schouder met bh-band

Antwoord

1 De dichte beharing bestond uit 2 cm lange, witte, dunne, zachte haren, vooral aanwezig in het gelaat, op de armen en de rug (afbeelding 61a en 61b). Dit type beharing heet lanugo-beharing. Het wordt ook wel genoemd: *hypertrichosis lanuginosa acquisita* (verworven lanugo-beharing, HLA). Het komt in het gelaat voor op de wenkbrauwen, wimpers, het voorhoofd en de neus, en verder op de oren. De palmoplantaire, suprapubische en genitale gebieden zijn hierbij zelden betrokken. Het is essentieel HLA te onderscheiden van hirsutisme. Hirsutisme –mannelijk beharingspatroon bij vrouwen of kinderen – is haar van het volwassen type: dik, grof, gepigmenteerd, en het bevat medulla. Het komt voor in lichaamsgebieden die androgeengevoelig zijn, zoals baard, snor en borstkast, en is het gevolg van androgenen. Bij het laboratoriumonderzoek waren de concentraties androgenen normaal. Vanuit de (verkeerde) veronderstelling dat het hirsutisme betrof werd ook onderzoek naar hypercortisolisme verricht; dit was niet aanwezig.

2 Hypertrichosis lanuginosa acquisita (= HLA) is geassocieerd met metabole en endocriene aandoeningen, zoals hyperthyreoïdie, anorexia nervosa en porfyrie (zie casus 64) en kan ook door geneesmiddelen geïnduceerd worden. De geneesmiddelen die HLA veroorzaken, zijn cyclosporine, minoxidil, diazoxide, interferon, corticosteroïden en fenytoïne. Deze mogelijkheden waren niet van toepassing op deze patiënte. Samengaan van HLA en maligniteit werd voor het eerst beschreven in 1865 door Turner, die een casus met haargroei bij een vrouw met borstkanker beschreef. Sindsdien zijn ongeveer 60 patiënten beschreven. Soms komt HLA samen voor met acanthosis nigricans, hypertrofie van tongpapillen en glossitis. Op grond van de literatuur komt het bij vrouwen het meest frequent voor bij colorectale maligniteiten, in rangorde gevolgd door longcarcinoom en mammacarcinoom. Bij mannen, bij wie het dus ook voorkomt, wordt het bij longcarcinoom en colorectale maligniteiten gezien. De etiologie van dit paraneoplastisch syndroom is niet duidelijk: tot nu toe is geen specifieke hormonale of biochemische oorzaak geïdentificeerd. Bij onze patiënte bleek de oorzaak uiteindelijk een gemetastaseerd slecht gedifferentieerd carcinoom van het rechter hemicolon te zijn. In hoeverre een curatieve resectie het terugkomen van HLA verhindert of een geslaagde palliatieve chemotherapie de uitgebreidheid van HLA doet afnemen, is niet duidelijk in de literatuur. Wel hebben wij een patiënte gevolgd die HLA had, toegeschreven aan een endometriumcarcinoom. Na in opzet curatieve verwijdering bleef de hypertrichosis na twee jaar weg. Tot slot moet nog gewezen worden op het optreden van hypertrichosis van het lanugo-type bij het hernieuwd uitgroeien van beharing die eerder als gevolg van chemotherapie was verdwenen. Bij het optreden van hirsutisme kan ook lanugo-beharing als onderdeel worden herkend.

Literatuur

Slee PHThJ, Verzijlbergen FJ, Schagen van Leeuwen JH, Waal RIF van der. CASE 2. Acquired Hypertrichosis: A Rare Paraneoplastic Syndrome in Various Cancers. J Clin Oncol 2006;20: 523-4.

Slee, PHThJ, Waal RIF van der, Schagen van Leeuwen JH e.a. Paraneoplastic hypertrichosis acquisita: uncommon or overlooked? Br J Derm 2007;157:1087-92.

62

Anamnese
Een 73-jarige patiënte meldt zich met spoed op de interne polikliniek. Zij is bekend met diabetes mellitus type 2 en wordt behandeld met insuline. De DM is al meer dan 10 jaar bekend. Zij heeft al jaren een axonale polyneuropathie. Zij heeft een blaar op haar voet en maakt zich zorgen; daarom meldt zij zich met spoed.

Lichamelijk onderzoek
Zie afbeelding 62a.

Laboratoriumonderzoek
HbA_{1c} 7,2%, geen microalbuminurie.

Vragen
1 Wat is de diagnose?
2 Wat kunnen we adviseren?

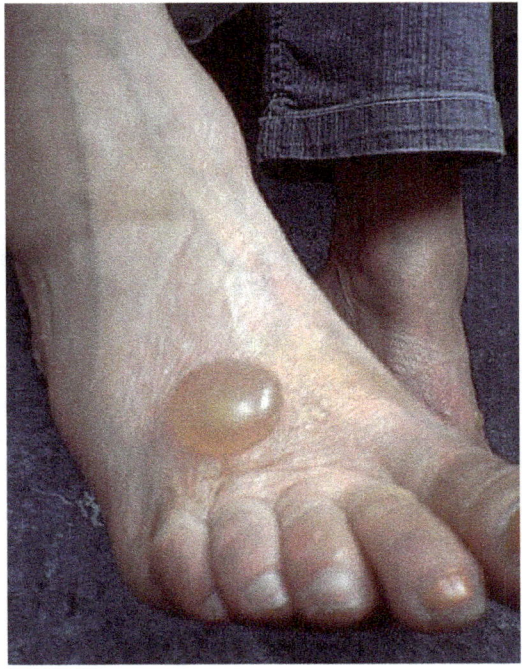

62a

Antwoord

1. Op de voeten zijn blaren, *bullae*, zichtbaar, die spontaan zijn opgekomen. Dit huidbeeld wordt bullosis diabeticorum genoemd. Het zijn strak gespannen, 0,5-3,0 cm grote bullae zonder begeleidende ontsteking, vaak met een onregelmatige rand. De laesies komen plotseling op en zijn over het algemeen pijnloos. Ze kunnen zich voordoen aan vingers, handen, tenen, voeten, benen en onderarmen. De etiologie is onbekend; trauma, microangiopathie en vasculitis zijn genoemd. Het beeld komt vooral voor bij patiënten die ernstige diabetes mellitus hebben en een diabetische neuropathie.
2. De aandoening geneest spontaan binnen 2-4 weken na de eerste uitingen van het syndroom. De blaren genezen zonder veel littekens. Drainage en plaatselijk antibiotica zijn zelden noodzakelijk.

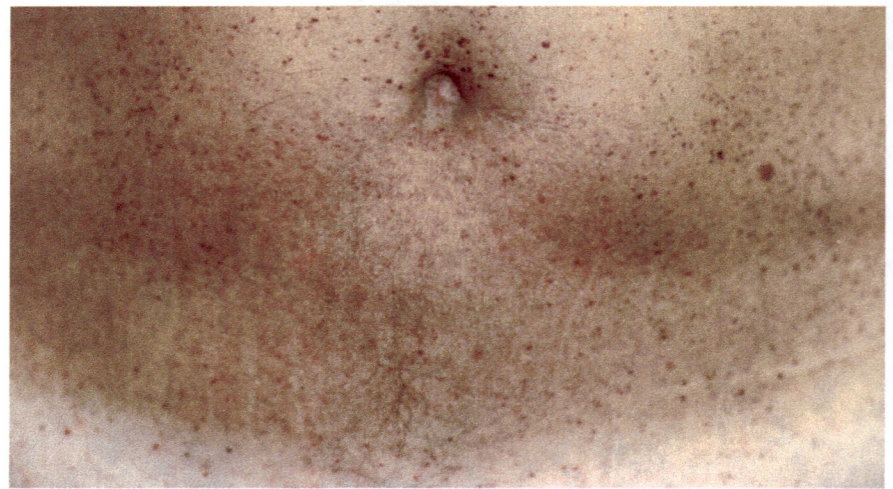

63a Deze foto hoort bij casus 63.

63

Anamnese
Een 32-jarige man is opgenomen wegens onbegrepen temperatuurverhoging sinds meer dan een maand. De verhoging gaat gepaard met prikkelingen in de handen en onderbenen, zonder pijn. Dergelijke klachten treden sinds zijn jeugd op met een frequentie van drie tot vier keer per jaar.

Lichamelijk onderzoek
U ziet allerlei rode vlekjes op de buik en billen (afbeelding 63a en 63b).

Laboratoriumonderzoek
Hematologie normaal; creatinine 80 µmol/l, urine geen afwijkingen.

Vragen
1 Wat ziet u?
2 Welk type aandoening heeft deze patiënt gezien de lange duur?
3 Wie zou u, behalve een dermatoloog, ook kunnen helpen met het oplossen van dit raadsel?
4 In welke organen kan deze ziekte gelokaliseerd zijn?

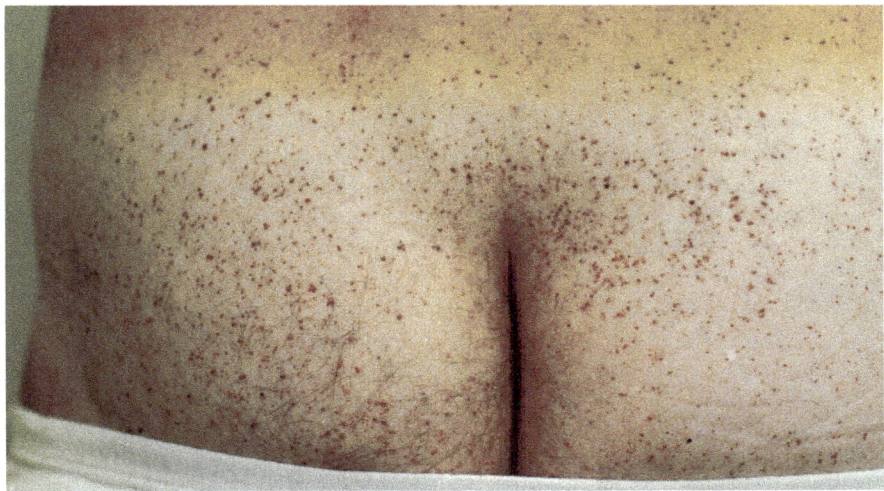

63b

Antwoord

1 U ziet rode vlekjes op de huid, die nooit verdwijnen. Het zijn geen petechiën: petechiën zijn namelijk onderhuidse, puntvormige bloedinkjes, die na enkele dagen of weken geresorbeerd worden en die dus niet langdurig aanwezig kunnen zijn. Angiomen zijn een andere mogelijkheid. Aangezien er ook wat verhoorning over het vaatkluwentje gelegen is, wordt gesproken van angiokeratomen. Overigens zitten deze afwijkingen ook op de billen van patiënt (zie afbeelding 63b). Ze bevinden zich in het gebied tussen knieën en navel. De navel is bij een geringer aantal de eerste plaats om naar deze angiokeratomen te zoeken. De combinatie angiomen, aanvallen van branderig gevoel aan handen en onderbenen en temperatuurverhoging doen denken aan de ziekte van Fabry-Anderson, een zeldzame aandoening overigens.

2 Aangezien patiënt deze drie verschijnselen al jaren heeft en wel sinds zijn jeugd, kan gedacht worden aan een *genetische* afwijking, een metabole stoornis.

3 Natuurlijk, er is een huidafwijking, en een dermatoloog kan u zeker de diagnose aanleveren, maar een kinderarts of klinisch geneticus kan in een dergelijke casus ook meedenken. Het spreekt vanzelf dat deze problematiek binnen het terrein van de interne geneeskunde valt.

4 Bij de ziekte van Fabry ontbreekt het enzym α-galactosidase (α-Gal), waardoor zich bepaalde glycolipiden in het lichaam ophopen en met name globotriaosylceramide (= GL-3). Deze hopen zich op in de lysosomen van endotheel- en peritheelcellen en wel in het zenuwstelsel, de huid, de ogen, nieren en het hart. Indien in nieren of hart kan dit leiden tot nier- of hartfalen. De ziekte van Fabry is een X-gebonden, recessieve lysosomale stapelingsziekte. Het gen dat codeert voor het enzym α-Gal dat globotriaosylceramide (GL-3) afbreekt, is gelokaliseerd op locus X22. Mutaties in deze regio kunnen resulteren in inactieve of alleen gering actieve α-Gal. GL-3 komt in het plasma en wordt opgeslagen in cellen waarvan de lysosomen het substraat aangeboden krijgen, dat niet afgebroken kan worden door het ontbrekende of slecht functionerende enzym. De verschillende symptomen van de ziekte van Fabry zijn ernstiger en frequenter bij hemizygote mannen. De aanwezigheid van één functionerend en één defect allel bij vrouwen maakt de gedeeltelijke expressie van de ziekte van Fabry mogelijk, in tegenstelling tot hemizygote mannelijke patiënten. De vrouwelijke heterozygote dragers zijn meestal asymptomatisch. De eerste klinische verschijnselen bij de hemizygote mannelijke patiënten treden gewoonlijk tijdens de kinderjaren of adolescentie op. Het belangrijkste verschijnsel is continue pijn of een chronisch ongemak of periodieke crises met brandende pijn speciaal in voetzolen en handpalmen, soms in de buik, ook bekend als fabry-crises. Deze crises gaan frequent samen met laaggradige temperatuurverhoging. De pijn neemt gewoonlijk met de leeftijd af. De karakteristieke huidlaesies bij de ziekte van Fabry moeten naar de diagnose leiden. Klassiek ontwikkelen de angiokeratomen zich in groepen van individuele kersrode tot blauwzwarte angiëctasieën. De laesies verdwijnen niet bij druk en de meeste zijn min of meer symmetrisch gelokaliseerd op romp, navel, perineum, scrotum en penis. Hypohidrose (verminderd transpireren) is een frequent symptoom. Cornea-ophelderingen zijn aanwezig bij mannelijke patiënten en bij de meeste carriers (heterozygote vrouwen). Bij het ouder worden zijn de belangrijkste ziekteverschijnselen – nieren, hart, hersenen – een gevolg van de progressieve neerslag van GL-3 in het vaatsysteem. De eerste uiting van nieraantasting (proteïnurie) treedt op in de derde of vierde decade. Geleidelijk ontwikkelt zich een terminale nierinsufficiëntie. Vroege cardiale bevindingen zijn linkerventrikelvergroting, klepaantasting (meestal de mitralisklep) en geleidingsafwijkingen. Aritmieën, intermitterende supraventriculaire tachy-

cardieën en een kort PR-interval zijn gerapporteerd. Late verschijnselen zijn angina pectoris, myocardischemie en infarcering, hartfalen en ernstige mitralisinsufficiëntie. Gewoonlijk overlijden patiënten rond de vijfde of zesde decade ten gevolge van renale, cardiale en/of cerebrovasculaire complicaties. Bij mannelijke patiënten zijn twee typen klinische uitingen beschreven: de typische variant is een patiënt die geen activiteit van a-Gal heeft. Bij de atypische variant is er enige enzymactiviteit, maar belangrijk minder dan bij gezonde personen; deze patiënten ontwikkelen met name hartproblemen, maar niet de karakteristieke afwijkingen: angiokeratomen, acroparesthesieën, hypohidrose en ophelderingen in het hoornvlies. Hartlijden komt zowel bij de typische als de atypische varianten voor. Bij de typische variant staan de nierproblemen op de voorgrond. Bij atypische varianten is het nog moeilijker de diagnose te stellen, waardoor de diagnose vaak niet wordt gesteld. Inmiddels zijn hierover verschillende gevalsbeschrijvingen in de literatuur verschenen.

Literatuur

Slee PHThJ, Boven LJ van, Slee DSJ. Ziekte van Fabry: gegevens van 4 families. Ned Tijdschr Geneeskd 2000;144:2412-5.

64

Anamnese
Een 50-jarige patiënte komt op het spreekuur wegens blaarvorming aan handen, voeten en gelaat. Zij heeft leverfunctiestoornissen. Wegens een depressie gebruikt zij clomipramin (Anafranil®) en wegens alcoholproblemen acamprosaat (Campral®).

Lichamelijk onderzoek
Aan het gelaat, de onderarmen, handen en voeten zijn blaren, maar nu vooral roodheid zichtbaar; ook enige hypertrichosis (afbeelding 64a en 64b).

Laboratoriumonderzoek
Alkalische fosfatase 158 U/l, γ-GT 267 U/l, ASAT 79 U/l, ALAT 55 U/l, LDH 400 U/l, ferritine 880 µmol/l (25-102).

Vraag
Wat kan deze huidafwijkingen veroorzaken?

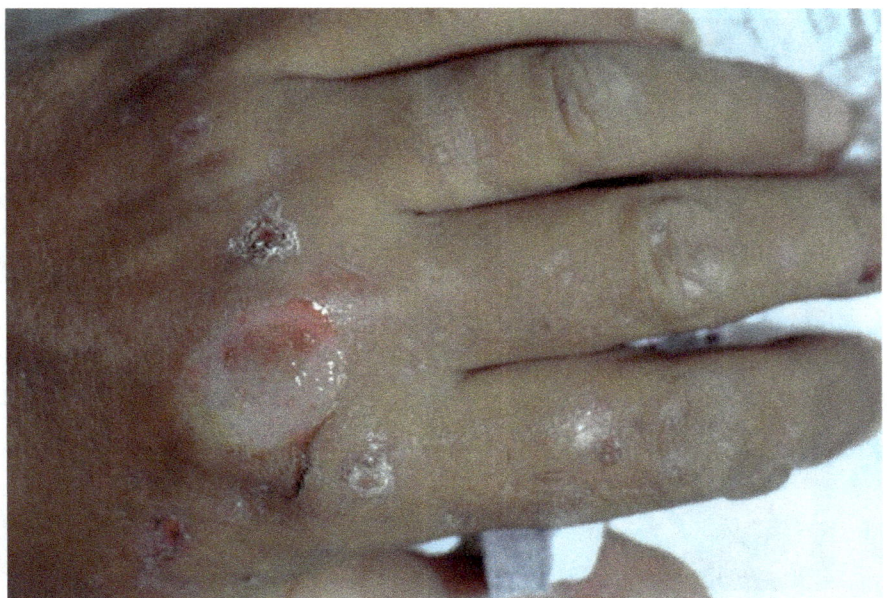

64a

Antwoord

Porphyria cutanea tarda (PCT) is de meest waarschijnlijke diagnose, ofschoon differentieeldiagnostisch ook andere porfyrieën belangrijk zijn: porphyria variegata en hereditaire coproporfyrie. De combinatie met leverfunctieafwijkingen en overmatig alcoholgebruik pleit voor PCT. De huidafwijkingen treden op in huid die is blootgesteld aan zonlicht: het gelaat, de onderarmen, de handen en vooral bij vrouwen het dorsum van de voeten. Chronisch treedt blaarvorming op, vooral in de zomer, minder in de winter. De met vochtgevulde blaasjes breken gemakkelijk open, waarop korstvorming in het onderliggende huidgebied volgt; de laesies genezen slechts langzaam. De aangetaste huidgebieden blijven kwetsbaar en kleinere traumata veroorzaken al blaren. Eerdere blaren kunnen er atrofisch, bruinig of violetkleurig uitzien. Ook kan hypertrichosis optreden (zie casus 61), zoals bij deze patiënt. Risicofactoren voor het ontwikkelen van PCT zijn verhoogde leverenzymen, overmatig alcoholgebruik, hepatitis-C, hiv-infectie, oestrogenen en zwangerschap, roken en verlaagd vitamine-C-gehalte. Een verhoogd gehalte aan leverijzer is ook een risicofactor gebleken. De afwijking berust op een tekort aan uroporfyrinogeen-decarboxylase-activiteit in de lever, waardoor zich in de urine porfyrinogenen met verschillende carboxylgroepen ophopen: copro-, penta-, hexa- en hepta-porfyrinogeen en uroporfyrinogeen. De behandeling bestaat uit het uitschakelen van risicofactoren: stoppen met alcohol en roken en, indien verhoogd, leverferritine verlagen door aderlatingen (flebotomieën) en eventueel starten met medicatie (lage dosis chloroquine). PCT is de meest voorkomende porfyrie, ofschoon nauwkeurige gegevens over de prevalentie ontbreken. Meestal is de sporadische vorm oftewel type 1 verantwoordelijk voor het beeld (80%). Type 2 is een erfelijke vorm (20%).

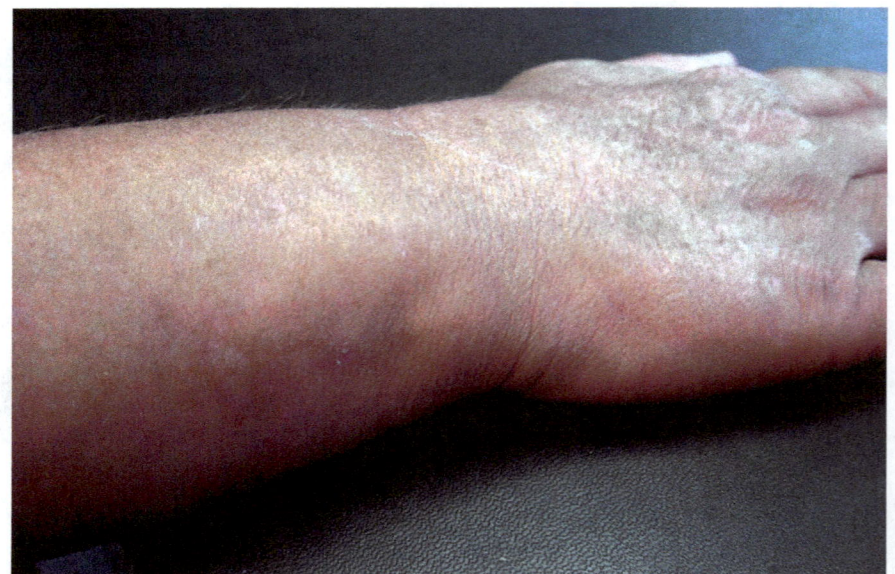

64b

65

Anamnese
Een 6-jarig meisje komt met haar moeder op uw polikliniek in een plattelandsziekenhuis in Malawi. Een helft van haar gelaat is opgezwollen (afbeelding 65a), lijkt ook pijnlijk. Het eten wordt er sterk door bemoeilijkt.

Lichamelijk onderzoek
U ontdekt geen andere afwijkingen.

Vragen
1 Wat is uw diagnose?
2 Wat zou u verder behalve het lichamelijk onderzoek in deze omstandigheden aan onderzoek doen?
3 Wat is de geëigende behandeling?

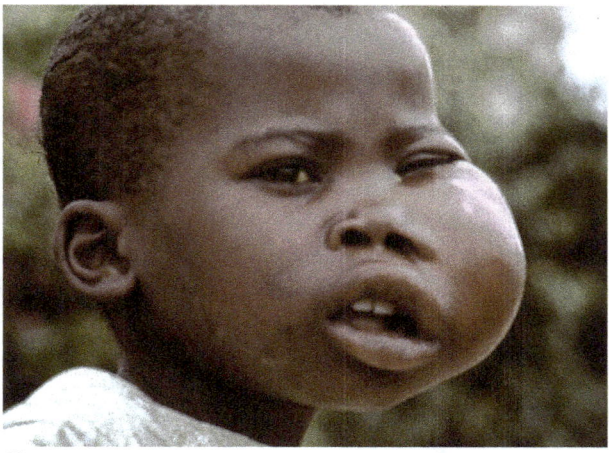

65a

Antwoord

1 Deze zwelling in het gelaat ter hoogte van de kaak, voornamelijk de bovenkaak, is inderdaad een Afrikaans lymfoom. Veel aspecten van deze *endemische vorm* van lymfoom zijn in kaart gebracht door Dennis Burkitt, oorspronkelijk chirurg in Kampala (Oeganda), die zijn leven in een latere fase alleen aan onderzoek wijdde. Ondanks de bescheiden opstelling van Burkitt is dit Afrikaanse lymfoom toch lymfoom van Burkitt genoemd. De piekincidentie ligt op de leeftijd van 6 tot 8 jaar. De meeste lokalisaties beginnen in de bovenkaak, groeien snel en veroorzaken veel pijn. Zwellingen werden ook gevonden in andere organen, met name bijnieren, nieren, ovaria en lever. Het lymfoom van Burkitt is beperkt tot 10-15° noorder- en zuiderbreedte en tot hoogten boven 1500 m, waar ook malaria endemisch is. Buiten deze endemische gordel komt het lymfoom een enkele keer voor in de Verenigde Staten, Europa en het Midden-Oosten, maar dit is een andere vorm: de sporadische vorm. Daarnaast wordt door de Wereldgezondheidsorganisatie nog een derde vorm genoemd: de aids-geassocieerde vorm. De endemische vorm is in meer dan 95% geassocieerd met het epstein-barr-virus. In 1964 werd voor het eerst beschreven dat een virus betrokken was bij de pathogenese van een menselijke tumor: het epstein-barr-virus bij het lymfoom van Burkitt.

2 Bij deze patiënt volstaat (in Afrikaanse omstandigheden met weinig faciliteiten) een goed lichamelijk onderzoek, wat oriënterend laboratoriumonderzoek en een biopsie. Beeldvorming van het abdomen door middel van CT-thorax en abdomen is destijds niet verricht, hetgeen tegenwoordig (in een niet-ontwikkelingsland) als standaard in het kader van stadiëring wél wordt verricht. Deze casus presenteerde zich in de jaren zeventig van de vorige eeuw, toen nergens de mogelijkheid bestond een CT van thorax en abdomen noch echografie van het abdomen te maken.

3 Het is nog steeds lastig om dergelijke patiënten in Afrika te behandelen: het is moeilijk regelmatig bloed te controleren. Zodra er een verbetering optreedt, zijn ouders geneigd de kinderen mee naar huis te nemen. Lage en weinig toxische orale doses van antimitotica (oraal cyclofosfamide) werden door Burkitt toegepast. Toch zag Burkitt meer dan eens een spectaculaire respons, zelfs in uitgebreide casussen, maar helaas was zo'n respons meestal kortdurend. In het algemeen wordt binnen een jaar een terugval gezien; indien binnen twee jaar geen terugval optreedt, is de patiënt waarschijnlijk wel genezen.

66

Anamnese
Een 64-jarige patiënte wordt acuut opgenomen. De laatste twee weken heeft zij het bed gehouden wegens ernstige vermoeidheid: zij heeft onvoldoende energie om uit bed te komen en rond te lopen. Zij heeft de laatste twee weken nauwelijks gegeten, ze is iets afgevallen. Acht jaar geleden is een melanoom (spoelcellig, 2,9 mm) verwijderd van de linker schouder. Een jaar geleden, bij routinecontrole, waren er geen problemen.

Lichamelijk onderzoek
Een grote lever komt naar voren bij inspectie; bij palpatie is de spanwijdte (bovengrens long-lever bij percussie tot ondergrens lever bij palpatie in de medioclaviculaire lijn) 20 cm.
Bij zaalvisite de volgende dag valt u iets op aan de urine (afbeelding 66a).

Laboratoriumonderzoek
Gestoorde leverfuncties: alkalische fosfatase 466 U/l (normaalwaarde < 120), gamma GT 839 U/l (< 35), ASAT 268 U/l (< 40), ALAT 93 U/l (< 45), LDH 9171 U/l (< 220), bilirubine 45 µmol/l (< 17).

Vragen
1 Wat valt u op aan de urine?
2 Wat is de verklaring?
3 Hoe wordt de grootte van de lever bij het lichamelijk onderzoek beoordeeld?
4 Waar let u nog meer op bij het onderzoek van de lever?

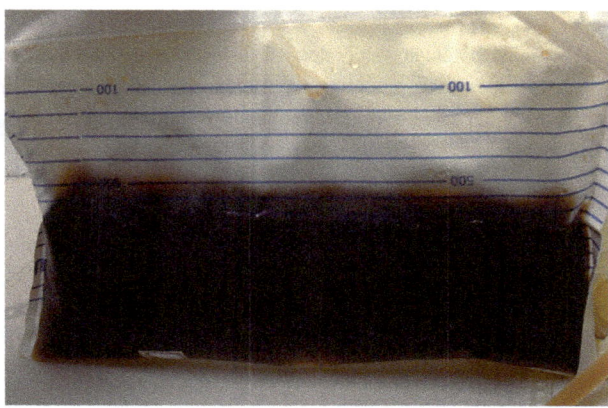

66a

Antwoord

1 De urine is opvallend donker; de verpleging heeft opgemerkt dat de kleur van de urine donkerder wordt als de urine langer staat. Op grond van de donkere urine, de grote lever bij inspectie en palpatie/percussie en een melanoom in het verleden is de klinische diagnose: 'gemetastaseerd melanoom'. Donkere urine of urine die donker wordt bij langer staan, kan een uiting zijn van gemetastaseerd melanoom. Deze melanurie of melanogene urine kan optreden bij patiënten met uitgebreid gemetastaseerd melanoom. Vaak gaat melanurie samen met melanosis van de huid: verkleuring van de huid naar donkerbruin. Beide verschijnselen zijn een voorbode van een zeer korte prognose. Onze patiënte leefde na de vaststelling van de donkerzwarte urine nog twee weken.

2 In melanoomcellen wordt tyrosine omgezet in L-dopa en L-dopa in dopaquinone. Een verhoogde hoeveelheid tyrosinase, het enzym dat deze twee omzettingen regelt, is specifiek voor melanoompatiënten – zowel in cellijnen als in plasma van melanoompatiënten. Toegenomen tyrosinaseactiviteit kan de omzetting van tyrosine naar L-dopa versnellen, waardoor L-dopa zich in bloed ophoopt of wordt uitgescheiden in abnormale hoeveelheden in urine van patiënten met gemetastaseerd melanoom. De omzetting door verdere oxidatie naar melanine resulteert in de donkere kleur van de urine.

3 De lever werd bij deze patiënt in de eerste plaats beoordeeld bij het lichamelijk onderzoek. Reeds bij inspectie was in de bovenbuik een prominente massa waarneembaar. Door een combinatie van percussie en palpatie is de spanwijdte van de lever aan de ventrale zijde in getal en maat op te geven. Percussie van de long-levergrens bepaalt de bovengrens en voor een meting wordt de medioclaviculaire lijn (MCL) aangehouden. Bijvoorbeeld bij longemfyseem zal de long-levergrens duidelijk lager liggen dan bij een persoon met een normale longfunctie. De ondergrens is met percussie moeilijk betrouwbaar te bepalen. Palpatie levert met name als de lever onder de ribben te voelen is een nauwkeuriger afmeting op dan percussie. De spanwijdte van de long-levergrens tot de ondergrens van de lever in de MCL wordt als 'normaal' beoordeeld onder 10 cm, als 'mogelijk vergroot' bij afmetingen tussen 10 en 15 cm. Boven 15 cm wordt de lever als 'vergroot' beoordeeld. Tijdens follow-up kunnen leverafmetingen significant toenemen, wat voor zich spreekt.

4 Andere aspecten die aandacht verdienen zijn: het oppervlak van de lever: glad, hobbelig, onregelmatig, enzovoort. De consistentie van de lever, pijnlijkheid; pulseren, zoals bij tricuspidalisinsufficiëntie. En uiteindelijk kan de lever natuurlijk met beeldvormende technieken in kaart worden gebracht: echografie, CT en MRI.

Literatuur

Hofmann M, Kiecker F, Audring H, Grefer K, Sterry W, Trefzer U. Diffuse melanosis cutis in disseminated malignant melanoma. Dermatology 2004;209:350-2.

67

Anamnese
Een 75-jarige patiënte bezoekt uw spreekuur wegens pijn aan de handen. Zij voelt zich het laatste halfjaar meer vermoeid dan tevoren.

Lichamelijk onderzoek
U kijkt patiënte na, maar vindt alleen de afwijkingen aan de handen (afbeelding 67a).

Vragen
Wat ziet u? En bij welke aandoening worden deze afwijkingen gezien?

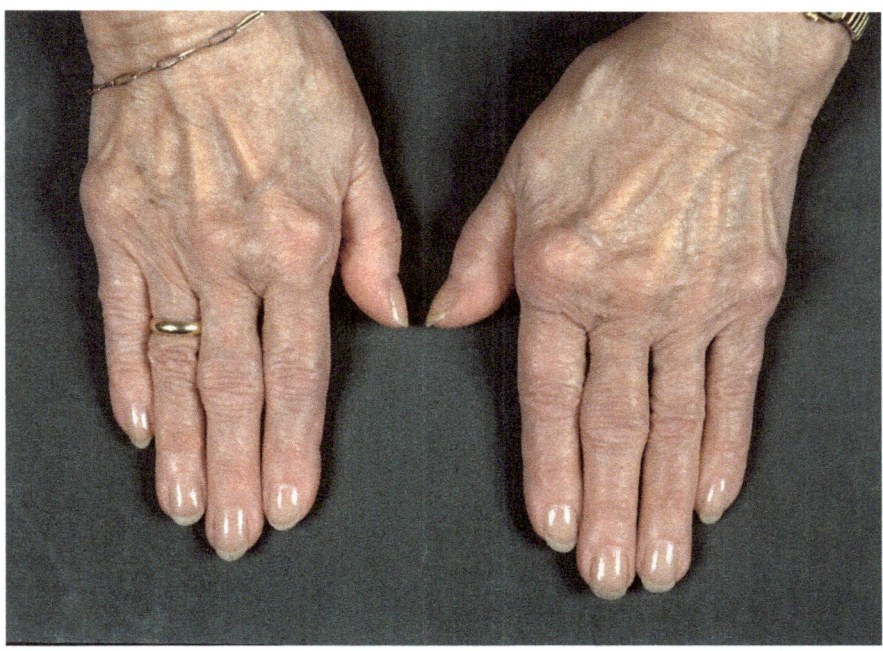

67a

Antwoord

Bij deze patiënte zijn een zwelling van de proximale interfalangeale gewrichten, de metacarpofalangeale gewrichten en een ulnaire deviatie van de handen zichtbaar. Karakteristiek voor de eerste presentatie van reumatoïde artritis is een symmetrische ontsteking van de gewrichten van handen en voeten. Hierbij zijn vooral de metatarsofalangeale gewrichten van de voeten, polsen, de proximale interfalangeale (= PIP-) en de metacarpofalangeale (= MCP-)gewrichten van de handen aangedaan. Bij presentatie zijn de overige gewrichten – de ellebogen, schouders, knieën, heupen en enkels – minder vaak aangedaan, maar deze kunnen later in het ziektebeloop aangetast worden. Daarnaast kunnen algemene verschijnselen van ziekte aanwezig zijn, zoals koorts, malaise, moeheid en gewichtsverlies. Na verloop van tijd treden er beschadigingen op aan kraakbeen en bot van de gewrichten, maar ook aan het gewrichtskapsel en de aangrenzende pezen. Dit kan leiden tot irreversibele vervormingen van de gewrichten. Typische vervormingen op de lange duur zijn de zwanenhals- en knoopsgatdeformaties (zie casus 38 en 49) en de ulnaire deviatie ter plaatse van de metacarpofalangeale gewrichten.

68

Anamnese
Een 68-jarige patiënt wordt gezien wegens een diabetes mellitus. Op 51-jarige leeftijd ontwikkelde hij diabetes mellitus, waarvoor hij gedurende een jaar orale bloedglucoseverlagende medicatie gebruikte, maar na een jaar viermaal daags insuline. Er is geen comorbiditeit en er zijn geen complicaties van zijn nu zeventien jaar bestaande diabetes mellitus. Hij bezoekt het spreekuur met zijn bloedglucosedagboekje (afbeelding 68a).

Lichamelijk onderzoek
Lengte 1,76 m, gewicht 80 kg, BMI 25,8 kg/m², RR 130/80 mmHg, pols 68/minuut, regulair.

Vragen
1 Wat ziet u? Wat is de naam van deze huidaandoening?
2 Wat is de classificerende diagnose van de diabetes mellitus?
3 Welk bloedonderzoek ondersteunt deze diagnose?

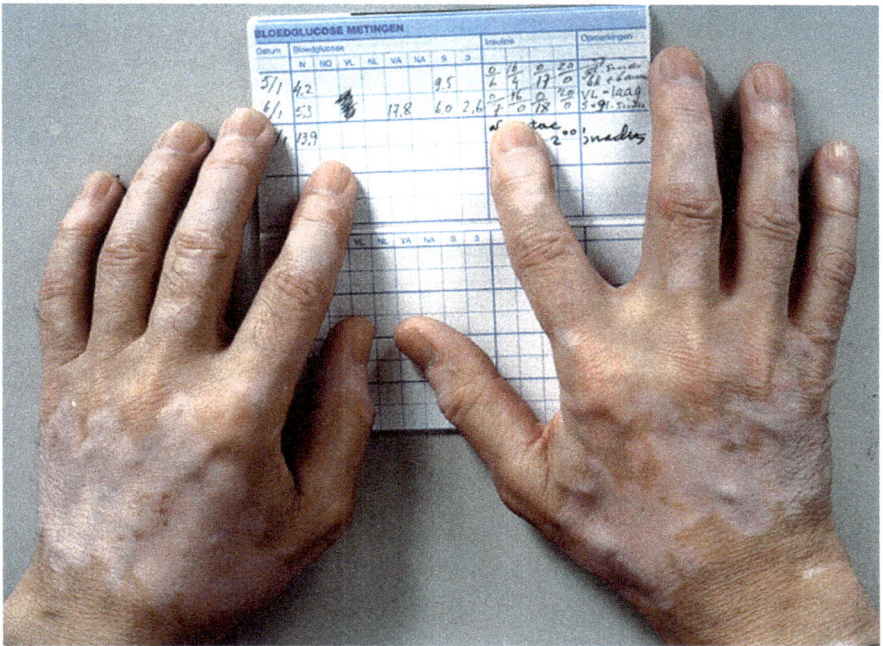

68a

Antwoord

1 Er zijn huidgebieden die wit van kleur zijn en onregelmatig zijn begrensd. Dit wordt *vitiligo* genoemd. Vitiligo is een onschuldige aandoening waarbij de huid en het haar pigment verliezen en waarbij melkwitte plekken van verschillende grootte en vorm ontstaan. Bij PA-onderzoek van deze huid blijken de melanocyten die normaal in het onderste deel van de opperhuid gelokaliseerd zijn, totaal te ontbreken. Vitiligo wordt beschouwd als een auto-immuunziekte, waarbij de immunologische reactie de vernietiging van de melanocyten veroorzaakt. Deze theorie wordt gesteund door het feit dat andere auto-immuunziekten vaker voorkomen bij patiënten en familieleden van patiënten met vitiligo, zoals schildklierziekten (ziekte van Graves, ziekte van Hashimoto), ziekten van de bijnier (ziekte van Addison), alopecia areata (scherp begrensde, ronde kale plekken) en diabetes mellitus type 1. Vitiligo vindt men vaak rond lichaamsopeningen en in de lichaamsplooien bij de geslachtsorganen, op drukplaatsen, op handen en voeten, op plaatsen van herhaald trauma en in het gelaat.

2 Tevoren spraken we alleen maar over diabetes mellitus type 1 of type 2. Type 1 komt bij jongere en magere personen voor en een begin met een ketoacidose pleit sterk voor type 1, vroeger insuline-afhankelijke diabetes mellitus genoemd. Oud(er) en adipeus wijst in de richting van type 2. De classificatie van diabetes mellitus is echter ingewikkelder geworden. Deze patiënt heeft bijvoorbeeld een zogenoemde *latent auto-immune diabetes in adults* (= LADA). LADA wordt gekarakteriseerd door een klinische presentatie als een diabetes mellitus type 2 na het 35^e levensjaar, ontbreken van overgewicht, met aanvankelijk een goede metabole controle met eventueel aanpassingen in de voeding en orale bloedglucoseverlagende medicatie gedurende minstens 6 maanden en de aanwezigheid van autoantilichamen (vooral tegen GAD = glutaminezuurdecarboxylase, en ook insuline-antilichamen). Diabetes mellitus type 1 is gedefinieerd als een aandoening die primair veroorzaakt wordt door β-celvernietiging, meestal immuungemedieerd. De destructie leidt doorgaans tot een absoluut insulinetekort. LADA is een speciale subgroep van DM type 1, waarbij het auto-immuunproces veel langzamer gaat, waardoor het moeilijker is type 1 en type 2 te onderscheiden. De ontwikkeling van klinische verschijnselen gaat geleidelijker, zonder de pathognomonische kenmerken zoals ernstige polyurie, polydipsie, gewichtsverlies en ketoacidose. Vanwege deze klinische verschijnselen wordt dit type ook wel type 1½ genoemd. Deze vorm van diabetes mellitus is overigens weer te onderscheiden van de *maturity-onset diabetes of the young* (MODY), een vorm die niet-insulineafhankelijk is en begint tussen 15 en 30 jaar, met sterke familiaire belasting (autosomaal dominante overerving). MODY heeft een genetisch heterogene etiologie. Dit betekent dat pathogene mutaties in meerdere genen kunnen leiden tot deze aandoening. Tot nu toe zijn 6 verschillende mutaties geïdentificeerd. Patiënten met MODY ontwikkelen geen ketoacidose en hebben geen markers voor auto-immuniteit, zoals insuline-antilichamen of antilichamen tegen GAD.

3 Het bloedonderzoek dat de diagnose LADA ondersteunt: patiënt had een GAD-titer van 9,7 U/ml (referentiewaarde < 1,1 U/ml = negatief).

Literatuur

Hoekstra, JBL, Koning, EJP de. Diabetes mellitus, maar welk type? Ned Tijdschr Geneeskd 2004; 148: 761-764.

69

Anamnese
Een 65-jarige patiënt komt voor controle van zijn diabetes mellitus type 2, die met insuline behandeld wordt. De regeling was in de afgelopen jaren matig met een HbA$_{1c}$ van gemiddeld 8,5%. Patiënt vertelt dat de laatste dagen de linker voet roder is dan tevoren (afbeelding 69a): hij inspecteert zijn voeten elke morgen op veranderingen. Overigens zijn zijn voeten gevoelloos en heeft hij geen pijn gehad. Wel struikelde hij bijna op de dag waarop hij de verandering constateerde.

Lichamelijk onderzoek
U bekijkt zijn voeten nauwkeurig.

Vragen
1 Welke conclusie trekt u?
2 Welk advies geeft u?

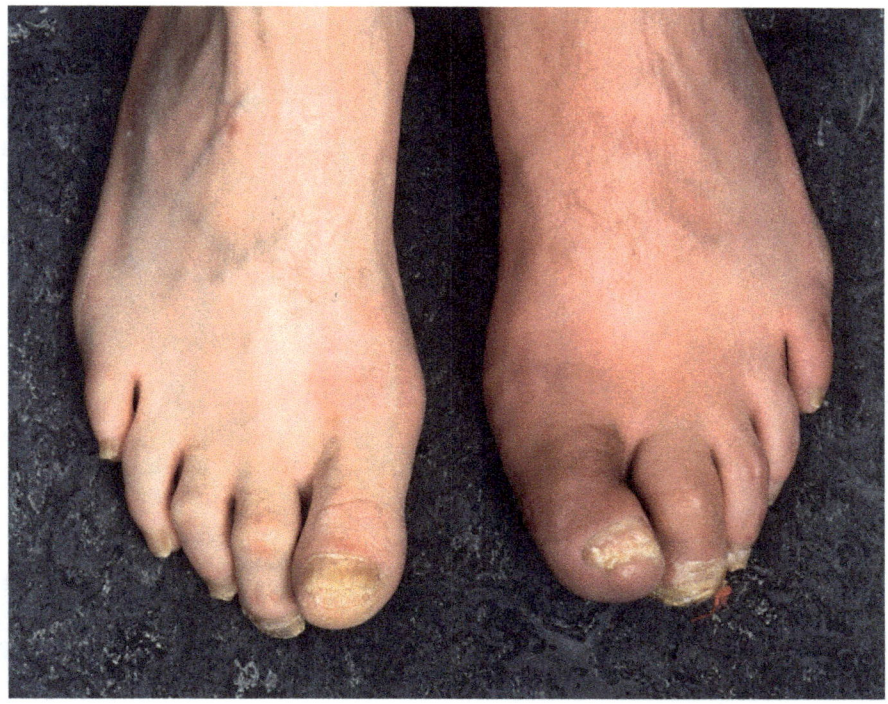

69a

Antwoord

1 Dit is het klassieke beeld van een charcot-voet links. Door de aanwezige neuropathie is atrofie van de plantaire vetpads en de intrinsieke voetspieren opgetreden. De voet is hierdoor gevoeliger voor elke vorm van mechanische belasting, waardoor meer callusvorming. Het acute syndroom van Charcot wordt gekarakteriseerd door erytheem, oedeem en temperatuurverhoging van de voet; klinisch dient het onderscheiden te worden van osteomyelitis, cellulitis of jicht, waarmee het wel verward wordt. Charcot (1825-1893), de eerste neuroloog, een Fransman, heeft zeer veel ziektebeelden als eerste beschreven, onder meer dit beeld bij patiënten met beschadigde achterstrengvezels bij tabes dorsalis, stadium III syfilis.

2 Een vroegtijdige herkenning en immobilisatie, vaak door ingipsen van het gewricht, kan de kans op verdere vervorming van de voet, ulcera en functieverlies verkleinen. Van de diabetische artropathie is 70% in de middenvoet gelokaliseerd en 15% in de voor- of achtervoet; 50% van de patiënten kan zich een kleiner voorafgaand trauma herinneren. De meeste patiënten die een diabetische artropathie ontwikkelen, hebben een slecht gecontroleerde diabetes mellitus gedurende 15 tot 20 jaar.

70

Anamnese
Een 55-jarige patiënt bezoekt uw spreekuur. Hij vertelt dat hij al enige tijd iets vreemds op zijn buik heeft. Hij heeft geen andere klachten.

Lichamelijk onderzoek
U bekijkt de afwijkingen op de buik van patiënt (afbeelding 70a). Verder ontdekt u geen afwijkingen.

Laboratoriumonderzoek
BSE 22 mm, Hb 7,8 mmol/l, verdere hematologie, alkalische fosfatase 200 U/l, γ-GT 100 U/l en nierfunctie normaal.

Vragen
1. Weet u wat de naam is van deze afwijkingen?
2. Wat kunnen de oorzaken zijn? Wat kunnen we eraan doen?

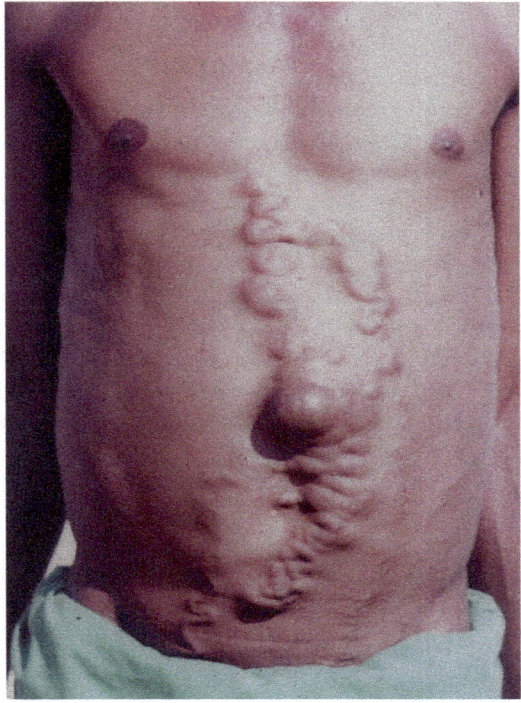

70a

Antwoord

1 Dit is het klassieke beeld van een *caput Medusae*: een kluwen uitgezette aderen (venectasieën), die zich vanaf de navel over de buik verspreiden en die een verbinding vormen met de grote venen. Het is een teken van een ernstige stuwing in de V. portae hepatis ofwel portale hypertensie, waarbij porto-systemische shunting via de navelvenen optreedt. Caput Medusae als gevolg van vena-cava-inferior-obstructie is te onderscheiden op grond van de flow in de venen onder de navel: bij verhoogde portale druk is de stroomrichting van de navel naar de benen, maar bij obstructie van de vena cava inferior is de stroom naar het hoofd gericht, aangezien zich abdominale collateralen ontwikkelen om de blokkade in de V. cava inferior te overbruggen en de veneuze terugvloed van de benen op te vangen. De naam caput Medusae verwijst naar het 'haar' op het hoofd van Medusa, waar dit beeld enigszins aan doet denken. In de Griekse mythologie was Medusa een van de Gorgonen, drie monsterachtige zusters, die ergens in het Verre Westen woonden, een streek waar de zon zich nooit liet zien. De drie afschrikwekkende zusters, met gruwelijke slagtanden en bronzen klauwen, suisden met enorme vlerken door de lucht. In plaats van haren kronkelden er slangen om hun hoofd. Medusa was de gevaarlijkste van de drie: met haar blik deed zij iedereen verstenen. In haar jeugd was Medusa zeer aantrekkelijk geweest. Als straf – zij ontwijdde een Atheense tempel door er een nacht met haar geliefde Poseidon door te brengen – veranderde haar prachtig golvende haar in sissende slangen.

2 De normale portale druk is 7-14 mmHg, en bij portale hypertensie kan deze druk oplopen tot 25-50 mmHg. Door deze verhoogde druk zetten de collateralen uit tussen het portale systeem en de systemische veneuze circulatie. Varices ter hoogte van de gastro-oesofageale overgang zijn het meest belangrijk: deze zijn oppervlakkig en draineren in de V. azygos. Bij toegenomen druk kunnen varices barsten en haematemesis of melaena veroorzaken. Bij 30% van de patiënten worden ook varices in het rectum gevonden, die gedifferentieerd dienen te worden van hemorroïden lager in het anale kanaal. De oorzaken kunnen hepatisch, prehepatisch en posthepatisch zijn. *Hepatisch* wil zeggen dat het probleem zit in de leverarchitectuur: cirrose is de meest frequente oorzaak van portale hypertensie; ook alcohol, virale hepatitis en cholestase, voorts schistosomiasis (vooral in andere werelddelen belangrijk), sarcoïdosis en scleroserende cholangitis kunnen oorzaken zijn. *Posthepatisch* of postsinusoïdaal houdt een veneuze blokkade van de veneuze bloedstroom in, zoals bij het syndroom van Budd-Chiari (trombose van de Vv. hepaticae), veno-occlusieve ziekte, pericarditis constrictiva en rechts hartfalen. *Prehepatische* oorzaken zijn trombose van de V. portae, splenomegalie en trombose van de V. lienalis. Bij de voorgestelde patiënt, die in Centraal-Afrika (Malawi) werd gezien, is levercirrose statistisch de meest waarschijnlijke oorzaak. Bij schistosomiasis kan het ook voorkomen; bij een rectumbiopt ('rectal snip' op 5-8 cm van de anus) waren geen eieren zichtbaar in het (ongekleurde) rectumslijmvliesbiopt. Ook al zou schistosomiasis de oorzaak zijn, er is geen effectieve behandeling voor de leverpathologie.

Literatuur

Suys-Reitsma SJ. Helleense mythos. Amsterdam: Paris 1956; 4e druk.

71

Lichamelijk onderzoek
Bij het lichamelijk onderzoek van een 24-jarige patiënte vallen u de lichtgele afwijkingen in de hals op (afbeelding 71a en 71b).

Vraag
Wat is dit?

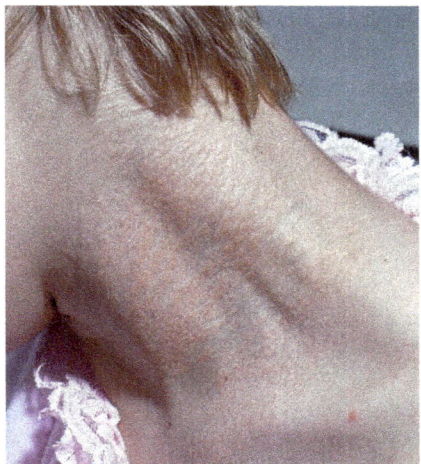

71a

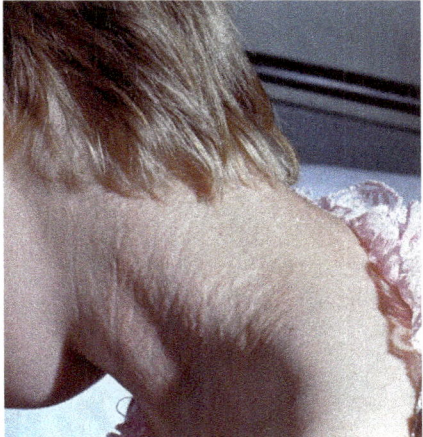

71b

Antwoord

Dit is een uiting van pseudoxanthoma elasticum, een autosomaal recessieve aandoening, die berust op mineralisering en fragmentatie van elastische vezels in *huid, retina en bloedvatwanden*. De diagnose is het eerst en het gemakkelijkst te stellen aan de huid (zie ook afbeelding 71c en 71d, andere patiënt). De primaire afwijking in de *huid* is een kleine (2-5 mm), gele of oranjegele papel, onregelmatig of ruitvormig, die met andere papels groepjes kan vormen of op kan gaan in grotere plaques. De laesies zijn meestal symmetrisch verdeeld vanaf de nek naar beneden naar de oksels, de elleboogsholten en later naar de liezen en knieholten. De laesies geven aan de huid het beeld van een geplukte kip. Soms is er een versterkte laxiteit van de huid, die leidt tot plooivorming. Bij *oog*heelkundige onderzoek zijn er verschillende afwijkingen: angioïde strepen (angioid streaks), dehiscentie van de retina en neovascularisatie. Ook is er een verhoogd risico op bloedingen, die tot visusverlies en soms zelfs blindheid kunnen leiden. De calcificatie van elastische *vaatwand*lagen (intima en media), voornamelijk van middelgrote arteriën, kan leiden tot ernstig coronairlijden en perifeer vaatlijden, aneurysmavorming op jonge leeftijd (30 jaar) en cerebrovasculaire accidenten.

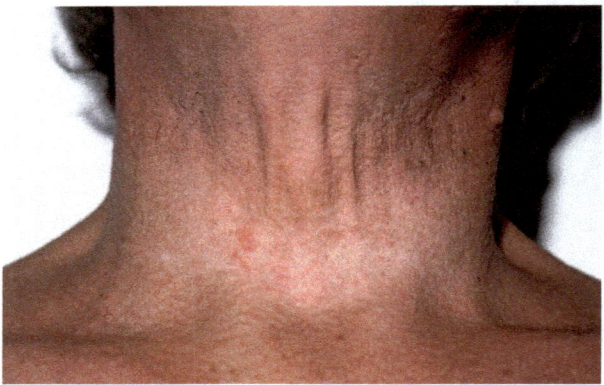

71c

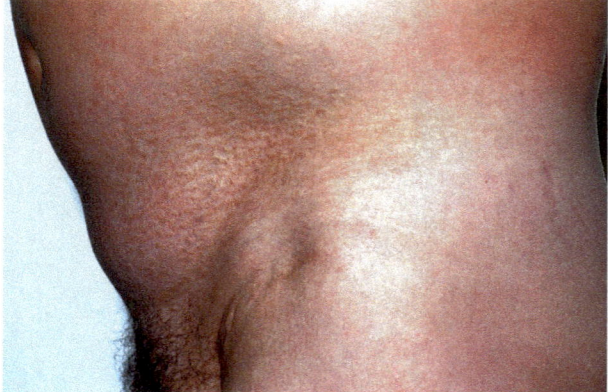

71d

72

Anamnese
Een 9-jarige is opgenomen wegens een 'huiddefect' in het gelaat in een plattelandsziekenhuis in Malawi. De afwijking bestaat volgens de moeder nog maar een week. Tevoren heeft het kind mazelen gehad.

Lichamelijk onderzoek
U bekijkt met name het gelaat (afbeelding 72a en 72b).

Laboratoriumonderzoek
Dikkedruppelpreparaat: geen malariaparasieten gezien.

Vragen
1 Hoe wordt deze afwijking in het gelaat genoemd?
2 Ziet u nog iets anders aan dit kind?

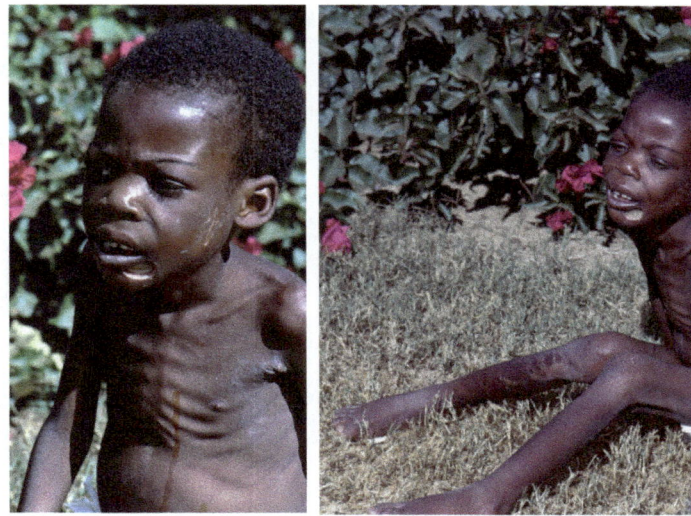

72a   72b

Antwoord

1 De afwijking in het gelaat wordt noma of cancrum oris genoemd. Noma komt van het Griekse woord 'noma', dat het weiden, het grazen betekent, en in overdrachtelijke zin het voortwoekeren van kanker, van vuur. Het is een opportunistische infectie die door extreme armoede wordt bevorderd. Het ontwikkelt zich snel uit een ontsteking van het mondslijmvlies naar een enorme orofaciale necrose. Het respecteert geen anatomische vlakken of grenzen, maar verspreidt zich door spierweefsel en ook door bot, zoals maxilla en mandibula, soms ook de neus en de infraorbitale begrenzing. Noma komt overal voor, maar met name in de tropen en vooral in Afrika beneden de Sahara.

2 Ondervoeding, zoals zichtbaar aanwezig in de casus, is een belangrijke factor, en verder verminderde afweer en virale infecties, zoals mazelen en herpesvirusinfecties. De mortaliteit kan oplopen tot 80%. Wat u duidelijk kunt herkennen is dat patiënt zeer mager is. Dit heet marasmus. In aanwezigheid van oedemen aan de acra en periorbitaal kan er sprake zijn van kwasjiorkor en in combinatie met ondervoeding van marasmuskwasjiorkor.

Literatuur

Enwonwu CO, Falklere jr WA, Philips RS. Noma (cancrum oris). Lancet 2006; 368: 147-55.
www.noma.nl.

73

Anamnese
Een 40-jarige man bezoekt uw spreekuur wegens hoofdpijn.

Lichamelijk onderzoek
Bij het afnemen van de anamnese vallen u afwijkingen op aan de lippen (afbeelding 73a).

Vragen
1 Waar denkt u aan bij deze lipafwijkingen?
2 Wat zijn de consequenties van deze afwijking voor de patiënt?

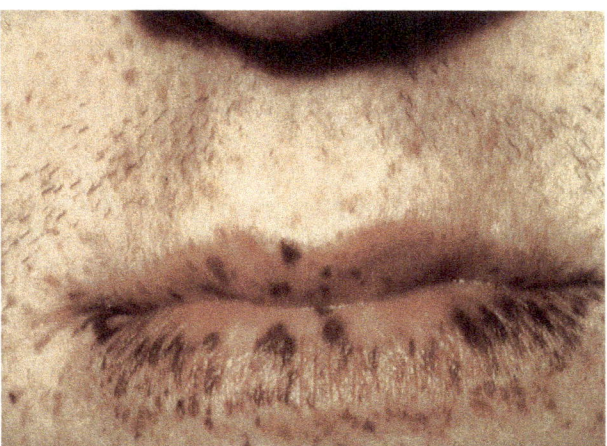

73a

Antwoord

1 Het syndroom van Peutz-Jeghers (PJS). Peutz was een Nederlandse internist, die in Den Haag werkte en die dit syndroom voor het eerst beschreef in 1921. Hij leefde van 1886 tot 1957. Iets later werd het klinische beeld ook beschreven door Jeghers (1904-1990), een Amerikaanse internist. Het uitwendige kenmerk van het syndroom is de melaninepigmentophoping in huid en mucosa. Kleine donkerbruine tot donkerblauwe vlekjes, enkele millimeters in diameter, treden op rond openingen in het gelaat, in het mondslijmvlies en op handen en voeten. Pigmentneerslag in de lippen wordt bij 96% van de patiënten met dit syndroom gezien, en pigment in het mondslijmvlies bij 83%. Het pigment verschijnt in de vroege kinderjaren en bereikt een maximum in de puberteit. In de loop van de tijd heeft het pigment in huid en lippen de neiging te verdwijnen. Binnen een familie is een grote variatie in de expressie van de pigmentering. Het is een autosomaal-dominant overervende aandoening. De mutatiefrequentie van het PJS wordt geschat op 1:200.000 geboorten. De afwijkende genlocus is inmiddels bekend: STK11-gen (serine-treoninekinase) is meestal gemuteerd; de functie van het gen is niet bekend.

2 Een ander, maar klinisch belangrijker verschijnsel van PJS is gastro-intestinale polyposis, berustend op polypoïde hamartomen. De poliepen kunnen in de dunne darm, dikke darm en maag voorkomen en aanleiding geven tot intussusceptie en ileus, wat gepaard gaat met buikpijn, opgezette buik en af en toe bloederige ontlasting, rectaal bloedverlies, melaena en anemie. Ook een rectumprolaps ten gevolge van rectale poliepen kan reeds op jonge leeftijd (tussen 2 en 8 jaar) voorkomen. Over het optreden van polyposis nasi binnen dit syndroom wordt verschillend gedacht. Maligniteiten komen in een hogere frequentie voor, met name gastro-intestinale, maar ook extra-intestinale maligniteiten: colon, maag, duodenum en pancreas, mamma, ovaria en testes. Als follow-up bij dragers van dit syndroom worden de volgende onderzoeken geadviseerd (zie ook http://www.oncoline.nl/index.php?pagina=/richtlijn/item/pagina.php&richtlijn_id=529):

Periodiek onderzoek bij het syndroom van Peutz-Jeghers.

beginleeftijd[1]	soort onderzoek	frequentie[1]
kinderleeftijd	algemene controle[2]	jaarlijks
18 jaar	gastroduodenoscopie	5-jaarlijks
18 jaar	dunnedarmfoto	5-jaarlijks
25 jaar	colonoscopie	3-jaarlijks
35 jaar	borstonderzoek; mammografie	jaarlijks
35 jaar	gynaecologisch onderzoek	jaarlijks

[1] Eerder en/of frequenter onderzoek bij klinische verschijnselen; preventieve of symptomatische behandeling bij afwijkingen.

[2] Beeldvormend onderzoek (videocapsule) voor het 18e jaar indien geen klinische verschijnselen ter discussie; cave: hormoonproducerende testis- en ovariumtumoren.

Literatuur

Westerman AM, Entius MM, Baar E de, Boor PPC, Koole R, Velthuysen MLF van e.a. Peutz-Jeghers syndrome: 78-year follow-up of the original family. Lancet 1999;353:1211-5.

74

Anamnese
Een 78-jarige patiënte bezoekt uw spreekuur wegens afwijkingen in haar gelaat en aan haar handen. Zij heeft enige tijd klachten gehad die passen bij het fenomeen van Raynaud; de laatste maanden vallen deze wel mee.

Lichamelijk onderzoek
U kijkt patiënte na, maar vindt alleen afwijkingen aan het gelaat en de handen (afbeelding 74a, 74b en 74c).

Vragen
Wat ziet u? En bij welke aandoening worden deze afwijkingen gezien?

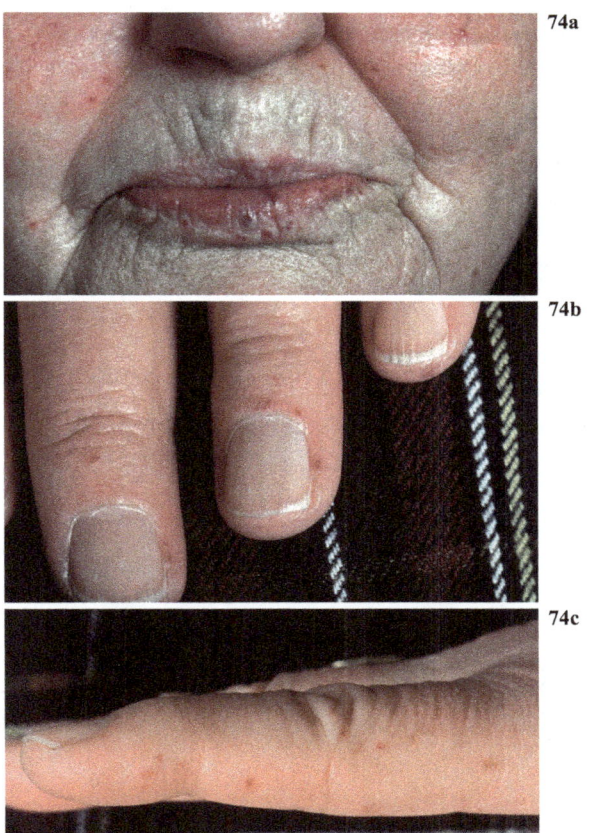

74a

74b

74c

Antwoord

De handen en het gelaat zijn karakteristiek voor sclerodermie: de huid van de vingers is strak en oedemateus en er zijn verscheidene teleangiëctasieën. Het gelaat is strak, met name rond de mond. Systemische sclerose, eerder systemische sclerodermie genoemd, is een auto-immuunaandoening, met een overmatige productie van collageen en andere bindweefselcomponenten. Het woord is afgeleid van het Griekse 'skleros', dat hard betekent. De ziekte uit zich klinisch in een strakke huid en fibrosering van inwendige organen. Een eerste uiting van systemische sclerose is vaak het fenomeen van Raynaud (secundair fenomeen van Raynaud). Dat wil zeggen dat er een trifasische verkleuring van de vingers optreedt: wit (pallor), blauw (acrocyanosis) en ten slotte rood (hyperemie), uitgelokt door koude, stress en zelfs temperatuurverandering. Deze sequentiële kleurverandering berust op een arteriële vasoconstrictie in de vingers. Het primair fenomeen van Raynaud kent geen etiologie en heeft een meer benigne beloop. Na ontwikkeling van dit fenomeen ontstaat een stijf gevoel in de vingers, waarbij de vingers diffuus gezwollen zijn. De huid van de vingers wordt strakker en de beweeglijkheid neemt af. Ook de huid in het gelaat wordt strakker, waardoor de neus spits wordt en de voortanden meer zichtbaar worden. Het gelaat wordt bijna expressieloos. Bij vrij veel patiënten zijn eerst de vingers en de tenen en later de armen en benen van distaal naar proximaal toe aangedaan. Door de strakke huid aan de extremiteiten kunnen contracturen ontstaan en ulcera op de strekzijde van MCP- en PIP-gewrichten, de ellebogen en de polsen. Kenmerkend zijn teleangiëctasieën, verwijdingen van capillairen in de huid. Deze ontstaan vooral in het gelaat en op het coeur. Verder subcutane verkalkingen, bestaande uit deposities van calciumhydroxyapatiet. Vroeger werd dit klinische beeld beschreven als een (incompleet) CREST-syndroom. CREST staat voor: calcinosis van de huid, fenomeen van Raynaud, oesofagushypotonie, sclerodactylie en teleangiëctasieën.

75

Anamnese
Een 26-jarige patiënte bezoekt de gynaecoloog wegens beharing in haar gelaat sinds drie maanden (afbeelding 75a). De laatste twee maanden heeft patiënte niet meer gemenstrueerd.
Zij heeft geen medicatie gebruikt. Patiënte heeft een dochter, en wil graag een tweede zwangerschap.

Lichamelijk onderzoek
BMI 23 kg/m².

Vragen
1 Hoe beschrijft u de afwijkingen in het gelaat van patiënte?
2 Welk onderzoek doet u?
3 Wat levert differentiële diagnostiek op?

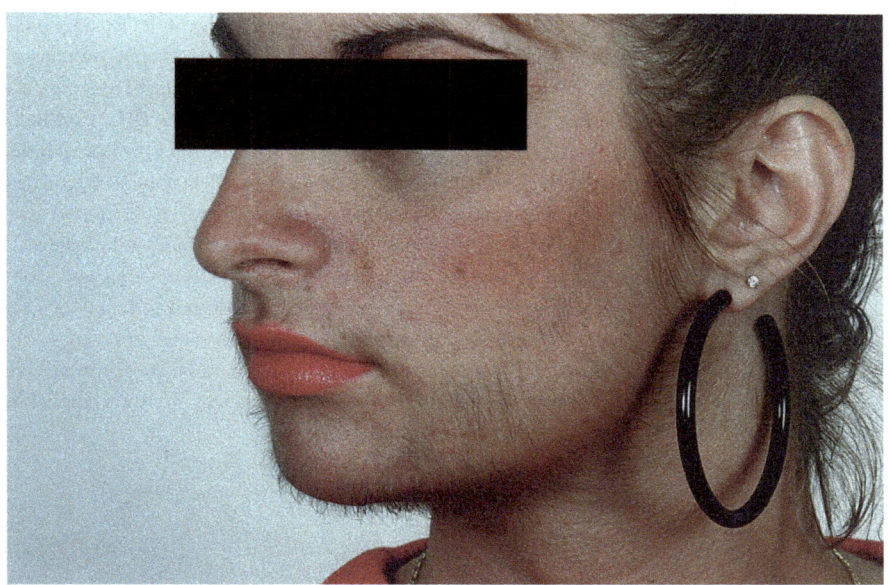

75a

Antwoord

1. Patiënte heeft donkere, stijve oftewel terminale haren in snorregio, op de kin en de wangen, met andere woorden in androgeengevoelige regionen, en dat is volgens de definitie 'hirsutisme'. Op haar rug heeft zij ook acne (afbeelding 75b). Op armen, benen, rond de tepels en ter hoogte van de linea alba heeft patiënte geen beharing. Het is bij dit klinisch beeld ook belangrijk om op verschijnselen van virilisatie te letten: lagere en veranderde stem, haaruitval ('Geheimratsecken'), toegenomen spiermassa, vergrote clitoris en toegenomen libido. Patiënte vond haar stem de laatste drie maanden wat krakerig en haar clitoris was in grootte toegenomen. Overigens was patiënte op het moment van presentatie 20 weken zwanger.
2. De belangrijkste laboratoriumbepaling is testosteron en bij voorkeur vrij testosteron. Door SHBG (= *sekshormoon bindende globuline*) te bepalen is het vrije testosteron te berekenen. Het testosteron bleek duidelijk verhoogd met 170 nmol/l (normaalwaarde 0,5-3,0 nmol/l). Bij anatomisch onderzoek bleken de bijnieren normaal; één ovarium bevatte een tumor van 4,5 cm. De gynaecoloog besloot het afwijkende ovarium te verwijderen: hierin werd een arrenoblastoom gezien. Overigens was patiënte in de onderzoeksperiode spontaan bevallen van een immature zwangerschap. Na verwijdering van het afwijkende ovarium verdween het hirsutisme volledig. Bij deze patiënte is alleen een testosteronbepaling gedaan: in het algemeen worden ook SHBG, dehydro-epiandosteron (DHEA), dehydro-epiandosteronsulfaat (DHEAS) en 17α-hydroxyprogesteron bepaald. Het SHBG is verhoogd bij bijvoorbeeld zwangerschap en pilgebruik. Bij onze patiënte was dit waarschijnlijk verhoogd geweest wegens de aanwezige zwangerschap. Overigens is in de zwangerschap de hoeveelheid vrij testosteron door toegenomen hoeveelheid SHBG minder en zal er minder effect zijn van testosteron dan buiten de zwangerschap. DHEA en DHEAS zullen bij adrenale oorzaken van hirsutisme verhoogd zijn en niet bij ovariële oorzaken, zoals bij onze patiënte. 17α-hydroxyprogesteron is aangewezen ter uitsluiting van 'late onset' congenitale bijnierhyperplasie en cortisol bij aanwijzingen voor hypercortisolisme (zie ook casus 15).
3. Er zijn meerdere differentiële diagnosen voor hirsutisme: idiopathisch, familair bepaald en etnisch bepaald (bij vrouwen uit het Middellandse Zeegebied komt meer beharing voor), of ten gevolge van duidelijk androgeen-excess vanuit ovaria of bijnieren. Oorzaken vanuit de ovaria: polycystic ovarian disease (PCO), hiluscelhyperplasie of insulineresistentie; tumoren: arrenoblastoom, hiluseltumor, granulosa-thecaceltumor. Oorzaken vanuit de bijnieren: congenitale bijnierhyperplasie, bijnieradenoom en -carcinoom. Bij deze patiënte werd een arrenoblastoom vastgesteld in het verwijderde ovarium.

Literatuur

Vulink AJE, Vermes I, Kuijper P, Cate LN ten, Schutter EMJ. Steroid cell tumour not otherwise specified during pregnancy: a case report and diagnostic work-up for virilisation in a pregnant patient. Eur J Obstretrics and Gynaecology and reproductive biology 2004;112: 221-7.

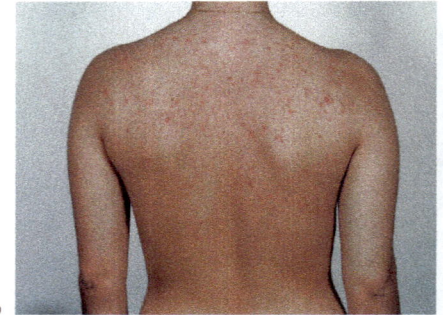

75b

76

Anamnese
Een diabetespatiënt komt voor zijn jaarlijkse controle. Bij het jaarlijks onderzoek van de voeten valt u iets op (afbeelding 76a en 76b).

Vragen
1 Wat valt u op?
2 Wat is hiervan de oorzaak?

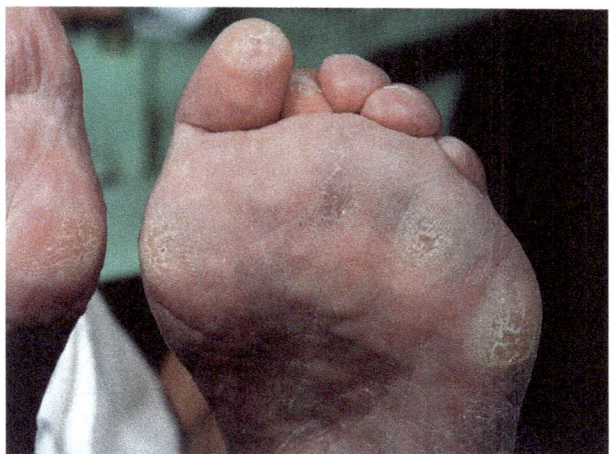

76a

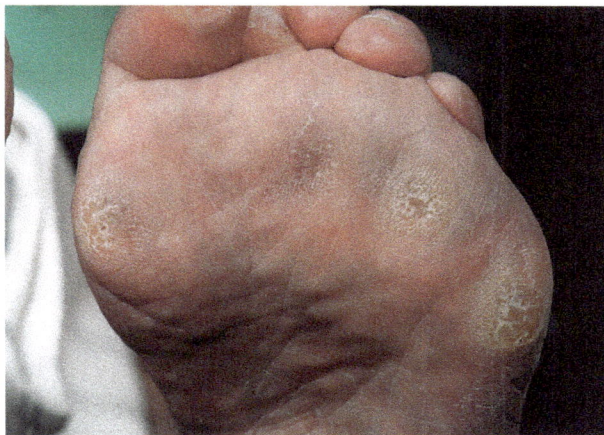

76b

Antwoord

1 Ter hoogte van de kopjes van de metatarsalia is zeer duidelijk callusvorming zichtbaar. Tijdens het voetenonderzoek, dat tot de standaard behoort bij een diabetespatiënt, dient op deze afwijkingen gelet te worden. In combinatie met neuropathie leiden dergelijke afwijkingen tot ulcera (zie afbeelding 28a).

2 De oorzaak is de neuropathie. Door de sensorische neuropathie treedt een verlies van 'protective sensation' op. Dit verlies van het gevoel voor aanraken, temperatuur, pijn en diepe druk kan zo ernstig zijn, dat voorwerpen door de huid van de plantaire zijde tot het dorsum van de voet dringen zonder dat de patiënt het merkt. Het verlies aan sensibiliteit kan soms leiden tot ernstige voetverbrandingen. Dit is de reden om een diabetespatiënt geen warme voetbaden te laten nemen.

Door de motorische neuropathie ontstaan er spreidvoeten (ingezakt dwarsgewelf) en klauwtenen. Deze standsafwijking vormt eveneens een risicofactor voor het ontwikkelen van ulcera.

77

Anamnese
Een 49-jarige patiënt presenteert zich met een ziek gevoel, slechte eetlust en roodheid aan het linker onderbeen. De klachten zijn de dag tevoren begonnen. Twintig jaar eerder heeft hij een hemiparese links en twee slecht genezende wondjes aan zijn linker been overgehouden van een ernstig trauma. Zijn linker been ziet ook rood.

Lichamelijk onderzoek
T. 38,6°C; linker been (twee dagen na opname gemaakt) (afbeelding 77a).

Laboratoriumonderzoek
CRP 269 mg/l, BSE 60 mm, leukocyten 17,6 G/l.

Vragen
1 Wat is de diagnose?
2 Wat is de verwekker?
3 Wat is de geëigende behandeling?

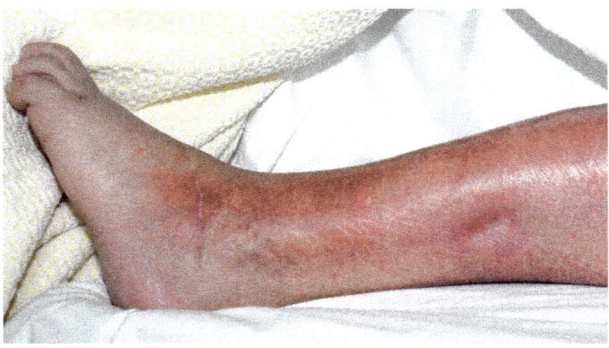

77a

Antwoord

1. De begrenzing van de roodheid is scherp omschreven, wat vooral onder de knieschijf duidelijk te zien is. De afwijking is intens rood (twee dagen tevoren was dit nog duidelijker). Het zieke huiddeel is iets boven de gezonde huid uitgekomen. Algemene klachten als ernstige malaise, ziek gevoel, eventueel braken en misselijkheid en een abrupt begin in combinatie met de scherp omschreven roodheid leiden tot de klinische diagnose erysipelas. Erysipelas is een karakteristieke vorm van cellulitis, die de oppervlakkige epidermis aantast met als gevolg duidelijke zwelling. Bij cellulitis zijn de huidafwijkingen vaag begrensd en staan de algemene ziekteverschijnselen veel minder op de voorgrond. Bij cellulitis is ook het subcutane weefsel bij de ontsteking betrokken. Bevorderende factoren voor het optreden van erysipelas zijn ulcera, eczeem van de huid, chronische schimmelinfecties, lokaal trauma en veneuze of lymfbaanproblematiek. De meest voorkomende lokalisatie is aan de benen, maar er zijn ook andere lokalisaties, zoals aan het gelaat en de billen (afbeelding 77b en 77d).
2. De meest bekende verwekkers van erysipelas zijn β-hemolytische streptokokken, groep A, maar ook C en G. Bij deze patiënt werden hemolytische streptokokken groep G gekweekt uit een onopvallend wondje aan de voet. De porte d'entrée is meestal weinig opvallend en wordt vaak niet eens duidelijk gevonden. Deze patiënt had een hemiparese van zijn linker been en arm ten gevolge van het ongeluk en twee wondjes, die er overigens rustig uitzagen bij presentatie. Zeldzamer zijn *Staphylococcus aureus* en *Streptococcus pneumoniae* verantwoordelijk voor de infectie.
3. Op basis van de meest voorkomende verwekker volstaat bij een erysipelas een smalspectrumantibioticum: penicilline i.v. of oraal. Bij uitblijven van een goede reactie is flucloxacilline 1 g i.v. 4× daags aangewezen of eventueel vancomycine 15 mg/kg i.v. elke 12 uur. De microbiologische diagnose kan gesteld worden op grond van bloedkweken, wondkweken en eventueel serologie. Het hoogleggen van het aangedane been ter vermindering van oedeemvorming is onderdeel van de behandeling. Tevens wordt compressietherapie gegeven gevolgd door elastische ondersteuning. Bij frequente recidieven wordt onderhoudsbehandeling met penicilline overwogen.

Literatuur

Stevens DL, Bisno AL, Chambers HF e.a. Practice guidelines for the diagnosis and management of skin and soft-tissue infections. Clin Infect Dis 2005;41:1373-406.

Swartz MN. Clinical practice. Cellulitis. N Engl J Med 2004;350:904-12.

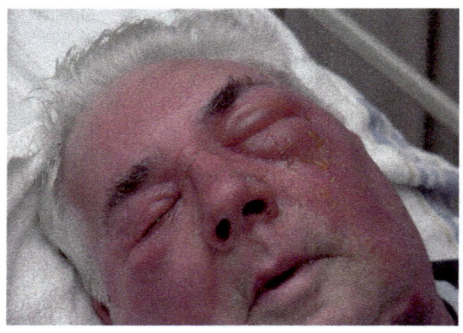

77b

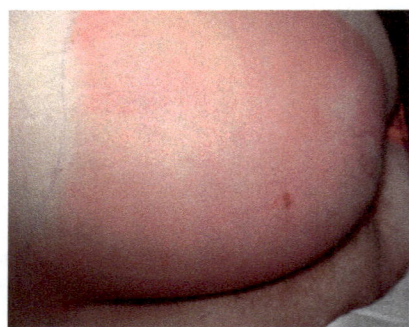

77c

78

Lichamelijk onderzoek
Bij het lichamelijk onderzoek van patiënt valt u de gele kleur aan de ogen op (afbeelding 78a).

Vraag
Wat is dit?

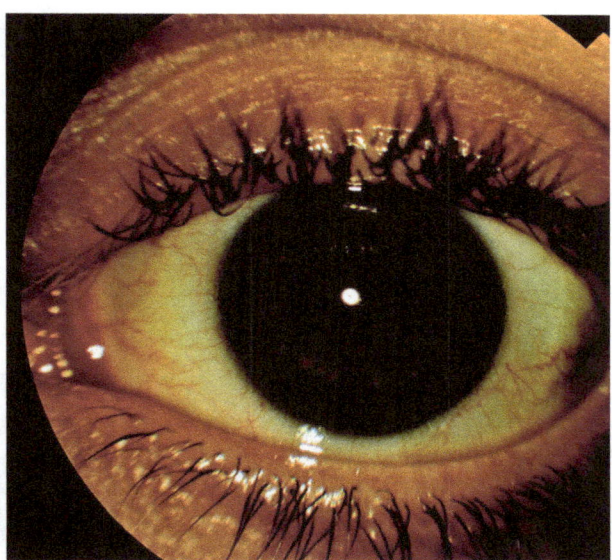

78a

Antwoord

Icterus is een gele verkleuring van sclerae, huid en slijmvliezen die veroorzaakt wordt door galpigmenten en samengaat met een verhoogd bilirubine in het serum. Geelzucht kan klinisch worden waargenomen wanneer het bilirubinegehalte 2× de bovengrens van de normaalwaarde heeft bereikt (> 34 µmol/l). Het wordt meestal eerst aan de sclerae bemerkt (en dan ook nog in de periferie van de sclerae) omdat dit weefsel een grote hoeveelheid elastine bevat, dat een hoge affiniteit heeft voor bilirubine. Bij mensen met een donkerder huid kan een bruinige verkleuring van de sclerae met icterische sclerae verward worden en dit maakt het moeilijker icterus bij deze mensen te herkennen. De geeloranje verkleuring van de huid ten gevolge van een hoog gehalte caroteen in het bloed door te grote inname van caroteen met het voedsel laat de sclerae vrij en is opvallend in de handlijnen.

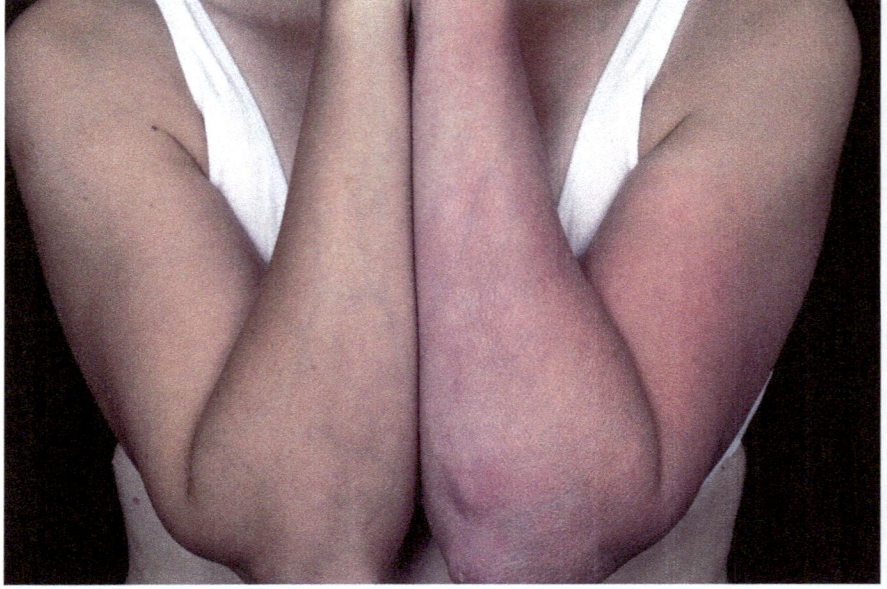

79a Deze foto behoort bij casus 79.

79

Anamnese
Een 43-jarige patiënte bemerkt sinds 10 jaar een rode verkleuring van de linker arm, die is begonnen ter hoogte van de onderarm. In de loop der jaren heeft de huidafwijking zich uitgebreid in de richting van de schouder. Zij heeft geen algemene klachten en kan zich ook geen verschijnselen herinneren in de periode dat de huidafwijking zich openbaarde, tien jaar geleden.

Lichamelijk onderzoek
Aan de linker arm valt de gelimiteerde verkleuring op, over onder- en bovenarm (afbeelding 79a en 79b).

Vragen
1 Wat is de diagnose?
2 Welk aanvullend laboratoriumonderzoek verricht u?

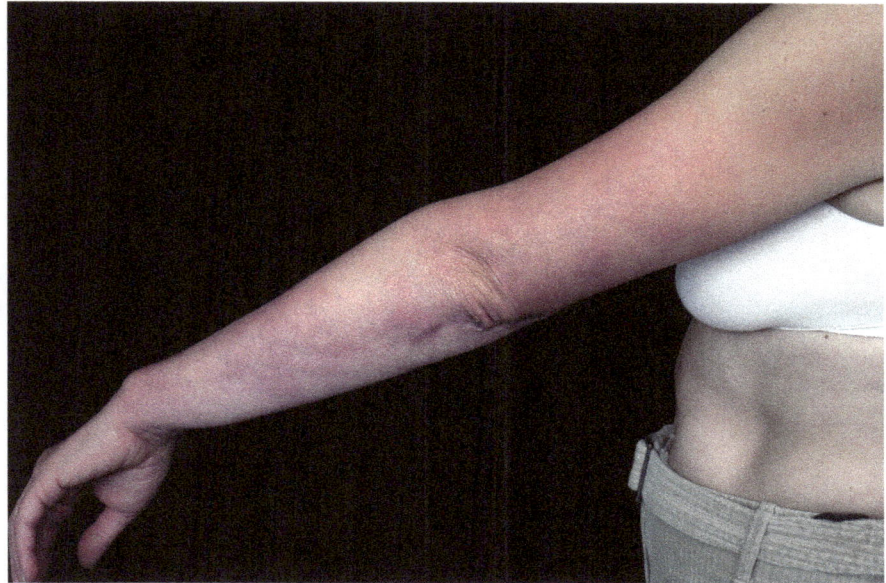

79b

Antwoord

1 Dit is het beeld van acrodermatitis chronica atroficans (ACA), een late vorm van lyme-borreliose (Lb). Het kan maanden tot zelfs vele jaren na de infecterende tekenbeet ontstaan. Zo'n 20% van de patiënten herinnert zich ooit een erythema migrans (EM) (zie ook casus 24) op de plaats van de ACA te hebben doorgemaakt, ongeveer 30% herinnert zich ooit een tekenbeet of EM te hebben doorgemaakt. Lb blijkt zich in 1-3% van de patiënten als ACA te manifesteren (epidemiologische gegevens van Zweden en Duitsland). Na een halfjaar tot na meer dan tien jaar ontstaan geleidelijk huidafwijkingen, meestal aan een been, maar ook aan een arm. Het eerste symptoom is een rood-blauwe verkleuring met geringe zwelling. Geleidelijk nemen de afwijkingen in grootte en ernst toe: uiteindelijk kan een been of arm geheel of voor een groot deel verkleurd en oedemateus zijn. Onbehandeld kan dit zogenoemde infiltratieve stadium overgaan in een atrofische fase. Bij 40% is er ook een milde sensorische neuropathie aanwezig. Het is niet altijd even eenvoudig ACA te onderscheiden van chronische veneuze insufficiëntie. In kleine series leken de succespercentages van penicilline-G, ceftriaxon, fenoxymethylpenicilline en doxycycline niet sterk te verschillen. Op grond van klinische ervaring lijkt een voldoende behandelingsduur van ten minste vier weken het belangrijkste.

2 De diagnose kan gesteld worden met Borrelia-serologie: inderdaad bleken de IgG-antilichamen voor *B. burgdorferi* verhoogd. In het serum van vrijwel alle patiënten met ACA zijn IgG-antistoffen tegen *B. burgdorferi* aantoonbaar.

Literatuur

Agterof MJ, Borg ter EJ. Erythematous pigmentation of the arm for more than ten years. Neth J of Med 2008;66:176.

80

Anamnese
Een 35-jarige patiënte komt op uw spreekuur wegens hypertensie.

Lichamelijk onderzoek
Bij het lichamelijk onderzoek vallen u duidelijk huidafwijkingen op (afbeelding 80a en 80b).

Vragen
1 Wat ziet u en welke aandoening is hiervoor verantwoordelijk?
2 Welke andere afwijkingen kunnen bij deze aandoening voorkomen?
3 Wat is de genetische en moleculaire achtergrond van deze aandoening?

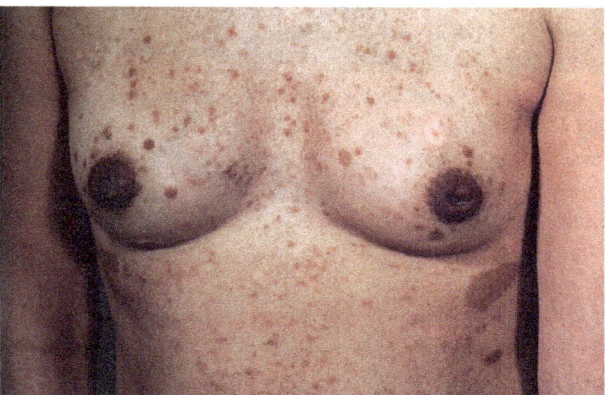

80a

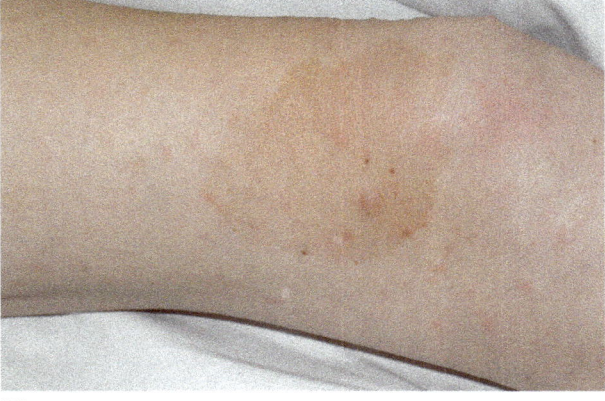

80b

Antwoord

1 Deze huidafwijkingen zijn typisch voor neurofibromatose: gebieden met hyper- en hypopigmentatie met zogenoemde café-au-laitvlekken, het meest voorkomend op de romp (afbeelding 80a en 80b). Deze gebieden zijn nog niet zichtbaar bij de geboorte, maar tegen de leeftijd van 1 jaar heeft 80% en tegen 4 jaar 100% dergelijke vlekken. Een ander facet zijn de tumoren: benigne tumoren van extracellulaire matrix, cellen van Schwann, fibroblasten, mestcellen, endotheelcellen en perineurale cellen afkomstig uit het perifere zenuwstelsel. Cutane neurofibromen zijn meestal kleine, iets verheven, zachte en gepigmenteerde noduli. Daarnaast komen er ook subcutane neurofibromen voor, die vaster aanvoelen, pijnlijk zijn en in het verloop van zenuwen optreden. Een derde groep zijn de plexiforme neurofibromen, die langs zenuwwortels en grotere zenuwen liggen. Er zijn verschillende vormen van neurofibromatose, maar type 1 (NF1) is de meest voorkomende en wordt ook wel M. von Recklinghausen genoemd. Von Recklinghausen was een Duitse patholoog, die leefde van 1833-1920.

2 Behalve neurofibromen kunnen er ook andere tumoren optreden in het ziektebeloop: gliomen van de N. opticus, laaggradige pilocytaire astrocytomen van de N. opticus of van het chiasma opticum. Noduli van Lisch kunnen optreden: goedaardige melanotische hamartomen van de iris. In liezen en oksels zijn sproeten zichtbaar. Botafwijkingen treden op, zoals dysplasie van het sfenoïd of afname van de cortexdikte van lange pijpbeenderen met of zonder pseudoartrose, een gevolg van het niet genezen van een fractuur. De patiënten hebben vaak leer-, gedrags- en spraakproblemen. Er is een verhoogd risico op epilepsie en hoofdpijn. Patiënten hebben vaak hypertensie, meestal essentieel, maar vasculaire afwijkingen, die renovasculaire hypertensie veroorzaken, komen frequenter voor bij NF. De levensverwachting is laag: gemiddelde leeftijd van overlijden is 54,1 jaar, voor de algemene bevolking is die 70,1 jaar. Het risico op een maligniteit blijkt groter: wekedelensarcomen en hersentumoren (astrocytomen).

3 Neurofibromatose 1 (NF1) is een autosomaal dominante aandoening. Het NF1-gen is gelokaliseerd op chromosoom 17q11.2. Neurofibromine, het eiwitproduct waarvoor het gen codeert en dat een rol heeft bij tumorsuppressie, wordt in veel weefsels gevonden: in de hersenen, nieren, milt en thymus. Mutaties in het NF1-gen leiden in het algemeen tot niet-functionerend eiwit. Verondersteld wordt, dat maligne ontaarding bij NF1 met de two-hithypothese te verklaren is: een allel is in aanleg geïnactiveerd, terwijl het andere allel somatische inactivering ondergaat, wat tot celtransformatie leidt. 85% behoort tot NF1 (zie ook casus 25). De incidentie is 1 op 3000 personen. 50% berust op familiaire mutaties en 50% zijn nieuwe mutaties.

81

Vragen
Welke afwijkingen ziet u hier en waarvan is dit een uiting? (afbeelding 81a).

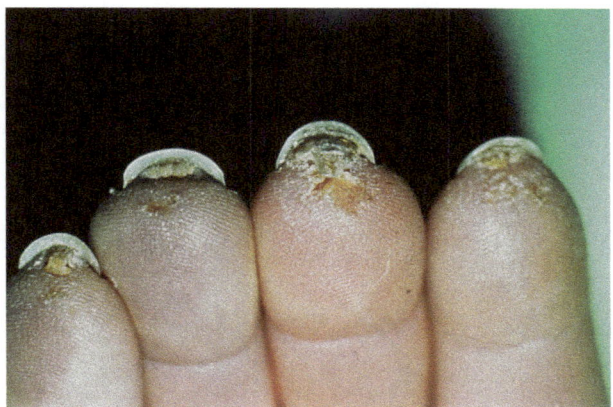

81a

Antwoord

Dit zijn *pitting scars*. Het fenomeen van Raynaud is over het algemeen reversibel. Wanneer de oorzaak van het fenomeen bekend is, zoals bij systemische sclerose – secundair raynaud-fenomeen genoemd – kan de vasoconstrictie irreversibel zijn (zie ook casus 74). Door deze aandoening treden progressieve, structurele veranderingen in de kleine bloedvaten van de vingers op met een blijvend verminderde bloeddoorstroming. Episoden van het fenomeen van Raynaud kunnen langdurig zijn en resulteren in digitale infarcten en ulceratie. Deze ulcera zijn pijnlijk en genezen moeizaam, waardoor een litteken achterblijft, de zogenoemde pitting scars.

82

Anamnese
Een 50-jarige patiënte komt met klachten van transpireren, afvallen bij toegenomen eetlust, nervositeit en lichte diarree. De ogen voelen aan alsof er zand in zit.

Lichamelijk onderzoek
Bij het lichamelijk onderzoek heeft patiënte een lichte exophthalmos, met een lid lag. U bemerkt geen beschadiging van de cornea.
De benen zien er afwijkend uit (afbeelding 82a).

Laboratoriumonderzoek
FT4 53 pmol/l; TSH beneden de detectiegrens.

Vragen
1 Wat is de naam van de aandoening aan de benen?
2 Waarmee is deze afwijking geassocieerd?

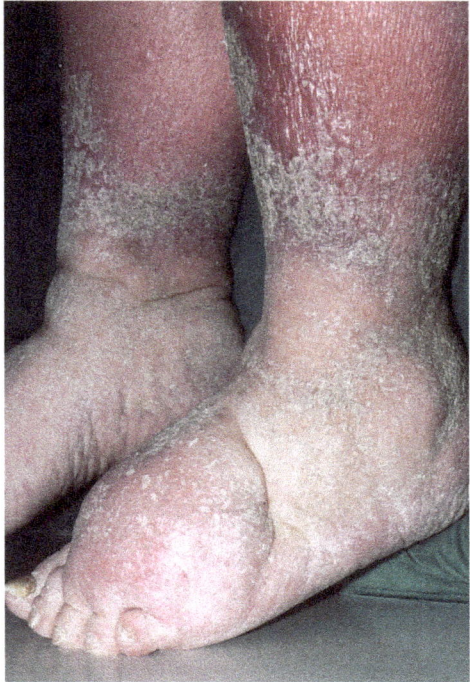

82a

Antwoord

1 Dit is pretibiaal myxoedeem, ook wel *thyroid dermopathy* genoemd. Over de schenen is een forse zwelling zichtbaar, evenals op de voeten in de vorm van non-pitting oedeem. De huid is roze tot paars, soms zijn duidelijke haarfollikels zichtbaar. De verdikte en weinig elastische huid en subcutis zijn gevuld met mucopolysachariden: hyaluronzuur en chondroïtinesulfaat. Op de plasmamembranen van huidfibroblasten zijn bindingsplaatsen voor TSH- en TSH-receptor-antilichamen aangetoond.

2 Ditzelfde materiaal is aanwezig achter de ogen, waardoor de ogen naar voren worden geduwd (protrusio bulbi of exophthalmos) en *lid lag*[2] wordt veroorzaakt. De meeste patiënten met pretibiaal myxoedeem hebben ook graves-oftalmopathie. De oftalmopathie gaat meestal vooraf aan de huidaandoening. *Thyroid acropachy* (trommelstokvingers van vingers en tenen) komt bij 1% van de patiënten met de ziekte van Graves voor (zie casus 2). Pretibiaal myxoedeem komt voor bij 5% van de patiënten met de ziekte van Graves, maar kan ook optreden bij eu- of hypothyreoïdie. Verschijnselen van hyper- of hypothyreoïdie kunnen deze huidaandoening begeleiden. De piekincidentie valt in de 5e en 6e decade, maar het kan op alle leeftijden voorkomen.

---

[2] Het zichtbaar worden van een streep witte sclera bij naar beneden bewegen van de oogbol = symptoom van von Graefe.

83

Anamnese
Tijdens de jaarlijkse controle voor haar diabetes mellitus doet u een lichamelijk onderzoek bij een patiënte. Het was u opgevallen dat de regeling van de diabetes mellitus de laatste maanden minder goed was: het HbA_{1c} is gestegen van 7,2% naar 9,1%.

Lichamelijk onderzoek
Tijdens het lichamelijk onderzoek valt u iets op aan de bovenbenen (afbeelding 83a).

Vragen
1 Wat valt u op?
2 Wat is de oorzaak van deze afwijkingen en wat is het gevolg?

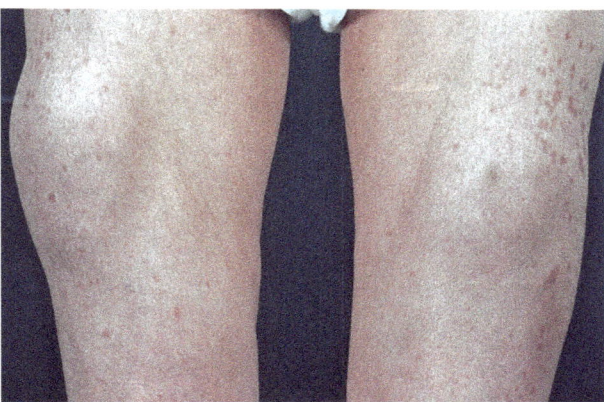

83a

Antwoord

1 Dit zijn tumorachtige zwellingen van vetweefsel rond subcutane injectieplaatsen van insuline: lipohypertrofie.
2 Lipodystrofie valt uiteen in twee afzonderlijke beelden: lipoatrofie en lipohypertrofie. Op de afbeelding ziet u lipohypertrofie. Het is een tumor bestaande uit vetweefsel. Het wordt toegeschreven aan de lipogene en groeibevorderende effecten van insuline. Sommige patiënten geven de voorkeur aan het injecteren op steeds dezelfde plaatsen, vanwege de relatieve ongevoeligheid. In de gebieden met lipohypertrofie is de vascularisatie duidelijk minder, waardoor de insulineabsorptie vertraagd wordt. Dergelijke huidafwijkingen vormen een mogelijke reden voor een slechtere glykemische controle, zoals bij deze patiënte. Lipoatrofie is een verlies van subcutaan vet. Het wordt beschouwd als een immunologische bijwerking van de oudere insulines, die niet voldoende zuiver waren. Dit wordt in elk geval minder vaak gezien sinds de ontwikkeling van de menselijke insulines.

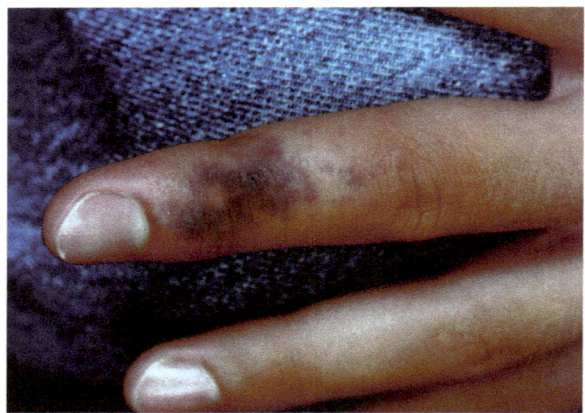

84a Deze foto's horen bij casus 84.

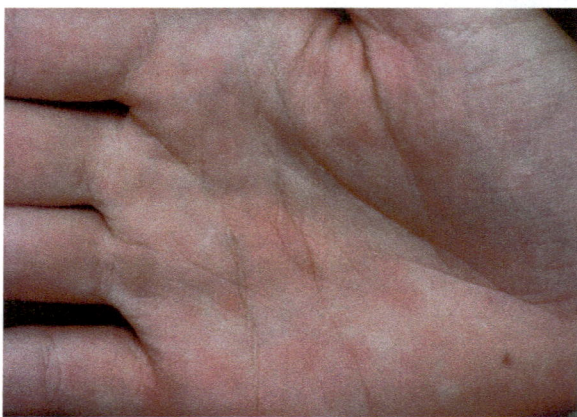

84b

84

Anamnese
Een 23-jarige man werd ziek op Schiphol bij terugkomst uit Kreta: hij begon te rillen, te klappertanden en kreeg pijn in nek en spieren. Hij voelde zich de hele dag misselijk en braakte. In de nacht voelde hij zich steeds zieker worden, zijn linker middelvinger werd blauw, dik en pijnlijk en voelde strak aan. In de loop van uren ontwikkelde hij iets verheven en rode vlekjes op armen, later over zijn hele lichaam.

Lichamelijk onderzoek
Zieke, koortsige patiënt met temperatuur 39,5°C; RR 120/85 mmHg, pols 100/min., regulair slaand. De afwijkingen aan de linker middelvinger en de rode plekjes over handpalm en onderarm zijn vrij snel na opname gefotografeerd (afbeelding 84a, 84b en 84c). Na de foto's namen de afwijkingen nog verder toe.

Laboratoriumonderzoek
CRP 133 mg/l (normaal < 10); leukocyten 12,5 G/l, verder geen afwijkingen bij opname.

Vragen
1 Wat zijn de afwijkingen aan de huid en aan de middelvinger?
2 Wat is de diagnose?
3 Wat is de behandeling?

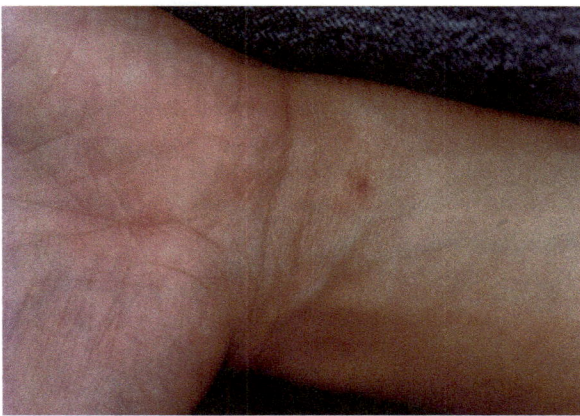

84c

Antwoord

1 De maculopapulaire huidafwijkingen zijn een gevolg van septische embolieën. De vingerafwijking is al in een uitgebreider stadium met bloeding en necrose, eveneens een gevolg van septische embolieën. Het klinische beeld kan aanvankelijk veel lijken op hypersensitivity vasculitis (zie casus 33).

2 Het snelle ziektebeloop, waarbij het gevoel van ziek zijn en de ziekteverschijnselen in uren progressief zijn, is karakteristiek voor een acute *Neisseria meningitidis*-infectie. Bij meningokokkemie zijn er drie klinische presentaties: meningitis, meningitis met een meningokokkensepsis en een meningokokkensepsis zonder meningitis. Zonder meningitis, zoals bij deze patiënt op klinische gronden het geval was, komt bij 25-30% van de meningokokkeninfecties voor. Klinische uitingen kunnen variëren van een voorbijgaande temperatuurpiek en meningokokkemie tot een fulminant ziektebeloop waarbij de dood kan intreden binnen enkele uren na de eerste verschijnselen, *purpura fulminans* genaamd. Plotseling optreden van koorts, misselijkheid, braken, hoofdpijn, verminderde concentratie en myalgie in een eerder gezonde patiënt zijn de karakteristieken van een meningokokkeninfectie. De myalgie is erger dan bij een virale influenza en kans soms intens pijnlijk zijn. Het ziektebeloop kan snel zijn: de overgang van gezond naar ernstig ziek kan in uren verlopen. De huiduitslag bestaat uit petechiën, 1-2 mm groot, en begint meestal op de romp en onderste lichaamsdelen. Petechiën kunnen samenvloeien tot purpura en ecchymosen, zoals aan de middelvinger bij deze patiënt. Purpura fulminans is een ernstige complicatie, die bij 15-25% van de patiënten met meningokokkensepsis voorkomt. Hierbij treden acuut huidbloedingen en necrose op ten gevolge van vaattrombi en diffuse intravasale stolling. Aanvankelijk geeft de patiënt pijn in de huid aan, gevolgd door erytheem en petechiën. Hierna treden ecchymosen op, die zich in pijnlijke, verharde, scherp begrensde en blauwpaarse papels ontwikkelen. Dit wordt gevolgd door necrose met bullae en blaarvorming. Dit beeld kan leiden tot necrose van vingers of ledematen waarvoor zelfs amputatie noodzakelijk kan zijn. De mortaliteit van meningokokkemie in het algemeen is 10-15%. Uiteindelijk is de diagnose op één of meer bloedkweken te stellen. In de differentiële diagnose komen infecties voor met gonokokken en stafylokokken, zeker wanneer ook een artritis is opgetreden. Artritis kan zich voordoen als immuuncomplexgemedieerd of als een purulente artritis.

3 De behandeling bestaat uit hooggedoseerde penicilline i.v., het bestrijden van eventueel aanwezige shock en lokale behandeling bij het optreden van necrose. Bij de verdenking op meningokokkemie is onmiddellijk starten met antibiotica het belangrijkste; wel eerst bloedkweken afnemen, zodat de diagnose later bevestigd kan worden, maar niet wachten op uitslagen, en reeds op de afdeling spoedeisende hulp starten met antibiotica, teneinde de morbiditeit en mortaliteit zo laag mogelijk te houden. Ook na het starten met antibiotica kan nog een huidstans worden afgenomen voor een grampreparaat en kweek. De morbiditeit kan ernstige vormen aannemen: amputaties van vingers en/of ledematen of verwijdering van necrotisch weefsel kunnen noodzakelijk zijn.

85

Lichamelijk onderzoek
Bij het lichamelijk onderzoek van patiënt valt u een 'vlekje' op onder de linker en rechter tepel (afbeelding 85a).

Vragen
1 Wat is dit?
2 Heeft dit verder betekenis?

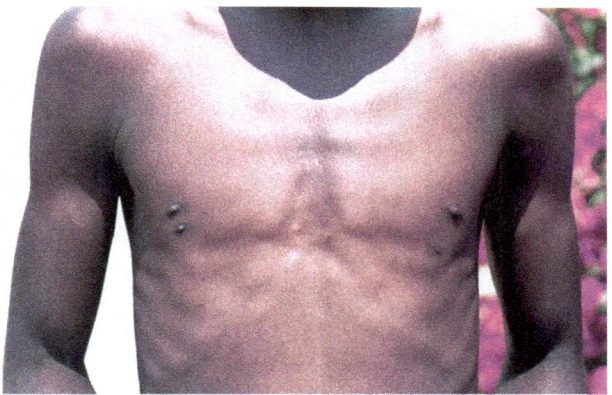

85a

Antwoord

1 Dit zijn extra tepels, één aan elke kant. Een extra tepel wordt bij 5% van de normale bevolking gevonden.

2 Het is een 'mineure' malformatie/afwijking, die op zich geen 'majeure' functionele of esthetische hinder veroorzaakt. In de categorie mineure afwijkingen vallen ook preauriculaire putjes, een dwarse handlijn (4% unilateraal, 1% bilateraal), restjes van kieuwbogen of fistels (zie casus 7), cutane syndactylie teen 2-3. Majeure malformaties hebben meer betekenis in de genetica, mineure malformaties veel minder. Meer dan 5 café-au-laitvlekken is bijvoorbeeld bijna pathognomonisch voor neurofibromatose (zie casus 80). Alle zoogdieren hebben een tepellijst die van de oksels tot de liezen loopt en waarop een rij tepels kunnen groeien. Bij varkens – zeugen zowel als beren – komt deze hele rij tot expressie, bij de mens meestal slechts twee.

86

Anamnese
U ziet een 13-jarige jongen in een plattelandsziekenhuis in Afrika. Hij heeft diarree en een wat pijnlijke mond. Hij komt vooral vanwege de huidafwijkingen, die in zijn gelaat, op zijn borstkast en op zijn benen zichtbaar zijn (afbeelding 86a).

Vraag
Welke ziekte is dit?

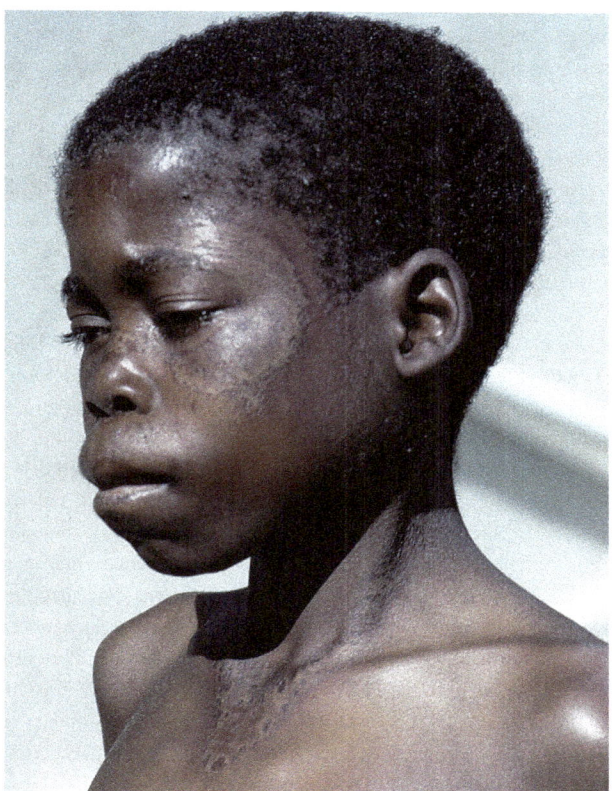

86a

Antwoord

Dit is een klassiek beeld van *Casal's necklace*, een van de symptomen van pellagra. Pellagra is een voedingsdeficiëntie en wel een tekort aan niacine. Het woord is afgeleid van twee Italiaanse woorden: 'pelle', wat huid betekent, en 'agra', wat ruw betekent. Casal beschreef dit ziektebeeld voor het eerst in 1735. Pellagra wordt gekarakteriseerd door vier d's: dermatitis, diarree, dementie en dood. Onbehandeld leidt dit ziektebeeld inderdaad tot de dood. Niacine of vitamine B3 is een wateroplosbaar vitamine. Het gaat om het specifieke vitamine nicotinezuur en de natuurlijke producten nicotinamide en niacinamide. Niacine is noodzakelijk voor een adequaat celmetabolisme. Het is betrokken bij de vorming van NAD en NADP, die betrokken zijn bij oxidatiereductiereacties. Aangezien de celfuncties in verscheidene organen en weefsels meedoen bij een niacinedeficiëntie, zijn de klinische uitingen van pellagra zeer divers. Niacine komt direct uit de voeding of wordt gesynthetiseerd uit tryptofaan. Maïs bevat veel niacine. De niacine is in gebonden vorm aanwezig, waardoor het niet opgenomen kan worden. Bij een eenzijdige voeding met maïs bijvoorbeeld kan pellagra optreden. Dit is in ontwikkelingslanden de meest bekende oorzaak. Verminderde intake en absorptie kunnen leiden tot een deficiëntie, zoals bij langdurige diarree, chronisch alcoholisme, colitis ulcerosa en crohnse colitis. Bij het carcinoïdsyndroom kan zoveel tryptofaan in serotonine omgezet worden dat een niacinedeficiëntie optreedt (zie ook casus 27). Aangezien isoniazide, bij tuberculosebehandeling toegepast, een analoog van niacine is, kan bij isoniazidegebruik pellagra optreden. De klinische uitingen van pellagra doen zich met name voor aan de huid. Bijvoorbeeld bilaterale, symmetrische erupties in aan de zon blootgestelde huid: de dermatitis manifesteert zich als erytheem met een acuut of intermitterend begin dat geleidelijk verandert in exsudatieve erupties op de handruggen, gezicht, nek, en thorax met jeuk en een branderig gevoel. Aanvankelijk is er een felrood en scherp begrensd erytheem, later bruingekleurd. Deze afwijkingen treden op in gebieden die blootstaan aan zonlicht, warmte, wrijving en druk. Casal's necklace strekt zich uit als een tamelijk brede band of halskraag, helemaal rond de nek in de regio van C3 en C4. Maag-darmverschijnselen treden op als verminderde eetlust, misselijkheid, braken, buikpijn en toegenomen speekselvorming. Diarree en gastritis worden bij 50% van de patiënten gezien. Er kunnen zich neuropsychiatrische verschijnselen voordoen: hoofdpijn, verminderde concentratie, angst, hallucinaties, stupor, apathie, moeheid, slapeloosheid en depressie. De diagnose is gebaseerd op de anamnese (met name voedingsanamnese) en het lichamelijk onderzoek. Een harde diagnose stellen op basis van laboratoriumbepalingen is moeilijk, maar een 24-uursurine-uitscheiding van N-methylnicotinamide en pyridine van minder dan 1,5 mg/24 uur past bij een ernstige niacinedeficiëntie. Bij deze patiënt, die een karakteristieke anamnese van eenzijdige voeding met alleen maïs en typische afwijkingen bij het lichamelijk onderzoek had, werden geen biochemische onderzoeken als beschreven verricht. Op basis van de klinische diagnose werd behandeld met 100 mg nicotinamide 3 dd. Aangezien patiënt niet voor verdere follow-up verscheen, is de veronderstelling dat de medicatie en de aanpassing van de voeding het gewenste resultaat hebben gegeven. Het voedingsadvies luidde: meer variatie in de voeding met eieren, aardnoten, kip, rood vlees, vis, groenten en zaden.

87

Anamnese
Een 49-jarige patiënte komt met klachten van een doof gevoel aan de rechter kin en onderlip. Patiënte is sinds 2 jaar bekend met gemetastaseerd mammacarcinoom, waarvoor zij tweemaal palliatieve chemotherapie kreeg met een partiële respons als resultaat. Drie maanden geleden is de chemotherapie na zes kuren gestopt.

Lichamelijk onderzoek
Aan het hoofd geen afwijkingen gezien of gepalpeerd.

Vragen
1 Hoe heet dit syndroom?
2 Welke oorzaken kan dit syndroom hebben?

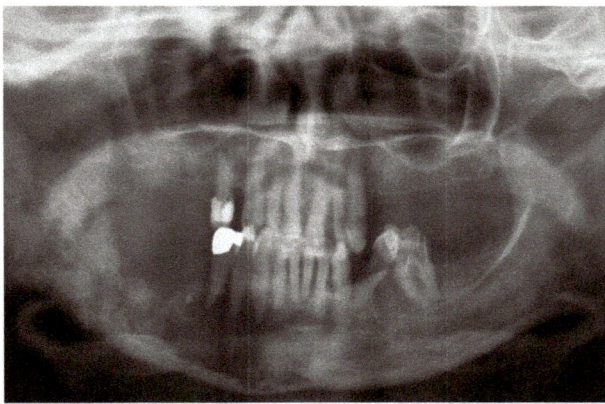

87a

Antwoord

1 Doofheid van de kin is een bekend, maar kortdurend verschijnsel na lokale anesthesie bij een tandheelkundige ingreep. Maar zoals bij deze patiënte staat het bekend als 'numb chin syndrome'. De N. mentalis, een sensibele zenuw, is hierbij betrokken en het beeld wordt gekenmerkt door doofheid van de kin en de onderlip.

2 Oorzaken kunnen benigne zijn, bijvoorbeeld tandheelkundig (na extractie van de 3^e molaar, bij een infectie in dat gebied, enz.), maar ook een maligniteit kan de oorzaak zijn. In het laatste geval is het meestal een gemetastaseerde ziekte met een lokalisatie in de kaak in het traject van de N. mentalis. Met behulp van beeldvorming, een overzichtsfoto van de mandibula (afbeelding 87a) of CT-scan kan de pathologie ontdekt worden. Met name bij hematologische maligniteiten, waarbij het beenmerg uitgebreid is aangedaan, wordt vaak geen afwijking zichtbaar gemaakt. Het numb chin syndrome kan de eerste klacht zijn van een maligniteit, maar vaker kondigt het een terugval van een bekende maligniteit aan. Het advies hierbij is om met uitgebreider onderzoek een maligniteit uit te sluiten. Geconcludeerd kan worden dat deze relatief kleine en schijnbaar onschuldige klacht de voorloper van ernstige gebeurtenissen kan zijn: de levensverwachting is in dat geval minder dan 1,5 jaar. De hier besproken patiënte heeft na dit verschijnsel nog 8 maanden geleefd.

88

Anamnese

Een 70-jarige patiënte wordt gezien met lage rugklachten. Zij heeft een aantal jaren geleden wegens artrose een dubbelzijdige totale heupartroplastiek en een eenzijdige knieartroplastiek ondergaan. Evenals bij twee van haar broers zijn haar oren, nagels en ogen blauwzwart verkleurd.

Vragen

Beschrijf de afwijkingen. Waarvan zijn zij een uiting? (afbeelding 88a en 88b).

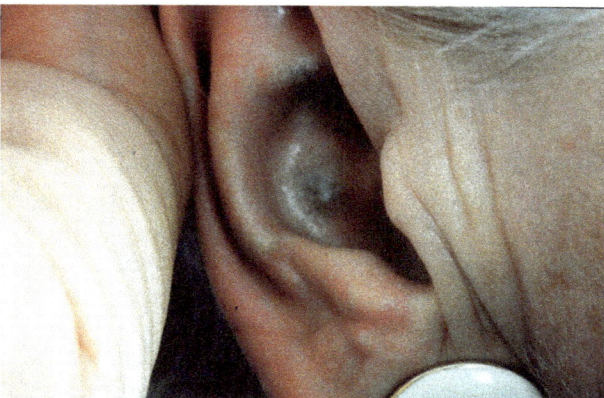

88a

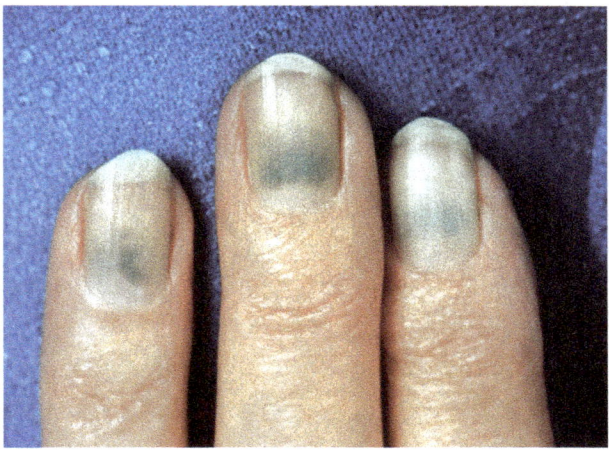

88b

Antwoord

Ochronosis is een autosomaal recessieve aandoening, die berust op een tekort aan het enzym homogentisinedeoxygenase, het 3^e enzym van het tyrosinemetabolisme. Door dit tekort hoopt homogentisinezuur zich in polymere vorm op en slaat neer in bindweefsel en kraakbeen. Door deze pigmentneerslag treedt een blauwzwarte verkleuring van oorkraakbeen, sclerae en nagels op, die klinisch waarneembaar is. Oksel- en liesstreken kunnen een bruinige kleur aannemen. Zweet kan kleding verkleuren. Net geloosde urine is normaal van kleur, maar de urine neemt bij staan een zwarte kleur aan (afbeelding 88c). Klinische symptomen berusten op artropathie, een vorm van premature artrose. Deze is vooral gelokaliseerd in de grote gewrichten en de wervelkolom, met name lumbosacraal. Dit resulteert in een bewegingsbeperking en soms complete ankylose. Deze aantasting leidt soms tot gewrichtsvervanging van knieën, heupen en schouders. Ook nierstenen kunnen zich vormen. Cardiale betrokkenheid kan optreden door kalkneerslag in coronairvaten. De diagnose kan op basis van klinische kenmerken gesteld worden of op basis van een verhoogde uitscheiding van homogentisinezuur in de 24-uursurine. Inmiddels is de genetische afwijking bekend; op basis hiervan kan de diagnose ook gesteld worden. Er is tot nu toe geen causale behandeling beschikbaar. Mogelijk is symptomatische verbetering te bereiken met dieetmaatregelen (beperking van tyrosine en fenylalanine in de voeding) of vitamine C, dat de polymeervorming remt.

Literatuur

Borg EJ ter. Diagnose in beeld (45). Ochronose. Ned Tijdschr Geneeskd 2001;145:1295.

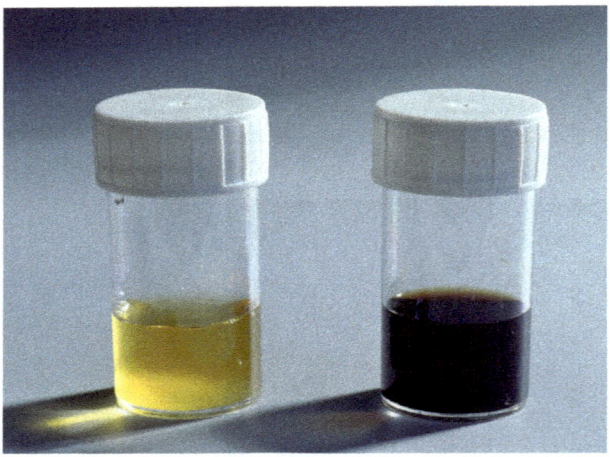

88c

89

Anamnese
Een 35-jarige jonge vrouw komt met lelijke strepen, met name op haar buik, maar ook ter hoogte van haar borsten en billen (afbeelding 89a). Ze vertelt u spontaan dat ze beslist niet zwanger is.

Vragen
Hoe worden deze strepen genoemd? Wat is de etiologie?

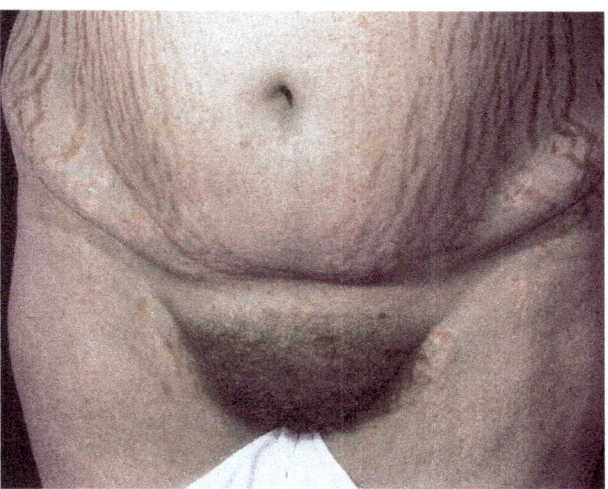

89a

Antwoord

Dit zijn verse *striae distensae* (Latijn: uitgerekte strepen of striemen): lengtevormig, aanvankelijk erythemateus tot violetkleurig (verse striae); zij veranderen geleidelijk van kleur en uiteindelijk zijn zij huidkleurig of gehypopigmenteerd en liggen iets verzonken (oude striae). Ze komen voor op het abdomen, de borsten, heupen, billen en dijen. De oorzaak van striae distensae is niet geheel duidelijk. Mechanische factoren in combinatie met hormonale factoren worden genoemd bij de pathogenese, maar resultaten van studies zijn tegenstrijdig. Er is een relatie met zwangerschap, genetische factoren (bijv. bij M. Marfan en andere erfelijke bindweefselziekten komen striae voor), hormonale factoren (corticosteroïden, oestrogenen en relaxine), adolescentie (toename in lengte en gewicht) en bodybuilding (ten gevolge van gewichtstoename en/of anabole steroïden). In de zwangerschap worden deze huidafwijkingen *striae gravidarum* genoemd en deze ontwikkelen zich vanaf de 24^e week. De prevalentie in de zwangerschap wordt tussen 50 en 90% opgegeven in de literatuur. Risicofactoren voor striae gravidarum, die uit sommige studies blijken, zijn familiair voorkomen, niet-blanke vrouwen, eerdere striae van borsten en dijen en een sterke toename in gewicht tijdens de zwangerschap. Striae verdwijnen nooit en er is geen aangetoonde effectieve behandeling voor, ook niet preventief. Wel verandert de kleur van striae naar wit, huidkleurig in de loop van de tijd.

90

Anamnese
Tijdens de jaarlijkse controle voor haar diabetes mellitus valt u tijdens het lichamelijk onderzoek in liggende positie iets op aan de voeten (afbeelding 90a).

Vragen
Wat valt u op? Wat is de oorzaak?

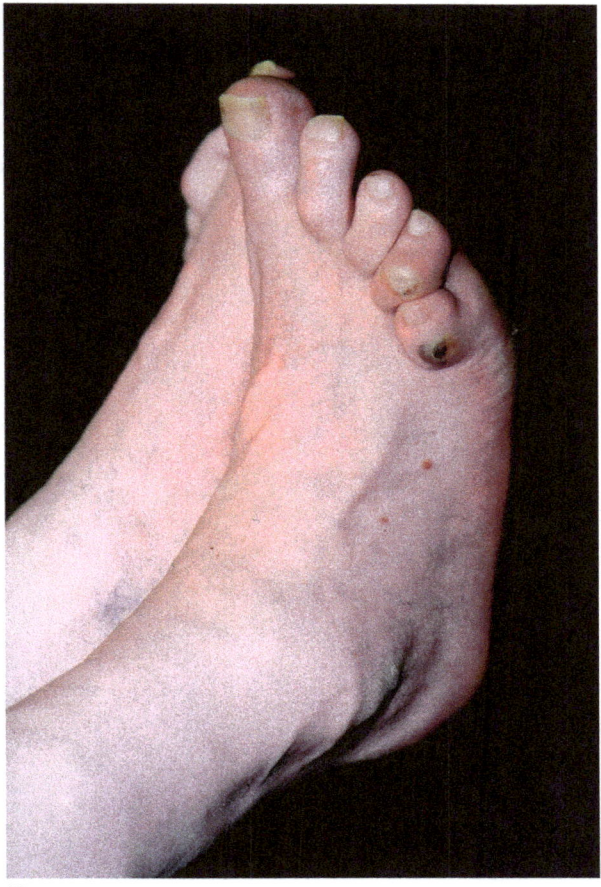

90a

Antwoord

In liggende positie staan de bloedvaten open. Als gevolg van een diabetische neuropathie aan de onderste extremiteiten is ook het autonome zenuwstelsel aan de benen aangedaan. Hierdoor is er een continue vasodilatatie (zichtbaar) aan de voeten. Doordat de bloedvaten niet meer tot vasoconstrictie in staat zijn, daalt de bloeddruk bij overeind komen, met het risico op orthostatische hypotensie.

91

Anamnese
Tijdens een bezoek van de echtgenote aan de polikliniek valt u iets afwijkends aan de ogen van de partner op.

Lichamelijk onderzoek
Zie afbeelding 91a.

Vragen
1 Wat is de naam van deze afwijking?
2 Welk verder onderzoek stelt u voor?

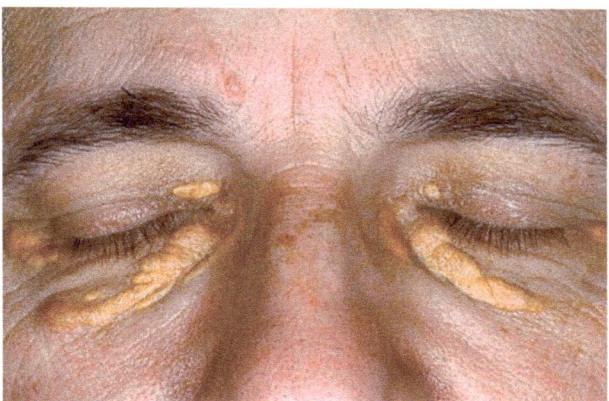

91a

Antwoord

1 Dit zijn xanthelasmata palpebrarum (van de oogleden; 'xanthos' is Grieks en betekent geel, 'elasma' is ook Grieks en betekent plaat of plaque). Zachte, polygonale geeloranje papels en plaques gelokaliseerd in de bovenoogleden en rond de binnenste canthus. Deze komen meestal voor boven de leeftijd van 50 jaar; wanneer ze zich voordoen bij kinderen en jongvolwassenen gaan ze samen met familiaire hypercholesterolemie (FH) of familiaire hyperapobètalipoproteïnemie. Het kan een opzichzelfstaande bevinding zijn niet in relatie tot hypercholesterolemie, maar soms is het LDL-gehalte verhoogd. Een fors verhoogd LDL is een teken van FH.

2 Bepaling van totaalcholesterol, HDL, LDL en triglyceriden volstaat. Sommigen bepalen ook nog apo B en apo A. Indien hyperlipidemie de oorzaak is, kunnen atherosclerotische hartvaatafwijkingen aanwezig zijn. Bij ongeveer 50% van deze patiënten worden geen metabole stoornissen gevonden. Bij anderen is het een teken van familiaire hyperlipidemie. Laserbehandeling, excisie en topische toepassing van trichloorazijnzuur zijn mogelijk. Recidieven zijn niet ongebruikelijk. Een andere afwijking in dit verband zijn de arcus corneae (zie casus 100).

92

Anamnese

Een 39-jarige patiënt wordt opgenomen op uw afdeling wegens onbegrepen temperatuurverhoging. De huisarts heeft patiënt thuis een week gevolgd en is wegens het ontbreken van een duidelijke bacteriële oorzaak nog niet met antibiotica gestart. Sinds ongeveer 8 dagen heeft patiënt temperatuurverhoging tot maximaal 38,5°C. Hij heeft geen koude rillingen gehad. Er zijn anamnestisch geen aanknopingspunten voor een infectieuze etiologie.

Lichamelijk onderzoek

Patiënt heeft een afwijking aan de nagels, die hij zelf niet heeft bemerkt (afbeelding 92a).

Laboratoriumonderzoek

BSE 80 mm; CRP 200 ng/ml, bloedkweken zijn afgenomen.

Vragen

1 Wat is de naam van deze afwijking?
2 Bij welke aandoeningen kan dit voorkomen?

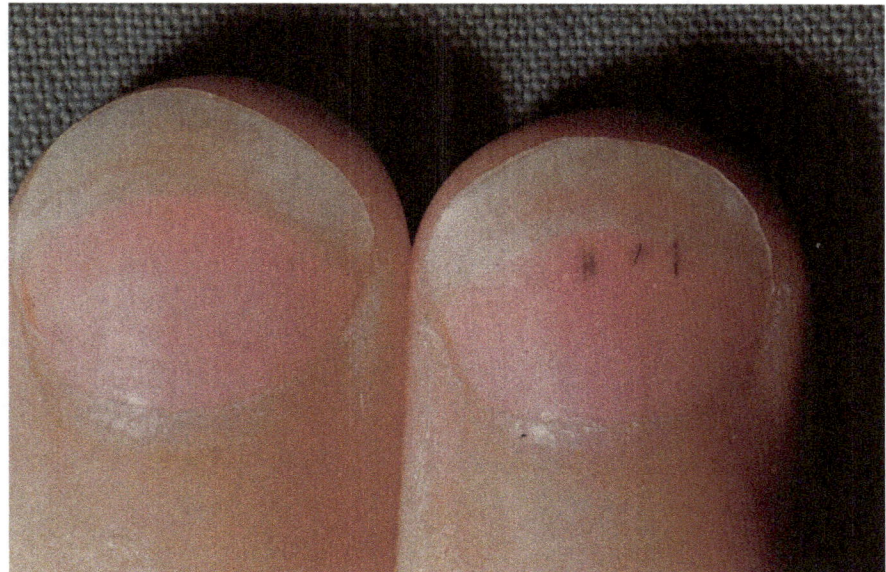

92a

Antwoord

1 Splinterbloedinkjes zijn kleine, lineaire structuren, meestal 2-3 mm lang, die in de lengteas van de nagel en onder het nagelbed liggen. De meerderheid verschijnt in het distale 1/3^e deel van de nagel, ongeveer 4 mm proximaal van de top van de vinger. Splinterbloedinkjes zijn bruin- of zwartgekleurd. Ze verplaatsen zich oppervlakkig en distaal afhankelijk van de groei van de nagel.

2 Trauma is de meest voorkomende oorzaak, andere oorzaken voor splinterbloedinkjes zijn dermatologische aandoeningen (psoriasis, atopische dermatitis), systeemaandoeningen (arteriële embolie, antifosfolipidesyndroom) en systemische infecties (endocarditis, trichinosis).

Vanwege de andere begeleidende verschijnselen gaat het bij deze patiënt waarschijnlijk om bacteriële endocarditis; dit werd uiteindelijk bevestigd met positieve bloedkweken en een afwijkend echocardiogram. Bij bacteriële endocarditis komen cutane en mucocutane afwijkingen voor: petechiën, splinterbloedinkjes, Janeway lesions, Osler's nodi en Roth spots. Petechiën zijn niet-specifiek voor bacteriële endocarditis, maar komen vaak voor in de huid, vooral extremiteiten of de mucosa, bijvoorbeeld van palatum of conjunctivae. *Janeway lesions* zijn maculaire, niet-pijnlijke, erythemateuze afwijkingen, die bij druk verbleken en op handpalmen en voetzolen gelokaliseerd zijn. *Osler's nodi* zijn meestal pijnlijke, violetkleurige papulopustels aan de binnenkant van de vingertoppen. *Roth spots* zijn exsudatieve, hemorragische laesies in de retina. Behalve het onderzoek van huid en mucosa is het belangrijk regelmatig het hart te ausculteren en bloedkweken af te nemen.

93

Anamnese
Een 35-jarige vrouw, geboren in Malawi, komt bij u met een huidafwijking in haar gelaat ter hoogte van de onderkaak: gehypopigmenteerd, scherp begrensd en iets ongevoelig. Ze voelt zich verder goed.
U bekijkt de afwijking (afbeelding 93a).

Vraag
Wat is uw diagnose?

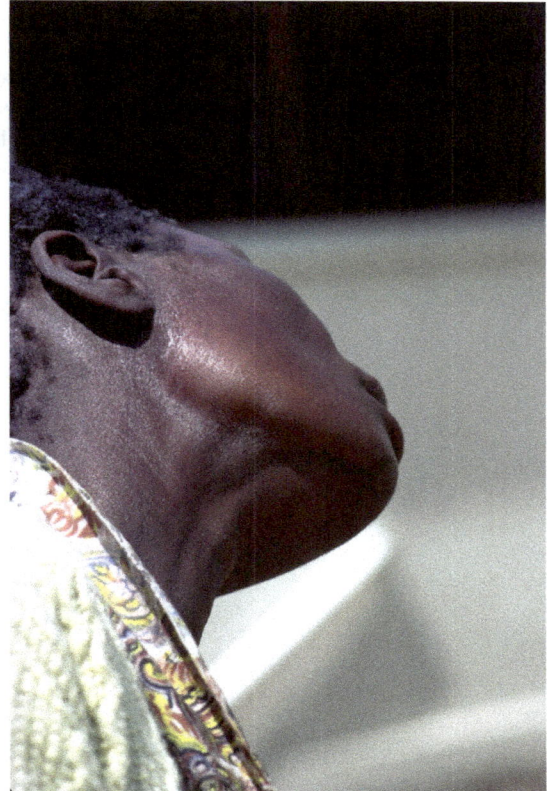

93a

Antwoord

Dit is een vorm van lepra, veroorzaakt door *Mycobacterium leprae (M. leprae)*. Dit is een zuurvast en alcoholvast micro-organisme, dat zich intracellulair vermenigvuldigt, en wel in de huid (macrofagen) en zenuwcellen (cellen van Schwann). Lepra komt endemisch voor in Midden- en Zuid-Amerika, in Afrika ten zuiden van de Sahara en in Azië van Iran tot Indonesië. Af en toe wordt de diagnose ook in Nederland gesteld. Het wordt beschouwd als een aerogene infectie, waarbij de transmissie van de ene naar de andere mucosa van mond, neus en larynx plaatsvindt. De klinische uitingen zijn afhankelijk van het type cellulaire afweerreactie op de leprabacteriën. Aan de ene kant van het klinische spectrum is er de *tuberculoïde lepra*, gekenmerkt door één of enkele scherp begrensde, gehypopigmenteerde vlekken, vaak met centrale genezing en duidelijk sensibiliteitsverlies in de vlek, soms met een vergrote perifere zenuw. Bij deze vorm is er sprake van een hoge cellulaire afweer en bij klinisch-pathologisch onderzoek worden geen bacteriën gevonden, reden waarom als aanduiding ook wel 'paucobacillaire vorm' gebruikt wordt. Bij de *lepromateuze* ofwel *multibacillaire* vorm worden veel bacteriën gevonden en ontwikkelen de patiënten geen afweer tegen de bacteriën. Deze patiënten hebben minimaal gehypopigmenteerde of erythemateuze vlekken, slecht begrensd en meestal met normale sensibiliteit. Maar de patiënten kunnen ook handschoen- of sok-anesthesie vertonen met symmetrisch vergrote perifere zenuwen. Ze kunnen ook noduli of plaques hebben, huidkleurig, erythemateus, gehyperpigmenteerd of livide of alleen diffuus geïnfiltreerd. En tussen deze twee uitersten staat de *borderline lepra*, waarmee de meeste patiënten worden gezien. De diagnose is vooral gebaseerd op de klinische presentatie.

94

Anamnese
Een 44-jarige patiënte komt met klachten van een gevoelige borst. Zij heeft geen temperatuurverhoging bemerkt en er is geen afscheiding uit de tepel. Haar oudste kind is 15 jaar.

Lichamelijk onderzoek
Zie afbeelding 94a.

Vragen
Wat is uw diagnose? Wat is de meest waarschijnlijke diagnose bij deze patiënte?

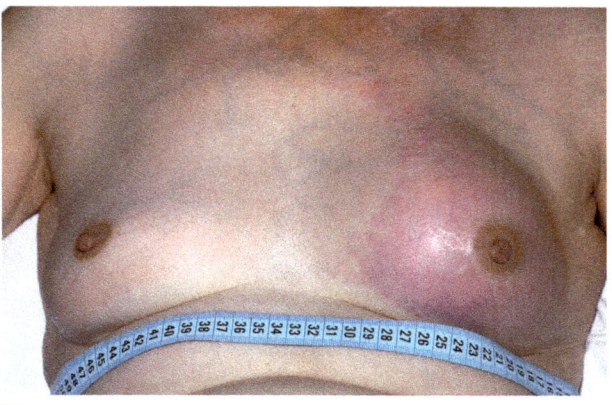

94a

Antwoord

Dit betreft een mastitis en waarschijnlijk een mastitis carcinomatosa. Een infectueuze oorzaak, zoals bij mastitis puerperalis en non-puerperalis, is onwaarschijnlijk en diagnostiek met behulp van mammografie en echografie is aangewezen. Mastitis carcinomatosa komt niet vaak voor, maar moet niet verward worden met een infectieuze mastitis. Vier procent van alle presentaties van het mammacarcinoom heeft de vorm van mastitis carcinomatosa. Aangezien hematogene verspreiding in een hoog percentage voorkomt, is screening op hematogene metastasering geïndiceerd: X-thorax, echografie van de lever en botscintigrafie zijn hiervoor essentieel. Indien geen hematogene metastasen worden aangetoond, is neoadjuvante chemotherapie aangewezen met als doel de verschijnselen van mastitis op te heffen, de primaire afwijking te verkleinen en resectabel te maken. Daarna volgt een resectie (afhankelijk van de respons is een mammasparende behandeling mogelijk of een gemodificeerde radicale mastectomie aangewezen), radiotherapie en eventueel hormonale adjuvante behandeling. Uiteindelijk is patiënte dan in opzet curatief behandeld. Indien wel hematogene metastasering is aangetoond, zal palliatieve, systemische therapie geadviseerd worden aan patiënte. Bij een in opzet curatieve behandeling is de vijfjaarsoverleving dankzij chemotherapie sterk verbeterd: 25-45%.

95

Anamnese
Een 29-jarige vrouw wordt gezien wegens roodheid in het gelaat sinds 3 à 4 weken (afbeelding 95a). Zij voelt zich meer vermoeid en heeft lichte temperatuurverhoging.

Vragen
Welke afwijkingen ziet u hier en waarvan is dit een uiting?

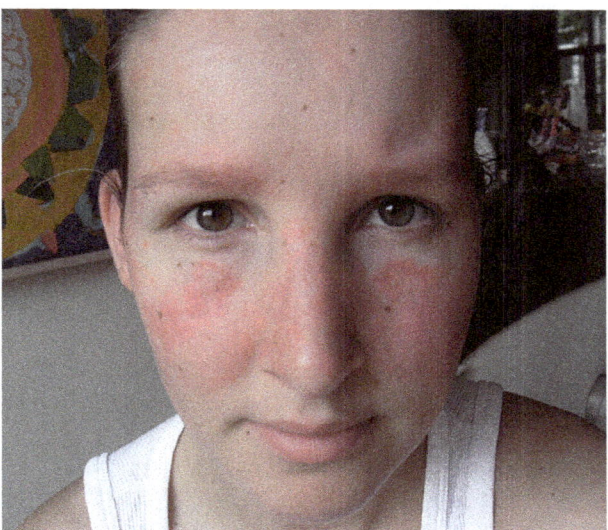

95a

Antwoord

Dit is een duidelijk beeld van acute cutane lupus erythematodes (LE) in de vorm van vlindervormig erytheem in het gelaat. Cutane LE kan zich op drie verschillende manieren openbaren:
- *acute cutane LE*: vlindervormig erytheem, diffuus papulosquameus erytheem of bulleuze vorm;
- *subacute cutane LE*: in een papulosquameuze vorm of in een annulaire polycyclische vorm;
- *chronische cutane LE*: gelokaliseerde discoïde LE, gegeneraliseerde discoïde LE, hypertrofische LE of lupus profundus.

Door het American College of Rheumatology zijn 11 criteria opgesteld om de diagnose *systemische LE* te stellen:
1 vlindervormige huidafwijkingen: erythemateuze huidafwijking, vlak of verheven over beide wangen met de neiging de nasolabiale plooien vrij te laten;
2 discoïde huidafwijking: erythemateus verheven huidafwijkingen;
3 zonlichtovergevoeligheid: huidafwijkingen ten gevolge van hevige reactie op zonlicht;
4 orale ulcera: orale of nasofaryngeale ulcera;
5 artritis: niet-erosieve artritis van twee of meer perifere gewrichten, gekenmerkt door pijnlijkheid of zwelling;
6 serositis: pleuritis of pericarditis;
7 nierafwijkingen: persisterende proteïnurie (> 0,5 g per 24 uur) of celcilinders;
8 neurologische afwijkingen: epileptische insulten of psychosen (in afwezigheid van een andere verklaring);
9 hematologische afwijkingen: hemolytische anemie, leukopenie (leukocyten ≤ 4 G/l), lymfopenie ($\leq 1,5$ G/l) of trombocytopenie (≤ 100 G/l);
10 immunologische afwijkingen: positieve LE-celtest of antistoffen tegen DNA of antistoffen gericht tegen het Sm-antigeen of fout-positieve lues-serologie gedurende minstens twee maanden;
11 antinucleaire antistof: een positieve test in afwezigheid van een andere verklaring.

Van deze 11 criteria is de aanwezigheid van minstens 4 noodzakelijk om de diagnose SLE te stellen. Systemische LE komt veel vaker (9×) bij vrouwen voor dan bij mannen en kan zich op elke leeftijd voordoen, maar de mediaan ligt tussen 25 en 35 jaar.

96

Anamnese
Een 40-jarige vrouw komt wegens een zwelling in de hals, die in de loop der jaren zichtbaar is geworden (afbeelding 96a en 96b). Ze heeft geen pijn- en ook geen slikklachten. De littekens op de huid zijn door een Afrikaanse medicijnman toegebracht als behandeling. De schildklierfunctie is normaal.

Vragen
Wat is de naam van de zwelling? Wat is de etiologie?

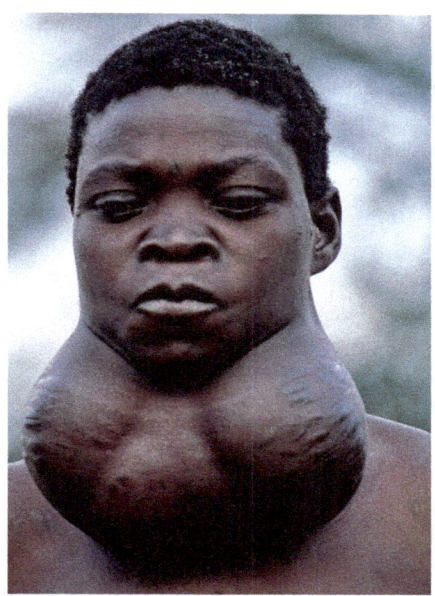
96a

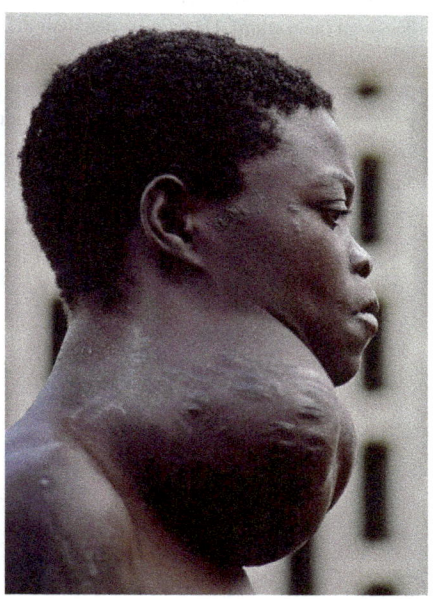
96b

Antwoord

Struma staat voor schildkliervergroting. De zwelling bij deze patiënte was niet pijnlijk en gaf geen mechanische bezwaren, zoals moeite met slikken of ademen. Het multinodulaire niet-toxische struma is waarschijnlijk de meest voorkomende schildklieraandoening in niet-endemische gebieden. Het komt boven de leeftijd van 30 jaar voor bij ca. 4% van de bevolking. Er zijn diverse oorzaken voor, zoals genetische heterogeniteit van follikelcellen met betrekking tot hun functie (synthese van schildklierhormoon) en groei. Een andere factor is een verworven eigenschap, bijvoorbeeld een mutatie, waardoor adenomen kunnen ontstaan. Hierdoor gaat de normale anatomie en functie van de follikelcellen verloren, wat uiteindelijk een struma kan veroorzaken. De groei wordt verder bevorderd door jodiumtekort, aangeboren defecten in de schildklierhormoonsynthese, en strumagene stoffen (in koolsoorten, zoals cassave). Een struma kan zich presenteren als een massa in de nek, in combinatie met euthyreoïdie, hyperthyreoïdie of hypothyreoïdie. Maar ook kan het mechanische verschijnselen geven van druk op de trachea of oesofagus: inspiratoire stridor, kortademigheid, slikstoornis of zelfs heesheid (zeldzaam). De kans op een maligniteit is zeer klein bij weinig of geen groei van het struma, bij het ontbreken van vergrote lymfklieren, familiaire belasting, radiotherapie in het verleden op dit gebied en heesheid. Bij verdenking op een maligniteit hebben echografie en schildklierscintigrafie in geval van een multinodulair struma weinig nut. In deze situatie heeft fijne-naald-aspiratiecytologie de voorkeur als diagnostische methode. Controle van de schildklierfunctie is in het algemeen aangewezen. Uiteindelijk werd bij deze patiënte een thyreoïdectomie verricht, waarbij 2,5 kg schildklierweefsel werd verwijderd.

97

Anamnese
Een 30-jarige man komt op het spreekuur wegens pijn links op de rug; er zijn ook huidafwijkingen in het gebied waar de pijn gelokaliseerd is.
Uit de voorgeschiedenis komen geen bijzonderheden naar voren.

Lichamelijk onderzoek
Links op de rug zijn blazige huidafwijkingen zichtbaar, die pijnlijk zijn (afbeelding 97a en 97b).

Vragen
1 Wat is uw diagnose?
2 Welk laboratoriumonderzoek wilt u minimaal verrichten bij deze patiënt?

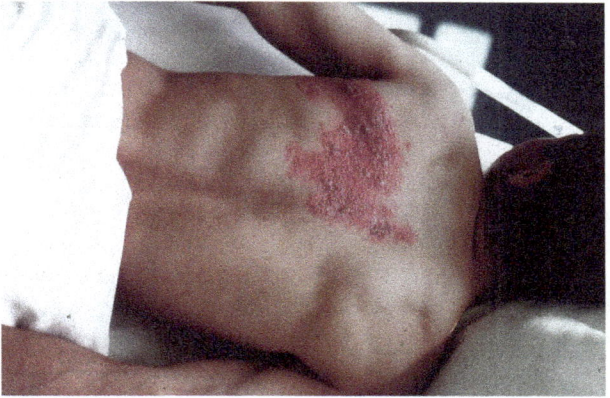

97a

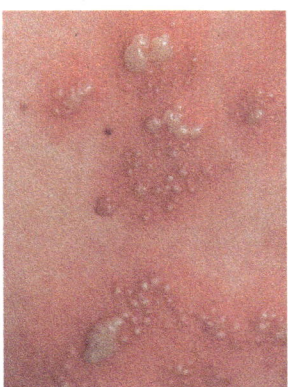

97b

Antwoord

1 Herpes zoster of gordelroos is een acute infectie, die berust op een reactivatie van het varicellazostervirus (VZV). Karakteristiek is dat de infectie unilateraal optreedt, in het verloop van een of meer dermatomen, geïnnerveerd door één of meer sensorische ganglia. Bij deze patiënt betreft het de dermatomen T4,5. Het gaat meestal gepaard met pijn in hetzelfde gebied en de eruptie is vesiculair of bulleus. Een primaire infectie met het VZV veroorzaakt het beeld van waterpokken. De patiënten zijn voor 90% kinderen beneden 10 jaar. Het VZV is een herpesvirus. De infectie verloopt bijna altijd symptomatisch en is gekenmerkt door jeukende blaasjes, die zich ontwikkelen naar pustels, crustae en soms littekens. De primaire infectie gaat meestal gepaard met milde constitutionele verschijnselen, maar bij optreden op volwassen leeftijd kan de infectie gecompliceerd worden door een pneumonie en/of encefalitis. Gedurende de primaire infectie gaat het virus vanuit de huidlaesies naar de sensorische ganglia, waar een latente infectie optreedt. Als de afweer voor het VZV afneemt, reactiveert het virus in de zenuwcel en kruipt van het neuron via de sensibele zenuwen naar de huid, waar een eruptie verschijnt in het verloop van één of meer dermatomen. Het VZV is zeer besmettelijk bij waterpokken en wel enkele dagen voordat het exantheem optreedt tot de laatste uitbarsting van de blaasjes. Gordelroos is minder infectieus, maar kan klinisch waterpokken veroorzaken bij een voor VZV naïef individu. De besmetting met VZV verloopt via de mucosa van de bovenste luchtwegen en de orofarynx. Meer dan 66% van de patiënten met herpes zoster is ouder dan 50 jaar; slechts 5% bestaat uit kinderen jonger dan 15 jaar. Er is een prodromaal stadium van 2-3 weken gekenmerkt door neuropathische pijn of paresthesieën, acute blaasvorming gedurende 3-5 dagen, korstvorming van enkele dagen tot 3 weken. Het belangrijkste probleem op de lange duur is de postherpetische neuralgie, die maanden tot jaren nadat de huidafwijkingen zijn verdwenen, kan aanhouden.

2 Herpes zoster op deze leeftijd (patiënt is 30 jaar) is ongebruikelijk en de mogelijkheid van verminderde afweer dient sterk overwogen te worden. Risicofactoren zijn lymfoproliferatieve aandoeningen, kankerchemotherapie, transplantatie bijvoorbeeld van nier of beenmerg, en hiv-infectie. Herpes zoster is vaak het eerste verschijnsel van een hiv-infectie, dat een jaar voorloopt op orale candidiasis en orale 'hairy leukoplakia'. De mogelijkheid van een hiv-infectie dient sterk overwogen te worden en onderzoek in deze richting door middel van hiv-serologie is zeker aangewezen. De behandeling van een zosterinfectie bestaat uit oraal of intraveneus acyclovir. Een behandeling in het prodromale stadium en het vesiculaire stadium binnen 72 uur versnelt de genezing van huidlaesies, vermindert de duur van de pijn en mogelijk de frequentie van postherpetische neuralgie.

98

Anamnese
Een 8 dagen oude baby wordt door haar moeder in een Afrikaans ziekenhuis binnengebracht. De moeder is thuis bevallen. De baby wil niet drinken.

Vragen
Wat valt u onmiddellijk op aan de baby (afbeelding 98a)? Wat is uw diagnose?

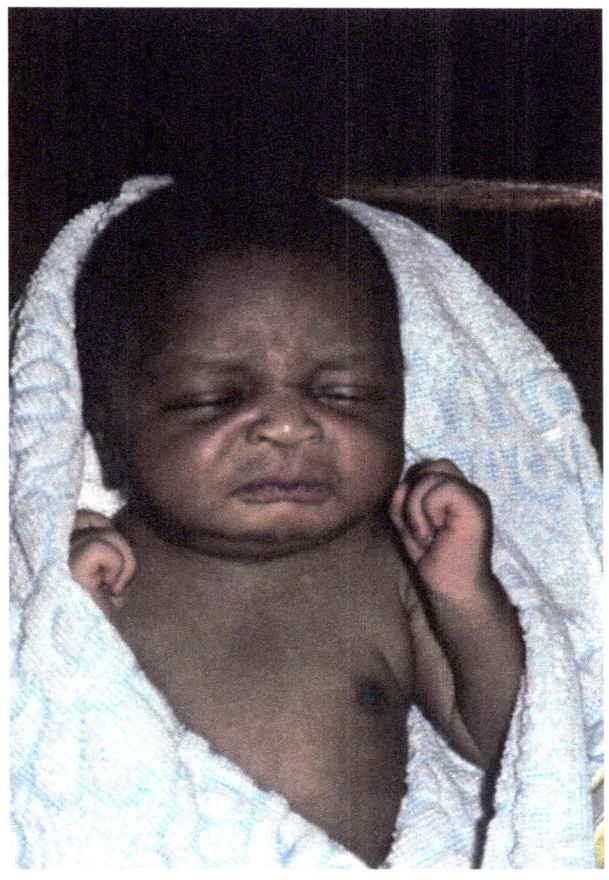

98a

Antwoord

Dit wordt beschreven als risus sardonicus (Latijn: sardonische lach). Het is een klinische uiting van een infectie met tetanus (*Clostridium tetani*): toxines van deze anaerobe bacterie zijn verantwoordelijk voor de kliniek. Tetanus heeft vier uitingsvormen: een *gegeneraliseerde*, een *neonatale* en een *lokale* vorm en een vorm *beperkt tot het hoofd*. Bij *gegeneraliseerde* tetanus treden op verscheidene plaatsen spiercontracties op, waardoor de rug in een boog gaat staan (opisthotonus of 'arc de cercle'), de ledematen strak gespannen zijn en de aangezichtsspieren in spasmen samentrekken en zo de risus sardonicus zichtbaar wordt. De oude naam voor tetanuskaakklem (trismus) berust op spasmen van de masseterspieren. Er is sprake van tonische contracties van skeletspieren en intermitterende intense spierspasmen ten gevolge van prikkels als geluid, aanraken, licht, enzovoort. Er treden ook autonome verschijnselen op, zoals zweten, tachycardie en een labiele bloeddruk. De infectie wordt overgedragen via sporen van *C. tetani*, die normaal in de darmen van zoogdieren voorkomen en in grote aantallen in de grond worden gevonden. Met name vanuit de grond en via verontreinigde wonden kan de infectie ontstaan. De *neonatale* infectie wordt overgedragen via de navelstreng, die met aarde in contact is gekomen. De *lokale* vorm van tetanus komt alleen aan een extremiteit of een deel van het lichaam voor. De vorm die *beperkt is tot het hoofd* uit zich in de hersenzenuwen en eindigt meestal in een gegeneraliseerde vorm. Dankzij tetanusvaccinatie komt tetanus minder vaak voor en in Nederland zeer weinig. Het is goed te weten wat tetanusvaccinaties bij jong en oud kunnen voorkomen.

99

Anamnese
Een 75-jarige patiënt komt wegens een zwelling op zijn wang, die pijnloos is en in ongeveer zes weken is uitgegroeid tot de huidige grootte.

Lichamelijk onderzoek
U ziet een nodus van 3,5 cm, die vast aanvoelt. Er zijn geen vergrote lymfklieren preauriculair of in de hals (afbeelding 99a en 99b).

Vraag
Wat beduidt deze zwelling?

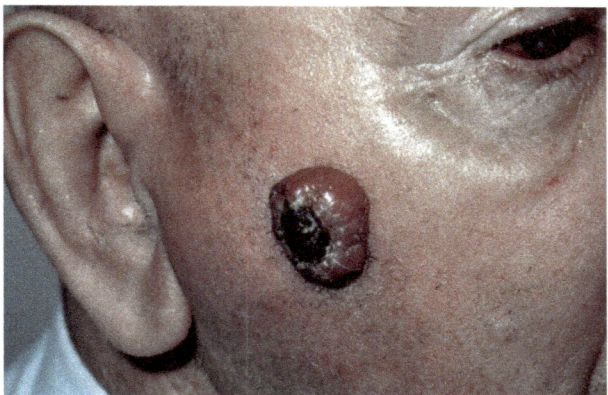

99a

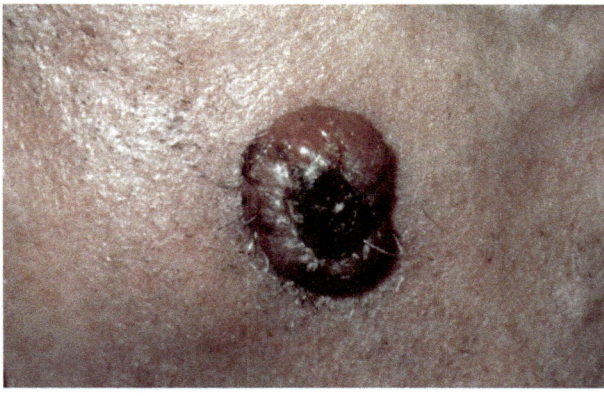

99b

Antwoord

Dit betreft een merkelcelcarcinoom ofwel een primair kleincellig carcinoom van de huid. Het kleincellig carcinoom komt vooral voor in de long, maar er zijn ook extrapulmonale primaire tumoren, zoals in de huid. Andere primaire plaatsen zijn: urineblaas, prostaat, cervix, galblaas, oesofagus, maag, colorectum, larynx, schildklier enzovoort. De naamgeving van het merkelcelcarcinoom (MCC) is gebaseerd op de veronderstelling dat deze tumor ontstaat uit de zogenoemde merkelcel; dit is een sensorische cel in de huidpapillen, een mechanoreceptor. Het MCC komt vooral voor in het hoofdhalsgebied (47%), op de extremiteiten (33%) en de romp (10%). De tumor komt vooral voor bij ouderen, maar wordt steeds vaker gezien bij immunosuppressie, zoals na niertransplantatie en bij aidspatiënten. Het zijn snelgroeiende, pijnloze, vleeskleurige tot roodbruine en intracutane noduli. Het MCC heeft een hoog risico op een lokaal recidief en regionale lymfkliermetastasen. De kans op hematogene metastasen is 30-50%. De therapie bestaat uit een ruime excisie en over het algemeen locoregionale radiotherapie, eventueel adjuvante chemotherapie. Door de zeldzaamheid van deze maligniteit is de therapie niet te baseren op gerandomiseerde onderzoeken.

100

Anamnese
Een 60-jarige patiënt ziet u wegens hypertensie. Hij heeft verder geen klachten, noch medische bijzonderheden in het verleden.

Lichamelijk onderzoek
RR 165/100 mmHg; alleen de ogen vallen u als afwijkend op (afbeelding 100a).

Vragen
1. Hoe heten deze afwijkingen aan de ogen?
2. Welk laboratoriumonderzoek vraagt u aan?

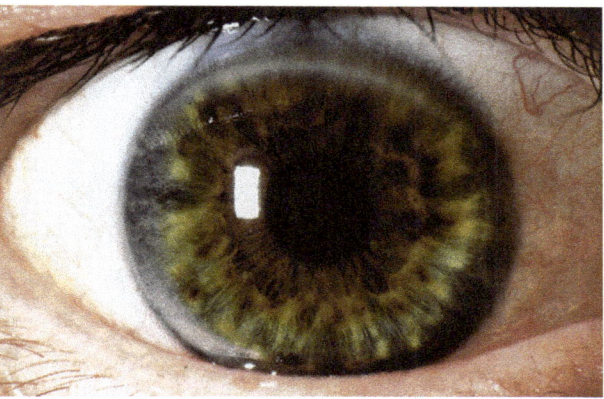

100a

Antwoord

1 Aan beide ogen ziet u een arcus (lipoides) corneae of arcus senilis. Deze witte of grijze, ondoorschijnende ring berust op intra- en extracellulaire opslag van vetten, fosfolipiden en cholesterol. Deze ligt parallel aan de limbus, maar raakt die niet; er is dus altijd een vrije zone, ongeveer 1,5 mm breed en scherp begrensd. Ofschoon een cornearing, die de volledige omtrek van de cornea beslaat, een veel voorkomende en fysiologische bevinding is bij een oudere patiënt (arbitrair boven 50 jaar), kan een arcus van de onderpool een teken zijn van familiaire hypercholesterolemie (FH), zeker in de tweede of derde decade. FH is een autosomaal-dominante monogene aandoening van het low-density-lipoproteïne-cholesterolmetabolisme. FH is primair toe te schrijven aan mutaties van het LDL-receptorgen op de korte arm van chromosoom 19. Deze mutaties reduceren óf het absolute aantal LDL-C receptoren óf verhinderen LDL-C aan de receptoren te binden. Dit vermindert de mogelijkheid om LDL-C uit het bloed te verwijderen.

2 Laboratoriumonderzoek, zeker op jongere leeftijd, zal bestaan uit een lipidespectrum. Bij deze patiënt is er natuurlijk een tweede reden: bij hypertensie behoort het tot de standaard vaatrisicofactoren in kaart te brengen (zie ook casus 91).

Laboratoriumonderzoeken met normaalwaarden

(M) = mannelijk, (V) = vrouwelijk
BSE <7 mm/h (M); <12 mm/h (V)
CRP 0-10 mg/l
Hb 7,8-10,2 mmol/l (M); 7,0-9,3 mmol/l (V)
Ht 0,36-0,48 l/l (M); 0,32-0,44 l/l (V)
MCV 82-98 fl
RDW 11,7-15,6%
leukocyten 2,5-9,0 × 10^9/l
trombocyten 150-350 × 10^9/l
natrium 135-145 mmol/l
kalium 3,5-5,0 mmol/l
calcium 2,10-2,55 mmol/l
ureum 2,9-7,5 mmol/l (M); 2,5-6,4 mmol/l (V)
kreatinine 62-106 µmol/l (M); 44-80 µmol/l (V)
ASAT < 40U/l
ALAT < 45 U/l
LDH <220 U/l
alkalische fosfatase <120 U/l
γ-GT <50 U/l (M); <35 U/l (V)
bilirubine 1-17 µmol/l

HbA_{1c} (bij diabetes mellitus):
<7,0% = zeer goede instelling
7,1-8,5% = goede instelling
8,6-10,0% = matige instelling
10,1-13,0% = slechte instelling

Verantwoording

De foto's bij casus 59 zijn gemaakt door de afdeling Dermatologie/Medische fotografie van het Academisch Medisch Centrum, Amsterdam, bij een patiënt die wij verwezen hebben.
Voor het overnemen van de volgende foto's is toestemming verkregen van de auteurs en de tijdschriften waaruit ze afkomstig zijn:

Casus 1: Venrooij FV van, Slee PHThJ. Diagnose in beeld (303). Een sterk gebruinde vrouw. Nederlands Tijdschrift voor Geneeskunde 2006;150:2702.

Casus 4: Slee PHThJ. A patient with fever after a visit to South Africa. Netherlands Journal of Medicine 2005;63(6);230 en 237.

Casus 5: Klerkx WM, Voet LF van der, Schagen van Leeuwen JH, Slee PHThJ, Ribbert LSM. Een vrouw met anemie en een afwijkende navel. Nederlands Tijdschrift voor Obstetrie & Gynaecologie 2006;119(7):3-5.

Casus 12: Zhu Y, Bruggen T van der, Jongh BM de, Meinders AJ, Slee PHThJ. Diarree na een bezoek aan India. Tijdschrift voor Infectieziekten 2006;1(6):248-251.

Casus 13: Slee PHThJ. Nail Changes after chemotherapy. New England Journal of Medicine 1997;337:168.

Casus 18: Ouden H den, Slee PHThJ, Tersmette M, Meinders AJ, Biesma DH. Denk aan Dengue. Tijdschrift voor Infectieziekten 2006;5:199-205.

Casus 27: Slee PHThJ, Plokker HWM. Diagnose in beeld (349). Een vrouw met opvliegers. Nederlands Tijdschrift voor Geneeskunde 2007;151;2502.

Casus 46: Slee PHThJ. Anhidrotic ectodermal dysplasia in an African negro family. Transactions of the Royal Society of Tropical Medicine and Hygiene 1976;70:252-253.

Casus 61: Slee PHThJ, Verzijlbergen FJ, Schagen van Leeuwen JH, Waal RIF van der. CASE 2. Acquired Hypertrichosis: A Rare Paraneoplastic Syndrome in Various Cancers. Journal of Clinical Oncology 2006;24:523-524.

Casus 61: Slee PHThJ, Waal RIF van der, Schagen van Leeuwen JH, Tupker RA, Timmer R, Seldenrijk CA, Steensel MAM van. Paraneoplastic hypertrichosis lanuginosa acquisita: uncommon or overlooked? British Journal of Dermatology 2007;157(6):1087-1092.

Casus 63: Slee PHThJ, Boven LJ van, Slee DSJ. Ziekte van Fabry: gegevens van 4 families. Nederlands Tijdschrift voor Geneeskunde 2000;144:2412-2415.

Casus 79: Agterof MJ, Borg ter EJ. Erythematous pigmentation of the arm for more than ten years. Netherlands Journal of Medicine 2008;66:176.

Casus 88: Borg EJ ter. Diagnose in beeld (45). Ochronose. Nederlands Tijdschrift voor Geneeskunde 2001;145:1295.

Register

De nummers verwijzen naar de desbetreffende casus.

acanthosis nigricans	21
acrodermatitis chronica atroficans	24, 79
acromegalie	39
Addison, ziekte van –	1
angio-oedeem	9
angioom	63
angiosarcoom	19
arcus corneae	16, 100
arcus senilis	100
arteriitis temporalis	14, 33
arthrosis deformans	6, 60
Ascaris lumbricoides	31
atrofische glossitis	41
autonome neuropathie	28
bacteriële endocarditis	92
Beau, lijnen van –	13
bijniercarcinoom	15
bijnierinsufficiëntie, primaire	1, 8
bijnierinsufficiëntie, secundaire	1, 8
bloedingen, onderhuidse	45
Borrelia burgdorferi	24
Bouchard, knobbeltjes van –	60
Bouchard, nodi van –	60
branchio-otorenaal syndroom	7
buffalo hump	15
bullosis diabeticorum	62
Burkitt, lymfoom van –	65
C1-esteraseremmerdeficiëntie	9
café-au-laitvlekken	80
callusvorming	76
cancrum oris	72
caput Medusae	70
carcinoïdsyndroom	27
carcinoom van de borst	19, 37, 55
Casal's necklace	86
cellulitis	77
Charcot, syndroom van –	69
charcot-voet	28, 69
cholera	12
chronische tophueze jicht	20
clubbing fingers	2

conjunctivale injectie	47
conjunctivitis	26
creeping eruption	43
Cushing, syndroom van –	15, 21, 50
Cushing, ziekte van –	15
Darier, teken van –	23
dengue	18
diabetes	76
diabetes mellitus	11, 21, 22, 28, 40, 51, 68
diabetisch voetulcus	28
diabetische cheiro(arthro)pathie	11
diabetische voet	28
ectodermale dysplasie	46
ectopische ACTH-productie	15
eruptief xanthoom	52
erysipelas	77
erythema migrans	24, 79
erythema nodosum	35
eschar	4
Fabry-Anderson, ziekte van –	63
familiaire hyperapobètalipoproteïnemie	91
familiaire hypercholesterolemie	16, 91
fenomeen van Raynaud	74, 81
gordelroos	97
halsvene	42
Heberden, knobbeltjes van –	6, 60
hepatolenticulaire degeneratie	17
hernia umbilicalis	53
herpes zoster	97
hirsutisme	15, 50, 61, 75
horlogeglasnagels	2
huidafwijkingen	64, 84
huiduitslag	18, 54
hyperapobètalipoproteïnemie, familiaire	91
hypercholesterolemie, familiaire	91
hypercortisolisme	15, 45, 50
hypersensitivity vasculitis	33, 84
hypertrichosis lanuginosa	61

hypertriglyceridemie	52
hypogonadisme	57
icterus	31, 78
ischemisch ulcus	40
jicht, chronische topheuze	20
Joseph-nodule	5
kaposisarcoom	59
Kayser-Fleischer-ring	17
kieuwboogresten	7
knobbeltjes van Bouchard	60
knobbeltjes van Heberden	6, 60
knoopsgatdeformatie	49, 67
LADA	68
larva migrans, cutane	43
lepeltjesnagels	41
lepra	93
leptospirosis	47
lijnen van Beau	13
limited joint mobility	28
lipodystrofie	83
lokaal recidief	48
Looser's zones	34
lupus erythematodes, cutane	95
lyme-borreliose	24, 79
lymfoom van Burkitt	65
macroangiopathie	28
mammacarcinoom	19, 37, 55
marasmus	72
mastitis carcinomatosa	94
mastocytosis	23
melanoom	66
melanurie	66
Melnick-Fraser, syndroom van –	7
meningokokkeninfectie	84
merkelcelcarcinoom	99
mononucleosis infectiosa	54
moon face	15
navelbreuk	53
navelmetastase	5
necrobiosis lipoidica	22
neurofibromatose	80
neuropathie	28
neuropathisch ulcus	40
nodi van Bouchard	60
noma	72
numb chin syndrome	87
obesitas	21
ochronosis	88
onderhuidse bloedingen	45
Paget's disease (of the nipple)	44
palmair erytheem	30
peesxanthoom	16
pellagra	86
Peutz-Jeghers, syndroom van –	73
phyllodes-tumor	55
pitting scars	81
Plummer-Vinson, syndroom van –	41
polychondritis recidivans	26
polychondritis, terugkerende	56
polyneuropathie	51
porfyrie	61
porphyria cutanea tarda	64
prayer's sign	11
pretibiaal myxoedeem	82
primair hypogonadisme	57
primaire bijnierinsufficiëntie	1, 8
pseudoxanthoma elasticum	71
purpura fulminans	84
pyoderma gangraenosum	58
Raynaud, fenomeen van –	74, 81
relapsing polychondritis	26
Rendu-Osler, ziekte van –	29
retinoblastoom	25
reumatoïde artritis	67
reuscelarteriitis	14, 33
Rickettsia africae	4
Rickettsiose	4
rijstwaterontlasting	12
risus sardonicus	98
rocker bottom foot	28, 51
secundair hypogonadisme	57
secundaire bijnierinsufficiëntie	1, 8
Sister Mary Joseph-nodule	5
spider naevus	3
splinterbloedinkjes	92
stiff hand syndrome	11
striae	89
Strongyloides stercoralis	36, 43
struma	96
syndrome of limited joint mobility	11
syndroom van Charcot	69
syndroom van Cushing	15, 21, 50
syndroom van Melnick-Fraser	7
syndroom van Peutz-Jeghers	73

syndroom van Plummer-Vinson	41
systemische sclerose	74, 81
tâche noire	4
Tangier, ziekte van –	10
teken van Darier	23
teleangiëctasie	29
tepeluitvloed	44
terugkerende polychondritis	56
testiscarcinoom	32
tetanus	98
thyroid dermopathy	82
tophus	20
transpireren	39
tricuspidalisinsufficiëntie	27
trommelstokvingers	2
urine	66, 88
vasculitis	33
Vibrio cholerae	12
vitamine-C-tekort	45
vitamine-D-tekort	34
vitiligo	68
vollemaansgezicht	15
Wilson, ziekte van –	17
xanthelasmata	16, 91
xanthoom, eruptief	52
zadelneus	26, 46, 56
zadeltypekoorts	18, 47
ziekte van Addison	1
ziekte van Cushing	15
ziekte van Fabry-Anderson	63
ziekte van Rendu-Osler	29
ziekte van Tangier	10
ziekte van Wilson	17
zwanenhalsdeformatie	38, 67

GPSR Compliance

The European Union's (EU) General Product Safety Regulation (GPSR) is a set of rules that requires consumer products to be safe and our obligations to ensure this.

If you have any concerns about our products, you can contact us on

ProductSafety@springernature.com

In case Publisher is established outside the EU, the EU authorized representative is:

Springer Nature Customer Service Center GmbH
Europaplatz 3
69115 Heidelberg, Germany

www.ingramcontent.com/pod-product-compliance
Lightning Source LLC
Chambersburg PA
CBHW071404100426
42871CB00018B/195